U0341119

Top 3 Differentials in Vascular
and Interventional Radiology
A Case Review

# Top 3 血管介入放射学
# 鉴别诊断与治疗
## 病例精粹

原 著 [美] David D. Gover
主 审 翟水亭
主 译 李 坤 张志东 王国权

中国科学技术出版社
·北京·

**图书在版编目（CIP）数据**

Top 3 血管介入放射学鉴别诊断与治疗：病例精粹 /（美）大卫·D. 戈弗 (David D. Gover) 著；李坤，张志东，王国权主译 . — 北京：中国科学技术出版社，2021.1

书名原文：Top 3 Differentials in Vascular and Interventional Radiology: A Case Review

ISBN 978-7-5046-8927-6

Ⅰ. ① T⋯ Ⅱ. ①大⋯ ②李⋯ ③张⋯ ④王⋯ Ⅲ. ①血管疾病—放射诊断—鉴别诊断—病案—汇编 ②血管疾病—放射疗法—病案—汇编 Ⅳ. ① R543

中国版本图书馆 CIP 数据核字 (2020) 第 246963 号

著作权合同登记号：01-2020-6996

| | | |
|---|---|---|
| 策划编辑 | 焦健姿 | 孙　超 |
| 责任编辑 | 孙　超 | |
| 装帧设计 | 佳木水轩 | |
| 责任印制 | 李晓霖 | |

| | | |
|---|---|---|
| 出　　版 | 中国科学技术出版社 | |
| 发　　行 | 中国科学技术出版社有限公司发行部 | |
| 地　　址 | 北京市海淀区中关村南大街 16 号 | |
| 邮　　编 | 100081 | |
| 发行电话 | 010-62173865 | |
| 传　　真 | 010-62179148 | |
| 网　　址 | http://www.cspbooks.com.cn | |

| | | |
|---|---|---|
| 开　　本 | 889mm×1194mm　1/16 | |
| 字　　数 | 505 千字 | |
| 印　　张 | 20 | |
| 版　　次 | 2021 年 1 月第 1 版 | |
| 印　　次 | 2021 年 1 月第 1 次印刷 | |
| 印　　刷 | 天津翔远印刷有限公司 | |
| 书　　号 | ISBN 978-7-5046-8927-6 / R·2652 | |
| 定　　价 | 198.00 元 | |

# 译者名单

主　审　翟水亭

主　译　李　坤　张志东　王国权

副主译　崔明哲　梁　凯　张克伟

译　者　（以姓氏汉语拼音为序）

曹广劭　陈小三　方宏超　韩文豪

李攀峰　李卫校　李晓健　逯党徽

马金辉　牛　浩　史帅涛　史云霞

宋德洋　王　恒　王　琼　武辉林

徐汝涛　张东宾　张松坡

## 内容提要

　　本书引进自世界知名的 Thieme 出版社，是一部新颖、全面、实用的血管介入放射学著作。原著由美国空军 David Grant 医疗中心介入血管外科主任 David D. Gover 教授倾力打造。著者基于 140 余例经典临床病例，分五篇，对血管介入放射学相关的术前评估、手术操作、术后处理、特殊病例、介入相关解剖学的知识要点进行了细致阐述，以典型病例为引，深入分析了相关疾病的诊疗过程。全书按照经典的"Top 3 思维模式"理念进行编排，详细介绍了血管介入放射学相关病例的临床表现、典型影像、鉴别诊断、围术期评估与处理、治疗方案及其他考虑因素等方面的内容，同时配有 400 余幅精美高清图片，图文并茂，便于读者对血管介入放射学病例诊断及介入手术操作加强理解和记忆。本书适合希望全面了解血管介入放射学相关知识、掌握学科最新进展、拓展临床思路的相关医务工作者参考阅读。

# 主审与主译简介

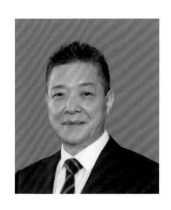

**翟水亭** 河南省人民医院血管外科主任、华中阜外医院血管外科主任，中华医学会外周血管介入治疗专业组副组长，中国医师协会血管外科专业委员会常务委员，中国医师协会腔内血管学专业委员会常务委员，海峡两岸医药交流协会血管外科专业委员会常务委员，河南省医师协会血管外科专业委员会主任委员。1987年毕业于河南医科大学医疗系，先后赴日本、韩国、法国、美国学习血管外科及介入治疗技术，获得美国血管国际学院 Endovascular Surgery Fellowship 资格，2012年创建河南省人民医院血管外科（国内首个多学科融合的大动脉与其他外周血管疾病综合诊治平台）。承担国家自然科学基金项目、河南省医学科技攻关计划项目（省部共建）及河南省卫健委、科技厅科研课题 10 余项，获省科技成果二等奖 1 项、三等奖 3 项，国家实用新型专利 2 项。

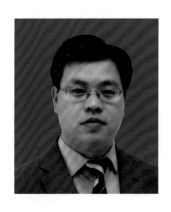

**李　坤** 医学博士，河南省人民医院血管外科副主任医师，河南大学副教授，中国医师协会血管外科医师分会青年委员会委员，中国医师协会腔内血管学专业委员会委员，河南省医师协会血管外科专业委员会委员、青年委员会副主任委员，河南省中西医结合学会周围血管分会副主任委员，河南省微循环学会创面修复分会副主任委员、血栓栓塞病分会副主任委员，国际血管联盟中国分部青年委员会委员，美国克利夫兰诊所、纳什维尔医学中心及澳大利亚 Flinder 医学中心访问学者。承担国家自然科学基金 1 项、河南省卫健委科技攻关项目 3 项。以第一作者发表 SCI 收载期刊及中文核心期刊论文近 20 篇。

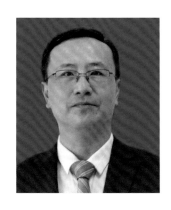

张志东　河南省人民医院血管外科副主任、华中阜外医院大血管外科病区主任，中国心脏外科学科规范化建设系统工程技术指导专家，中国医药教育协会心脏外科专业委员会委员，国家心血管病专家委员会血管外科专业委员会委员，河南省中青年科技创新人才，河南省胸痛中心规范化建设指导专家，河南省医学会外科学分会常务委员、心脏大血管外科分会常务委员、血管外科分会常务委员，河南省医学会介入分会委员。承担河南省卫健委、科技厅科研课题3项，获河南省科技成果一等奖1项、二等奖1项，河南省科技进步二等奖2项，河南省新业务新技术一等奖1项，国家实用新型专利1项。

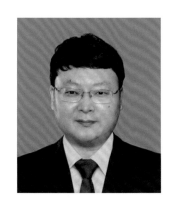

王国权　医学博士，河南省人民医院血管外科副主任医师，郑州大学副教授，中国医师协会腔内血管治疗学分会委员，中国医师协会血管外科分会腹主动脉学组委员，中华放射学会介入学组外周血管介入专家委员会委员，吴阶平医学基金会交感神经外科专委会委员，河南省医学会血管外科学分会青年委员会副主任委员，河南省医师协会血管外科专业委员会青年委员会副主任委员，河南省妇幼保健协会血管瘤与血管畸形专业委员会副主任委员。承担河南省卫健委科技攻关项目3项。以第一作者发表SCI收载期刊及中文核心期刊论文10余篇。

# 原书著者名单

## 原 著

**David D. Gover, MD**
Chief
Vascular & Interventional Radiology
David Grant USAF Medical Center
Travis Air Force Base
Associate Clinical Professor
Volunteer Faculty Series
University of California
Davis, California

## 丛书主编

**William T. O'Brien, Sr., DO, FAOCR**
Director, Pediatric Neuroradiology Fellowship
Cincinnati Children's Hospital Medical Center
Associate Professor of Radiology
University of Cincinnati College of Medicine
Cincinnati, Ohio

## 参编者

**David D. Gover, MD**
Chief
Vascular & Interventional Radiology
David Grant USAF Medical Center
Travis Air Force Base
Associate Clinical Professor
Volunteer Faculty Series
University of California
Davis, California

**Wayne L. Monsky, MD, PhD**
Chief Interventional Radiology
Harborview Medical Center
Associate Professor
Department of Radiology
University of Washington
Seattle, Washington

**Glade E. Roper, MD**
Radiologist
Mineral King Radiology
Visalia, California

**Charlyne Wu, MD**
Radiologist
Coast Radiology Imaging & Intervention, Inc
Mission Viejo, California

# 中文版序

　　微创治疗是一个非常宽泛的概念，包括经典的 X 线导引下介入治疗（介入放射学）和非 X 线导引下（超声、内镜等）介入治疗。也有人将利用腹腔镜、胸腔镜等技术所施行的微创化的外科手术归为微创治疗。可见，由于专业和技术的交叉与融合，微创治疗的概念还不是十分清晰，至少目前还不够规范，可能今后也很难规范。我想这不是最重要的，我们只要关注到自己所从事专业涉及的范畴，了解其进展、治疗理念变化、产品更新及技术进步，立足于专业领域前沿，并将这些新理念和新技术应用于临床，使患者接受最合理和最有效的治疗，这就已经足够了。但是，要实现这一目标并不容易，因为随着新时代科学技术的进步，医学技术日新月异。以介入放射学专业为例，它包含了血管介入、神经介入及肿瘤与非血管介入亚专业，涉及临床专科之多、疾病范围之广及技术优势之大，我们有目共睹。要想成为一个"现代化"的介入放射学医生，需要以国际化、现代化的知识和理念来培养和武装自己，而目前的《介入放射学》本科教材更新速度远远跟不上介入技术的进展，也很难反映介入放射学所达到的广度和深度。所以，对于一名介入放射学医师而言，拥有一部反映最新介入技术，涉及范围广、知识交叉多且实战性强的专业参考书非常重要。这部 *Top 3 Differentials in Vascular and Interventional Radiology: A Case Review*，兼具以上特点，是一部难得的介入放射学参考书。

　　这是一部从全空间、多维度详细阐述有关血管与介入放射学内容的实用著作，由美国空军 David Grant 医疗中心血管与介入放射主任 David D. Gover 教授撰写，由世界知名的 Thieme 出版社出版。该书版式设计合理，内容丰富。以病例为主线，先呈现典型的影像学图片，并附以病史等信息，从影像学特点到关键发现，再到诊断和鉴别诊断等系统描述，逐步深入。此外，书中还介绍了与这些影像学表现相关的疾病在临床实践中该如何处理，以及为什么要这样处理。本书的核心及精髓在于先选择疾病的关键点，包括病因或病理生理机制、影像学解剖、诊断、适应证、治疗方法选择、新器械应用、临床效果分析等，然后列出最先考虑的三大要素，也就是所谓的"Top 3"。所列举的"Top 3"内容是目前最新和最权威的精华信息。全书精选 140 余例具有代表性的病例并附 400 余幅高质量影像图片（包括 X 线片、DSA、CT、MR、ECT、超声、内镜图片等），图解说明简洁易懂。对必要之处，则以图表和流程图加以说明。这些病例 90% 以上是著者本人收集并呈现的，在审阅书稿过程中，见到过百余次 David D. Gover 的署名，真心佩服他能收集到这么多具有教学意义的病例。每一幅图片都能让我们认识一种疾病，让人过目难忘，而且其中许多疾病非常罕见。疾病的诊断是极其重要的，因为治疗方案的制订应基于正确的诊断，如果出现误诊，对患者实施的治疗方案就只能事倍功半，甚至延误治疗。著者在所列举病例的诊断和鉴别诊断方面也下了不少功夫。书中基础医学知识和现代治疗方法的横向和纵向贯通非常多，对某种并发症的发生、处理及预防等都叙述得淋漓尽致。

书中不止一次提到，某些疾病的诊断和治疗目前还非常困难，面临很大的挑战。此外，还强调多学科团队在某些疾病诊疗中的作用。由于现代医学分科过细，许多疾病仅靠一个专科做出全面正确的诊疗评估非常困难，多学科团队或多学科委员会在这方面将发挥非常大的作用。

不得不说，这是一部绝佳的介入放射学参考书，能让人爱不释手，并成为书桌上摆放在最上面的那本书。

本书的翻译团队对介入治疗事业有着极大的热忱，为本书的翻译出版倾注了大量的精力和时间。在此，对他们的付出表示衷心的感谢！在整个审校过程中，也得到了河南省脑血管病医院副院长、河南省介入中心主任李天晓教授的关注和指导，在此对李天晓教授表示诚挚的敬意！希望本书能够真正成为临床一线医师的良师益友，并积极推动介入放射学的发展。

河南省人民医院血管外科主任 <br>
华中阜外医院血管外科主任

# 原书序

当我还在美国军队医疗的住院医师培训期间，经典的"Top 3 思维模式"就已经耳熟能详。从培训的第一天起，就强调了基于多学科进行鉴别诊断的重要性，并将其作为每天晨会的重要部分。在日常培训和临床病例讨论中，同样强调了鉴别诊断的重要性。大部分住院医师在培训中以学习每种疾病的关键临床表现及影像学特征为中心，并以此作为不同疾病之间鉴别诊断的依据。而根据不同病例的临床特点及影像学检查结果，鼓励医师优先考虑 3 种最有可能的鉴别诊断或其他重要因素，即"Top 3 思维模式"，可避免医师浪费大量时间去记忆那些对实际鉴别诊断并无明确价值的信息。我认为这种理念和方法对于放射学的学习和工作十分重要，至今我仍在使用。

在我的职业生涯中，尤其作为放射学住院医师培训项目主任期间，我发现每个人适合的学习和处理信息的方式不同。有些人通读以病理学为基础编排的传统教材，并从中筛选出相关知识内容（如发育异常、感染过程、肿瘤学方面等）用于鉴别诊断；另有些人，比如我，则选择阅读以关键放射学检查结果为基础编排的图书，并从中获得更重要、更全面的鉴别诊断信息。因为这类图书大多是涉及所有医学学科知识的基础教材，丰富的内容更契合放射学临床实践工作。如果你也属于后者，那么"Top 3 思维模式"很适合你。"Top 3"系列丛书有别于传统的亚专业教材，以典型病例为基础，覆盖各学科的知识内容。

将"Top 3 思维模式"引入血管介入放射学领域十分具有挑战性，因为该领域更多着眼于治疗方法，而非鉴别诊断。最初我还在犹豫是否将血管介入放射学纳入"Top 3"系列丛书，但最终 David D. Gover 教授打动了我。他的写作思路很好，他的临床经验也很丰富，并沿用"Top 3 思维模式"的理念对本书进行编排，按照与"Top 3"系列丛书相似的方式深入分析血管介入放射学病例，包括患者临床检查、影像学表现、鉴别诊断要点、相关解剖学知识、术后处理、特殊病例诊疗等。本书的出版是"Top 3 思维模式"极富创造性的应用，充分展现了血管介入放射学诊疗的精粹。

我相信读者一定能够从书中获得学习血管介入放射学知识的乐趣。

**William T. O'Brien, Sr., DO, FAOCR**

# 译者前言

随着现代医学的发展，介入放射学在临床医学实践中取得了巨大的成就。因其具有疗效确切、创伤小、并发症少、术后恢复快等优点，现已成为诸多疾病的重要治疗手段。从血管病变、肿瘤、急症医学病例的处理到临床各科疑难病例的综合诊疗，介入治疗均在其中发挥着重要作用。近年来，血管疾病的发病率逐年升高，血管外科专业对血管疾病治疗方法的选择发生了巨大变化。血管腔内治疗技术进步、新型材料更新进一步促进了血管外科的发展。近30年来，临床上对血管疾病的治疗已发展成为集腔内治疗技术、杂交技术和外科手术为一体的综合治疗模式。

然而，介入放射学与其他传统医学专业相比仍很"年轻"，在医学本科教材中仍缺乏与本专业进展相匹配的专业教程。虽然也有一些血管介入放射学的专业图书，但大多侧重于基础理论，知识点繁杂，缺乏与实际临床工作相联系。目前国内许多医院从事介入治疗的一线人员多来自于影像科、普外科和心内科等，对介入放射学的理解和治疗的规范化程度不一。因此，亟需一部基础理论与临床实战相结合、图文并茂且易于理解的参考书。本书沿用"Top 3"系列丛书的编排形式，吸收了"Top 3思维模式"的精髓，其独特之处在于以临床实际病例入手，从症状及体征、病理生理机制、术前评估、介入相关影像学解剖、手术操作到并发症处理及随访等方面进行全面且细致的阐述。对每个病例选择一个聚焦点，列出最先考虑的关键因素，根据病例的影像学特点，列出优先考虑的三大鉴别诊断要点、临床特点、适应证及治疗方法选择等。全书包括140余例典型病例和400余幅高清图片，涵盖血管病变、肿瘤、骨科疾病、妇科疾病、胃肠病变的介入治疗和急诊介入治疗等方面，信息量大且重点突出，易于读者记忆和理解，是一部难得的血管介入放射学专业参考书。

本书的各位译者均为河南省人民医院及华中阜外医院常年工作在临床一线的血管外科骨干医师。翻译团队花费了大量心血，并翻阅大量参考资料，字斟句酌地对书稿进行了翻译并反复核对。在这里，对所有译者的辛勤付出表示诚挚的感谢！希望本书能对从事介入放射学的医师有所启发和帮助。

有机会担任本书主译，我们深感荣幸。鉴于不同语种间表达习惯的差异，书中可能遗有瑕疵，敬请各位读者和专家批评指正！本书的翻译和审校工作离不开主审翟水亭教授的关心、支持、指导和帮助。从译文初稿至最后审校，翟水亭教授耗费了大量精力。我代表全体译者向翟水亭教授表示衷心的感谢！同时，还感谢中国科学技术出版社在本书出版工作中所给予的帮助！

最后，希望本书的面世能够激发更多人学习血管介入放射学专业知识和从事相关工作的兴趣和热情，并通过阅读有所思、有所悟、有所获。

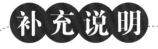 河南省人民医院血管外科

## 补充说明

本书收录图片众多，不少图片以彩色呈现效果更佳。考虑读者随文阅图习惯并确保版面美观，所有图片均随文排录，有彩色版本者还安排在书末单独排录，但不另设页码，特此说明。

# 原书前言

我编写本书的目的是为了帮助介入放射学专业的从业人员系统学习相关知识。我很早就有编写本书的计划，并在出版社的支持和鼓励下希望将其做得更好。这是一项十分艰巨的工作，也许并不能够面面俱到。我知道有许多比我更资深的从业者已经编写过大型综合性教材，但我认为这本基于典型病例分析编写而成的内容涵盖血管介入放射学临床实践各个方面的图书能够为读者提供一种优化的学习方法和诊疗思路。我希望本书能对介入放射学医师、医学生的培养有所帮助，也希望有更多想要学习掌握血管介入放射学诊疗技术的其他相关人员从书中获益。

本书沿用了 2010 年 William T. O'Brien 教授编写的 "Top 3" 系列丛书版式进行编排。针对每一病例，重点介绍临床病史、影像资料、临床诊疗优先考虑的 3 个重要事项及其他重要因素，并对该病例的精要之处进行了分析和总结。

本书分为五篇，第一篇主要聚焦于术前评估与处理；第二篇重点介绍了介入治疗方式的选择及相关疾病的鉴别诊断（包括典型的影像学特征及鉴别要点）；第三篇则以特殊病例的诊疗为主；第四篇主要为与介入放射学相关的解剖学知识；第五篇则通过一些临床病例分析来介绍术后并发症的治疗和护理方法。

我希望本书能够帮助更多从事血管介入放射学相关工作的人，激发他们的学习热情和兴趣，也希望本书能够始终陪伴着致力于血管介入放射学学科发展的同道。奉献是一种乐趣，愿你也能够在自己的职业生涯中感受到这种乐趣。

**David D. Gover, MD**

---

注：书中表达的观点仅为著者的观点，并不代表官方政策及美国政府、美国国防部或美国空军的立场。

# 致　谢

很多专家学者为本书的出版奠定了基础。在此过程中，我的父母（Dean 和 Nancy）及我的兄弟（Thom、John 和 Joseph）给了我来自家庭的支持，我爱他们每一个人。感谢在美国空军 David Grant 医疗中心传授我介入放射学知识的师长（Greg、Brandt、Diane、Ed、Ray、Don L.、Don W.、Gary、Steven、Scott、Tracy、Rhonda、Fred、George、Derek 和 Peter）。我还要感谢 Per、Dan 和 Matt 医生给予我的帮助，同时感谢在加利福尼亚大学圣地亚哥分校教导我进行介入放射学专业学习的老师 Gerry、Steve、Karim、Anne、Tom、Mike 和 Frank，以及曾在一起学习的同窗 Chris、Dave 和 Tony。书中的病例大多来自于 20 年来我在 David Grant 医疗中心和加利福尼亚大学的积累，还有一部分病例是来自于北加利福尼亚州医学考试委员会。

感谢参与本书编写的其他著者，感谢 Wayne L. Monsky、William T. O'Brien、Glade E. Roper 和 Charlyne Wu 在本书出版过程中所做的贡献，他们的努力使得本书在目前出版物中的独特性更为突显。

再次感谢 David Grant 医疗中心的同事们，尤其要感谢 Christine Nelson 女士孜孜不倦的付出，她是一个天使般的介入科护士。

最后，我要感谢我亲爱的妻子和我可爱的孩子们，他们是我努力的动力。

**David D. Gover, MD**

谨以本书献给我永远的爱人 Shannon，还有我们心中的"Top 3"——Brighton、Darby 和 Reese。他们是我最珍爱的宝贝！

# 目　录

## 第一篇　术前病例

## 第二篇　手术病例

## 第三篇 特殊病例

## 第四篇 介入放射解剖学

# 第五篇　术后病例

# 第一篇
# 术前病例

## Preprocedural Cases

## 病史信息

气短（图 1–1）。

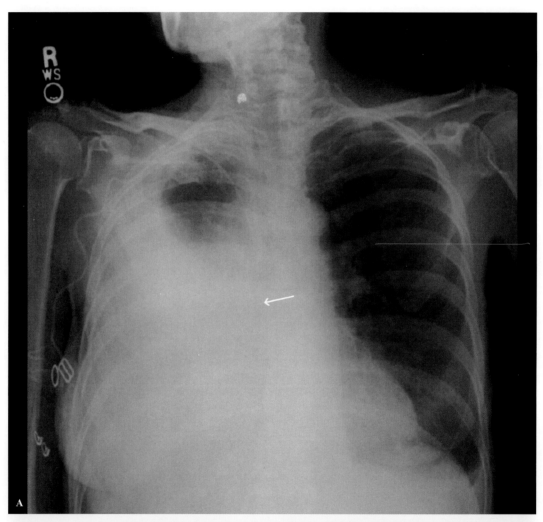

| Ordered panel/Test: PT/PTT/INR | | |
|---|---|---|
| PT | 20.3 | H |
| PTT | 32.1 | |
| INR | 1.77 | H |

▲ 图 1–1　胸部 X 线检查（A）显示右侧大量胸腔积液（箭）。调阅医院病例信息系统发现该患者凝血功能检查（B）国际标准化比值为 1.77

## 病例概要

围术期低出血风险患者的术前处理。

## Top 3 诊疗要点

- **介入病例类型分析**：被归类为"出血风险低、易于检测和控制"的影像引导下介入手术患者一般多为静脉病例、换管和浅表经皮非血管性手术病例。对于血管性病例的介入操作主要包括透析通路建立、静脉造影术、中心导管去除、下腔静脉（IVC）滤器放置和经外周静脉植入中心静脉导管（PICC）。对于非血管性病例的介入操作则包括引流导管更换（如胆道、泌尿道、脓肿引流等）、胸腔穿刺术、穿刺抽液术、体表活检和体表引流操作等。

- **实验室检查**：除对于需要华法林抗凝的患者或为疑似肝病的病例外，介入治疗前无须过多的实验室检查；但应检查国际标准化比值（INR），并建议对患者之前完成的所有实验室检查项目进行复查。

- **药物和血液制品的使用**：如 INR > 2，推荐使用新鲜冷冻血浆或维生素 K 治疗。当血小板计数 < 50 000/µl 时，建议输注血小板。在患者贫血情况下，是否进行红细胞输注尚无统一的意见（无论是否需要手术，仍需警惕一些处于严重贫血患者出现低于输血标准的贫血）。对于影响凝血的药物，大多遵循以下来自国际介入放射学会（SIR）的共识来使用。

  > 华法林：INR 目标值 ≤ 2。

  > 低分子肝素：术前 12h 停用一次。

  > 氯吡格雷：术前 5 天停药。

  > 非甾体抗炎药（NSAID）：无须停药。

  > 长效糖蛋白 IIb/IIIa 抑制药［如阿昔单抗（ReoPro）］：术前 12～24h 停药［活化部分凝血活酶时间（APTT）≤ 50s 或激活凝血时间（ACT）≤ 150s］。

  > 短效糖蛋白 IIb/IIIa 抑制药［如替罗非班（Aggrastat）或依替巴肽（Integrilin）］：术前即刻停止使用。

  > 直接凝血酶抑制药［如比伐卢定（Angiomax）、达比加群酯（Pradaxa），或阿加曲班］：SIR 尚未进行相应推荐。

## 诊断 / 治疗

症状性胸腔积液（患者 INR 为 1.77），拟行胸腔穿刺术。

## 注意事项

※ 这些指南代表了来自于有经验手术专家 80% 的共识。

※ 治疗推荐在假设没有其他凝血缺陷情况下进行表述。

※ 如果有非专业人员想当然地认为影像引导下介入治疗很少有出血风险，试图让你在这些指导方针及共识之外介入操作，不要轻率地相信这种想法。

推荐阅读

[1] Patel IJ, Davidson JC, Nikolic B, et al; Standards of Practice Committee, with Cardiovascular and Interventional Radiological Society of Europe (CIRSE) Endorsement. Consensus guidelines for periprocedural management of coagulation status and hemostasis risk in percutaneous image–guided interventions. J Vasc Interv Radiol 2012;23(6):727–736.

[2] Patel IJ, Davidson JC, Nikolic B, et al; Standards of Practice Committee, with Cardiovascular and Interventional Radiological Society of Europe (CIRSE) Endorsement. Standards of Practice Committee of the Society of Interventional Radiology. Addendum of newer anticoagulants to the SIR consensus guideline. J Vasc Interv Radiol 2013;24(5):641–645.

# 病例 2

## 病史信息

　　孤立性肝细胞癌，病灶直径约 2.5cm。患者于 1 个月前接受常规经动脉化疗栓塞及 CT 引导下局部组织消融。患者全血计数和凝血正常（图 2-1）。

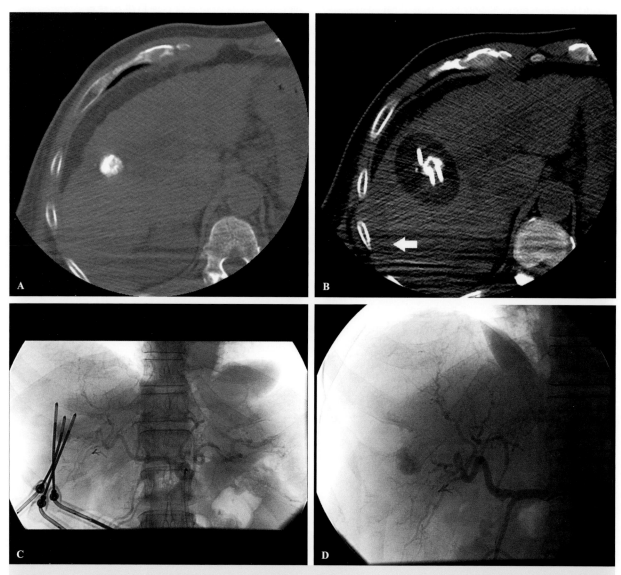

▲ 图 2-1　CT 检查（A）显示在放置 3 根冷冻消融探针前碘化油在前期处理后的右侧肝癌病灶中分布良好；放置消融探针后并在第 2 次冷冻周期结束时进行 CT 扫描（B，箭）可见微小的包膜下血肿。在消融探针置留在原位的情况下，将患者送至导管室。探针取出前（C）和取出后（D）血管造影显示无引起出血的动脉显影。对该患者仅行药物灌注治疗

## 病例概要

　　围术期高出血风险患者的术前处理。

## Top 3 诊疗要点

• **介入病例类型分析**：本例在影像引导下介入操作分类中被定义为有严重出血风险且难以控制或介入手术为高出血风险手术的病例。对于此类患者，通常情况下大直径穿刺针或探针在实体内或血管器官中造成了新的穿刺通道。例如，经颈静脉肝内门体分流术，以及非血管性介入病例，包括肾活检、胆道介入操作（如经皮胆道引流）、放置经肾尿管（如经皮肾穿刺造瘘术）和复杂消融治疗（如肾肿瘤消融）。

• **实验室检查**：在介入操作前，常规的实验室检查项目应包括国际标准化比值（INR）、活化部分凝血活酶时间（APTT）（用于需使用普通肝素的患者）、血细胞比容和血小板计数。

• **药物和血液制品的使用**：如 INR > 1.5，建议使用新鲜冷冻血浆或维生素 K 治疗。如 APTT >正常参考值的 1.5 倍，应停止或逆转肝素治疗。当患者血小板计数< 50 000/μl 时，推荐输注血小板。在患者贫血的情况下输注血红细胞尚无明确的适用标准（有学者曾以血细胞比容 28% 为临界值）。对于影响凝血的药物，在使用时应考虑下列指南及专家共识。

> 华法林：术前 5 天停药（INR 目标值≤ 1.5）。

> 阿司匹林：术前 5 天停药。

> 普通肝素：停用 2~4h（控制目标 APTT ≤ 1.5 倍正常值）。

> 低分子肝素：停用 2 次剂量或术前 24h 停药。

> 噻吩并吡啶、氯吡格雷（Plavix）：术前 5 天停药［使用噻氯匹定（Ticlid）时于术前 7 天停药］。

> 非甾体抗炎药（NSAID）：短效药物（如布洛芬）停用 1 天，中效药物（如萘普生）停用 2~3 天，长效药物（如美洛昔康）停用 10 天。

> 长效糖蛋白 IIb/IIIa 抑制药：术前 24h 停药［APTT ≤ 50s，激活凝血时间（ACT）≤ 150s］。

> 短效糖蛋白 IIb/IIIa 抑制药：术前 4h 停药。

> 直接凝血酶抑制药（常规情况）：非紧急情况下，推迟使用。

> 直接凝血酶抑制药（紧急情况）：阿加曲班停用 4h，比伐卢定停用 2~3h［如肌酐清除率（CrCl）≤ 50ml/min，则停用 3~5h］，达比加群酯（Pradaxa）停用 2~3 天（如 CrCl ≤ 50ml/min，则停用 3~5 天）。

> 磺达肝癸钠：停用 2~3 天（如 CrCl ≤ 50ml/min，则停用 3~5 天）。

## 诊断 / 治疗

对于孤立性肝细胞癌患者，局灶性组织消融术是一种高出血风险的介入手术。鉴于本例患者实验室检查正常，未行抗凝治疗。尽管如此，该患者仍发生了出血事件。但幸运的是，并不需要开腹手术即成功解决了出血问题。

## 注意事项

※ 某一特定药物经过 5 个半衰期的时间间隔后，大约会留有 3% 的残余药物活性，这常被视为患者出血风险正常化的一种参考。

※ 上述诊疗建议是基于现有的共识和指南。在停用某些药物方面，必须慎重权衡心血管或血栓栓塞等不良事件与围术期出血风险后进行决策。

推荐阅读

[1] Patel IJ, Davidson JC, Nikolic B, et al; Standards of Practice Committee, with Cardiovascular and Interventional Radiological Society of Europe (CIRSE) Endorsement. Consensus guidelines for periprocedural management of coagulation status and hemostasis risk in percutaneous image–guided interventions. J Vasc Interv Radiol 2012;23(6):727–736.

[2] Patel IJ, Davidson JC, Nikolic B, et al; Standards of Practice Committee, with Cardiovascular and Interventional Radiological Society of Europe (CIRSE) Endorsement. Standards of Practice Committee of the Society of Interventional Radiology. Addendum of newer anticoagulants to the SIR consensus guideline. J Vasc Interv Radiol 2013;24(5):641–645.

# 病例 3

## 病史信息

本例患者有丙型肝炎肝衰竭病史，出现新发右下颌骨疼痛和肿胀。在住院护理期间，放置了胃造口管（图 3-1）。

| Ordered panel/Test: Complete blood count | | |
|---|---|---|
| WBC | 5.5 | |
| HGB | 8.3 | L |
| MCV | 96.2 | |
| MCH | 31.9 | |
| MCHC | 33.2 | |
| PLATELETS | 59 | L |
| RDW | 17.0 | H |
| MPV | 12.6 | H |

A(i)

◀ 图 3-1 医院病例信息系统显示该患者存在凝血参数异常（**A**）及其他异常，这些表现多见于终末期肝病患者。头部和颈部冠状 CT 造影可见右颌软组织积液与脓肿一致（**B**）。由于患者不能耐受饮食摄入，故放置经皮胃造口管（**C**）

| Ordered panel/Test: PT/PTT/INR | | |
|---|---|---|
| PT | 26.2 | H |
| PTT | 66.7 | H |
| INR | 2.56 | H |

A(ii)

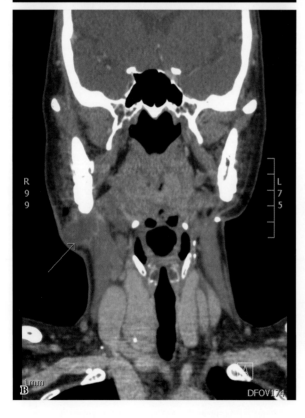

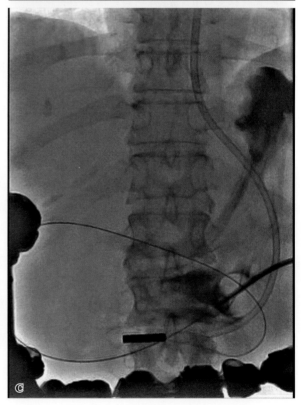

## 病例概要

中等围术期出血风险患者的术前处理。

## Top 3 诊疗要点

• **介入病例类型分析**：被认为是"中度出血风险"的血管介入手术包括动脉造影伴或不伴动脉介入操作（最多可使用 7F 装置）、静脉介入操作、经颈静脉肝活检和有或无皮下埋置静脉港的中心静脉导管放置等；非血管性介入手术包括深部脓肿引流或活检（如肺或肝活检）、经皮胆囊造口术、胃造口术、单纯射频消融（如浅表性骨样骨瘤消融）和脊柱介入治疗（如椎体成形术、腰椎穿刺、硬膜外注射）。

• **实验室检查**：在进行介入操作前，应检查凝血参数，核对已记录的其他实验室结果，但并不需要常规进行全血计数检查。

• **药物和血液制品的使用**：如国际标准化比值（INR）> 1.5，建议使用新鲜冷冻血浆（FFP）或维生素 K 治疗。如活化部分凝血活酶时间（APTT）>正常参考值的 1.5 倍，则应考虑停用或逆转肝素。当血小板计数 < 50 000/μl 时，推荐输注血小板。在患者贫血的情况下，对于血红细胞的输注尚无统一标准。在使用可影响凝血的药物时，应考虑以下准则。

  ➤ 华法林：术前 5 天停药（INR 目标值 ≤ 1.5）。
  ➤ 阿司匹林：无须停药。
  ➤ 普通肝素：目前缺乏共识（控制目标 APTT ≤ 1.5 倍正常值）。
  ➤ 低分子肝素：术前 12h 停用一次。
  ➤ 噻吩并吡啶、氯吡格雷（Plavix）：术前 5 天停药［使用噻氯匹定（Ticlid）时于术前 7 天停药］。
  ➤ 非甾体抗炎药（NSAID）：无须停药。
  ➤ 长效糖蛋白 IIb/IIIa 抑制药：术前 24h 停药［APTT ≤ 50s，激活凝血时间（ACT）≤ 150s］。
  ➤ 短效糖蛋白 IIb/IIIa 抑制药：术前 4h 停药。
  ➤ 直接凝血酶抑制药（常规情况）：非紧急情况下，围术期不使用。
  ➤ 直接凝血酶抑制药（紧急情况）：阿加曲班停用 4h，比伐卢定（Angiomax）停用 2～3h［如肌酐清除率（CrCl）≤ 50ml/min，停用 3～5h］，达比加群酯（Pradaxa）停用 2～3 天（CrCl ≤ 50ml/min，停用 3～5 天）。
  ➤ 磺达肝癸钠：停用 2～3 天（如 CrCl ≤ 50ml/min，停用 3～5 天）。

## 诊断 / 治疗

该患者有胃造口管置入适应证，且有明显的凝血障碍，遂给予 FFP 或使用维生素 K 治疗，INR 目标值 ≤ 1.5。

## 注意事项

※ 介于围术期出血高风险与低风险类别之间的患者，则属于中等出血风险病例（制作简洁列表有助于理解和记忆）。然而，列表并不是绝对的，其他因素（如患者并发症、存在多种凝血异常、解剖 / 邻近血管的关系）也可能会导致"中危"病例转变为"高危"。

※ 对于"中危"和"高危"病例，华法林、磺达肝癸钠、噻吩并吡啶、长效糖蛋白 IIb/IIIa 抑制药和直接凝血酶抑制药的推荐使用是相同的。

※ 在紧急情况下，可能需要在全面检查和出血风险管理之前完成介入手术，因为拖延手术后果可能更为严重，因此结合具体情况进行准确判断十分重要。

### 推荐阅读

[1] Patel IJ, Davidson JC, Nikolic B, et al; Standards of Practice Committee, with Cardiovascular and Interventional Radiological Society of Europe (CIRSE) Endorsement. Consensus guidelines for periprocedural management of coagulation status and hemostasis risk in percutaneous image–guided interventions. J Vasc Interv Radiol 2012;23(6):727–736.

[2] Patel IJ, Davidson JC, Nikolic B, et al; Standards of Practice Committee, with Cardiovascular and Interventional Radiological Society of Europe (CIRSE) Endorsement. Standards of Practice Committee of the Society of Interventional Radiology. Addendum of newer anticoagulants to the SIR consensus guideline. J Vasc Interv Radiol 2013;24(5):641–645.

# 病例 4

## 病史信息

患者男，75 岁，诊断为肺栓塞（PE）。在抗凝治疗期间，患者伴有新发的左侧腰痛及血细胞比容下降（图 4-1）。

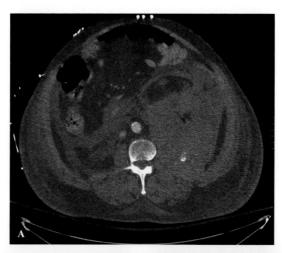

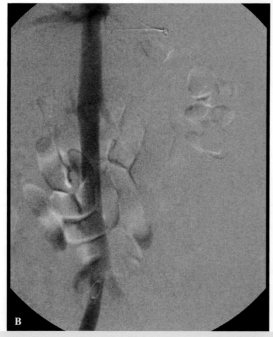
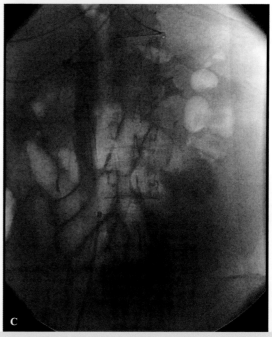

▲ 图 4-1　CTA 显示左侧腹膜后血肿伴对比剂外溢（**A**）。全身抗凝逆转后患者病情好转，血细胞比容稳定。由于肺栓塞不能继续抗凝，需行下腔静脉滤器置入。下腔静脉造影可见正常血管形态（**B**）；下腔静脉滤器放置后，滤器位于肾下下腔静脉内，形态良好（**C**）

## 病例概要

符合下腔静脉滤器置入术的适应证。

## Top 3 适应证

基于美国胸科医师学会（ACCP）发布的循证临床实践指南，下腔静脉滤器置入术的适应证及注意事项如下。

• 急性近端深静脉血栓形成（DVT）：由于存在出血风险，不适合抗凝治疗（存在抗凝禁忌证或可能出现抗凝并发症）。
• 急性 PE：由于出血风险的存在，不适合抗凝治疗（存在抗凝禁忌证或可能出现抗凝并发症）。
• 慢性 PE：在肺动脉高压需要进行肺动脉血栓切除术时。

## 其他考虑因素

适应证标准还应符合国际介入放射学会（SIR）的推荐标准。

SIR 发布的标准中列出了进行下腔静脉滤器置入术需要考虑的其他因素。以下为具体的适应证（无循证医学依据）。

• PE/DVT 患者存在抗凝禁忌证。
• PE/DVT 患者合并抗凝并发症。
• 即使给予足够的抗凝，仍发生 PE/DVT（如经实验室检查显示充分抗凝后 PE 复发的病例）。
• PE/DVT 患者未达到足够的抗凝效果。
• 抗凝期间 DVT 进展。
• 大面积肺栓塞伴残余 DVT 的患者，有进一步发生心肺并发症的风险。
• 髂静脉、腔静脉游离血栓。
• 患有严重的心肺疾病（心肺储备功能差）的 DVT/PE 患者。
• 无 DVT/PE 病史的严重创伤患者。
• 无 DVT/PE 病史的闭合性颅脑损伤、脊髓损伤、多发性长骨骨折患者。
• 罹患 PE/DVT 风险较高的患者。

## 诊断 / 治疗

肺栓塞合并抗凝并发症，符合下腔静脉滤器置入的适应证。

## 注意事项

※ 回顾性研究表明，介入医师所进行的下腔静脉滤器手术中仅43.5%的患者遵循ACCP指南进行滤器置入（目前血管外科医师进行的手术中仅 39.9% 的手术遵循指南，这一比例在心脏外科医师进行的手术中为 33.3%）。

※ 放置一段时间的下腔静脉滤器应及时取出。

※ 美国食品药品管理局（FDA）建议：对置入可回收下腔静脉滤器的患者，可考虑在不需要预防 PE 时及时移除滤器。

推荐阅读

[1] Baadh A, Zikria JF, Rivoli S, Graham RE, Javit D, Ansell JE. Indications for inferior vena cava filter placement: do physicians comply with guidelines? J Vasc Interv Radiol 2012;23(8):989–995 http://www.jvir.org/retrieve/pii/ S1051044312003910. Accessed May 30, 2018.

[2] Caplin DM, Nikolic B, Kalva SP, Ganguli S, Saad WE, Zuckerman DA; Society of Interventional Radiology Standards of Practice Committee. Quality improvement guidelines for the performance of inferior vena cava filter placement for the prevention of pulmonary embolism. J Vasc Interv Radiol 2011;22(11):1499–1506.9

## 病史信息

肝硬化伴症状性反复发生的右侧胸腔积液（图 5-1）。

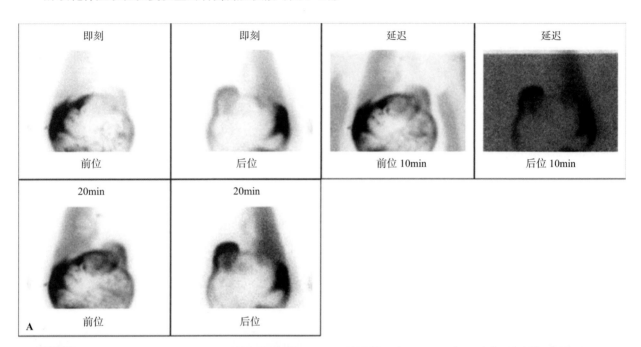

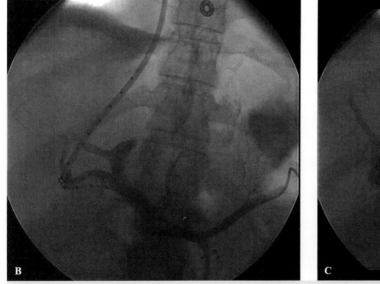

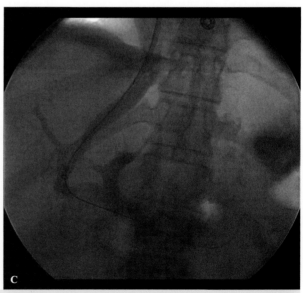

▲ 图 5-1 核医学检查显示，将 $^{99m}Tc$ 硫胶体注射至患者腹部，稀释到腹水中，随着时间的推移，放射药物活性在右胸聚集（**A**），与肝性胸腔积液表现相似。经颈静脉肝内门体分流（**TIPS**）术前（**B**）及术后（**C**）肝门静脉造影亦可见典型征象

## 病例概要

符合经颈静脉肝内门体分流术（TIPS）的适应证。

## Top 3 适应证

• 顽固性胃食管静脉曲张出血：这是TIPS的常见适应证，但TIPS一般情况下并不作为主要的治疗选择。对于药物治疗和内镜治疗难治的静脉曲张出血，则首选 TIPS 治疗。

• 复发性腹水：TIPS 是治疗腹水的有效方法。在发病 1 年内及时进行 TIPS 治疗能够控制＞50% 患者的顽固性腹水，而药物治疗联合大量穿刺引流术只能控制 20% 患者的顽固性腹水。但与药物治疗联合大量穿刺引流术相比，TIPS 术后患者肝性脑病的发生率更高（55% vs. 39%），患者 1 年生存率差异无统计学意义。

• 肝性胸腔积液：肝移植是治疗肝性胸腔积液的最佳方法，但这些患者往往有晚期肝病，并伴有与门静脉高压相关的明显并发症。对于不适合行肝移植的患者，TIPS 在处理顽固性并发症（尽管限制钠摄入、使用利尿剂并进行反复胸腔穿透术，仍持续积液）方面起到重要作用。如不能进行 TIPS，则需要进行频繁、反复的胸腔穿刺术或修补隔膜缺损的外科手术。

## 其他考虑因素

根据国际介入放射学会（SIR）发布的适应证标准：以下临床情况能够从 TIPS 术中获益。

• 门静脉高压性胃病（或其他"肠病"）。

• Budd-Chiari 综合征。

## 诊断 / 治疗

肝性胸腔积液，符合 TIPS 适应证。

## 注意事项

※ 一些医师提倡在出现肝肾或肝肺综合征的情况下实施 TIPS，但目前仍有争议。

※ 外科医师会在腹部手术前对大的腹部门体侧支进行减压的情况下考虑 TIPS 治疗。

### 推荐阅读

[1] Deltenre P, Mathurin P, Dharancy S, et al. Transjugular intrahepatic portosystemic shunt in refractory ascites: a meta-analysis. Liver Int 2005;25(2):349-356.

[2] Haskal ZJ, Martin L, Cardella JF, et al; Society of Interventional Radiology Standards of Practice Committee. Quality improvement guidelines for transjugular intrahepatic portosystemic shunts. J Vasc Interv Radiol 2003; 14(9 Pt 2):S265-S270.

[3] Krok KL, Cárdenas A. Hepatic hydrothorax. Semin Respir Crit Care Med 2012;33(1):3-10.

# 病例 6

## 病史信息

患者女，45 岁，酒精性肝衰竭伴顽固性腹水，既往无肝性脑病病史。介入放射学（IR）医师拟行经颈静脉肝内门体分流术（TIPS）（图 6-1）。

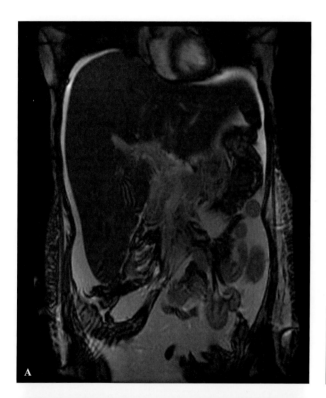

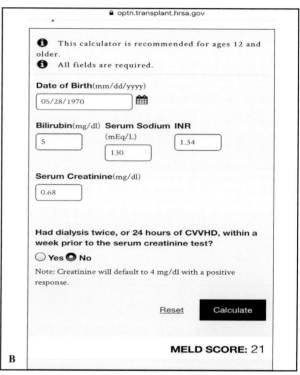

| Ordered panel/test: Comprehensive metabolic panel | | |
| --- | --- | --- |
| Glucose | 100 | |
| Bun | 19 | |
| Creat | 0.684 | |
| Na+ | 130 | L |
| K | 4.0 | |
| CL | 95 | L |
| CA | 7.1 | L |
| CO2 | 25 | |
| Phosphorus | 2.3 | L |
| MG | 2.2 | |

C(i)

| Ordered panel/test: Liver panel | | |
| --- | --- | --- |
| Protein total | 5.3 | L |
| Albumin | 1.8 | L |
| AST | 201 | H |
| ALT | 60 | H |
| LDH | 196 | |
| Alk phos | 251 | H |
| TBILI | 5.00 | H |

C(ii)

| Ordered panel/test: PT/PTT/INR | | |
| --- | --- | --- |
| PT | 14.2 | H |
| PTT | 30.9 | |
| INR | 1.34 | H |

C(ii)

▲ 图 6-1　腹部 MRI T$_2$WI 可见腹水（A）；采用美国卫生资源和服务管理局在线软件计算终末期肝病模型（MELD）评分为 21 分（B）；MELD 的信息是通过医院信息系统对复发性腹水患者的近期实验室结果报告而获得的（C）

## 病例概要

TIPS 禁忌证。

## Top 3 禁忌证

• **肝衰竭**：快速进展或严重的肝衰竭使得实施 TIPS 治疗的难度和风险大增，因为 TIPS 可能导致肝功能恶化而发生暴发性肝衰竭。在终末期肝病模型（MELD）评分 15～18 分或总胆红素 > 4mg/dl（1mg/dl≈17.1μmol/L）的情况下（这两项指标都意味着较高的 30 天死亡率和较高的手术风险），不适合实施 TIPS 术。仅在缺乏任何其他措施时，才实施 TIPS。对于长期饮酒、有必要立刻戒酒的患者及 Child-Pugh C 级酒精性肝硬化合并腹水的患者，实施 TIPS 是极度危险的。

• **肝外生理学因素**：影响 TIPS 术安全实施的非肝性因素包括明显的心力衰竭或瓣膜功能不全、心脏压力升高（尤其是右心压力升高）、严重或不可控的肝性脑病、败血症和严重或不可控的凝血功能障碍。

• **需要考虑的解剖因素**：一般来说，实施 TIPS 需要合适的肝静脉和门静脉（直观上，通畅的血管似乎可以提高技术成功率）。肝脏肿块或囊肿可能使支架放置复杂化。一般来说，有一些方法可以处理这些解剖问题。然而，这些因素使得本已技术要求很高的 TIPS 治疗更加危险和复杂。

## 其他考虑因素

美国肝病研究协会（AASLD）将 TIPS 治疗的禁忌证分为绝对禁忌证和相对禁忌证。

• 绝对禁忌证包括首次静脉曲张出血的预防性治疗（仅用于药物和内镜治疗失败后）、充血性心力衰竭、多发性肝炎、未控制的感染或败血症、胆道阻塞未缓解、严重肺动脉高压。相对禁忌证包括肝癌（尤其是位于中心部位的病灶）、所有肝静脉完全阻塞、门静脉血栓形成、严重凝血功能障碍［国际标准化比值 > 5、血小板减少（血小板计数 < 20 000/ml）］和中度肺动脉高压。

## 诊断 / 治疗

肝衰竭［（总胆红素 > 4mg/dl（1mg/dl≈17.1μmol/L），Child-Pugh C 级酒精肝，MELD 评分 21 分］，属于 TIPS 治疗的禁忌证。

## 注意事项

※ 在紧急实施 TIPS 的情况下，可能无法及时获得患者本人的知情同意，这将会对治疗的最终疗效造成一定影响。

※ 是否进行 TIPS 治疗应慎重决定，综合有经验的胃肠科医师、肝脏科医师及介入医师的意见有利于抉择，如有可能的话，还应听取移植科医师的建议。

※ 在实施 TIPS 治疗前，应评估出血危险因素，同时进行肝功能和肾功能检查。谨慎的做法是，通过 CT 检查充分了解血管解剖、血管通畅性、肝肿块和胆道梗阻的情况。

推荐阅读

[1] Boyer T, Haskal Z. AASLD Practice Guidelines: the role of transjugular intrahepatic portosystemic shunt (tips) in the management of portal hypertension. Hepatology 2010;51(1):1–16.

[2] Haskal ZJ, Martin L, Cardella JF, et al; Society of Interventional Radiology Standards of Practice Committee. Quality improvement guidelines for transjugular intrahepatic portosystemic shunts. J Vasc Interv Radiol 2003;14(9 Pt 2): S265–S270.

## 病史信息

患者男，55 岁，急性呼吸急促，低血压（图 7-1）。

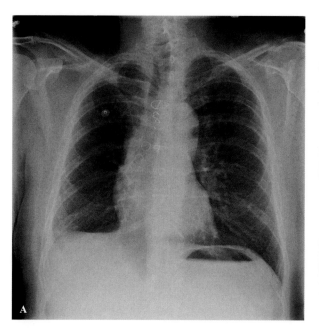
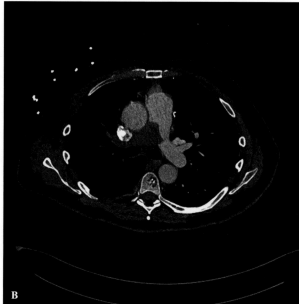
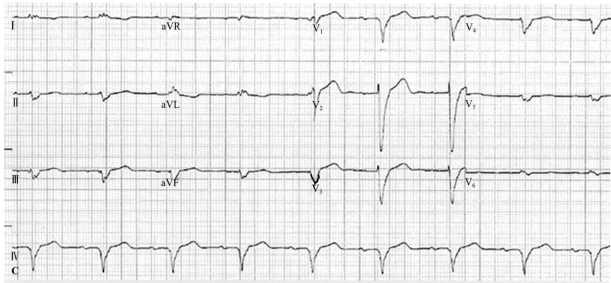

▲ 图 7-1　胸部 X 线检查正位图像显示右肺血管明显变细，可见 Westermark 征（**A**）。胸部增强 CT 证实右肺主干动脉内有较大栓子（**B**）。心电图显示左束支传导阻滞（**C**）

## 病例概要

肺动脉造影相对禁忌证。

## Top 3 考虑因素

- **严重的肺动脉高压**：虽然有争议，但许多研究表明肺动脉压和右心室舒张末期压力升高是肺动脉造影并发症的危险因素。在一些研究中，有学者尝试对出现压力升高但尚无明显有害影响的患者进行肺动脉造影，尽管对造影技术进行了改进，包括降低对比剂流速和减少对比剂总量、以选择性左肺动脉和右肺动脉造影代替肺动脉主干的对比剂注射造影，但仍不能保证绝对的安全性。即使是通过手动推注 10ml 对比剂进行肺动脉造影也有造影期间死亡的病例报告。有研究显示，在右心室舒张末期压力达到 20mmHg（正常值为 0～8mmHg）和肺动脉收缩压达到 70mmHg（正常值为 15～25mmHg）的患者中，肺动脉造影相关死亡率约为 2%。另一项研究表明，出现肺动脉造影严重并发症的患者其平均肺动脉收缩压 ≥ 58mmHg。对比剂的类型也可能对相关并发症产生影响，非离子、等渗对比剂是肺动脉造影的首选对比剂。
- **左束支传导阻滞（LBBB）**：对存在 LBBB 的患者进行肺动脉造影时，应采取积极有效的并发症预防措施。造影过程中导管经过右心房可能引起右束支传导阻滞（RBBB）。已有 LBBB 的患者一旦发生 RBBB，则可导致完全性心脏传导阻滞。这种情况下，建议预防性临时置入起搏器。
- **胺碘酮的使用**：虽然胺碘酮是一种有效的抗心律失常药物，但也有一些严重的不良反应。既往一系列病例报告表明，胺碘酮的使用和肺血管造影与严重的围术期呼吸窘迫有关，患者通常在 30min 内进展为心肺骤停或死亡。发生呼吸窘迫的机制尚不清楚，但怀疑是由于胺碘酮的毒性导致病情急性加重。

## 其他考虑因素

- 血管造影的标准禁忌证。
- 强烈推荐采用 CT 血管成像技术。

## 诊断／治疗

急性次大面积肺栓塞，且 LBBB 是肺动脉造影和溶栓的相对禁忌证。

## 注意事项

※ 根据经典的 PIOPED 研究（$N$=1111），肺动脉造影相关死亡率为 0.5%。然而，这一死亡率可能也反映了此类患者术前的情况，因为大多数患者有严重的、预先存在的心肺功能障碍。

※ 随着导管技术的进步（如新的、更柔软的导管的出现），早期使用置管相关的并发症在如今很大程度上已经消除。

推荐阅读

[1] Interventional Radiologist at Work. Question and answer. Contraindications to pulmonary angiography. J Vasc Interv Radiol 1996;7(5):713–715.

## 病史信息

患者男，55 岁，急性左侧腹部疼痛，血清乳酸脱氢酶升高，血尿（图 8-1）。

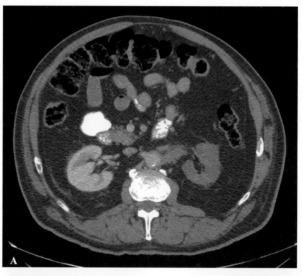

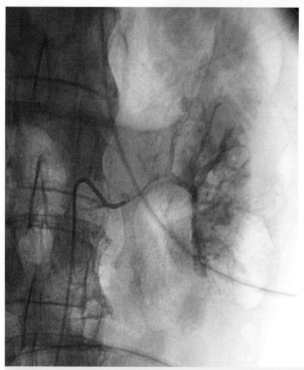

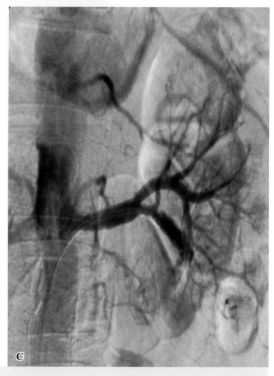

▲ 图 8-1 增强 CT 肾脏水平轴位图像显示左肾无灌注（A），印证了临床怀疑急性血栓形成的诊断。选择性左肾动脉造影显示近端肾动脉充盈缺损（B），左肾对比剂滞留。经组织型纤溶酶原激活药溶栓后 12h，近端充盈缺损消失、血流改善、无明显对比剂滞留（C）

## 病例概要

影像学引导下药物溶栓治疗禁忌证。

## Top 3 考虑因素（绝对禁忌证）

- 活动性、临床显著性出血（包括颅内出血）。
- 不可逆的肢体 / 器官缺血或骨筋膜室综合征。
- 抗凝的绝对禁忌证。

## 其他考虑因素（相对禁忌证）

对于影像学引导下药物溶栓治疗，其相对禁忌证应与潜在的临床收益进行权衡。对有相对禁忌证的患者进行溶栓也可能是合适的。

相对禁忌证如下。

- 出血体质。
- 脑血管事件（2 个月内）。
- 胸部按压（10 天内）。
- 眼部手术（3 个月内）。
- 颅内肿瘤，血管畸形，动脉瘤，癫痫。
- 近期曾发生内出血。
- 消化道大出血（10 天内）。
- 严重的血小板减少症。
- 肝脏疾病伴凝血功能障碍。
- 预期寿命＜ 1 年。
- 弥散性血管内凝血。
- 神经外科治疗（3 个月内）。
- 外科大手术（10 天内）。
- 糖尿病性出血性视网膜病变。
- 无法控制的高血压（＞ 180mmHg/110mmHg）。
- 近期曾接受血管或器官穿刺。
- 对溶栓药物严重过敏。
- 妊娠或近期曾分娩。
- 细菌性心内膜炎。

## 诊断 / 治疗

急性左肾动脉血栓形成，经导管接触药物溶栓治疗。在行溶栓治疗前，必须对潜在的禁忌证进行全面回顾。

## 注意事项

※ 与标准的全身静脉溶栓治疗相比，使用低剂量溶栓剂进行导管溶栓的并发症风险更低。

※ 当溶栓过程中发生出血时，是否继续溶栓治疗取决于出血的严重程度、止血或控制出血的能力及血栓症状的临床改善情况。轻微出血并不一定需要停止溶栓。

推荐阅读

[1] Patel NH, Krishnamurthy VN, Kim S, et al; CIRSE and SIR Standards of Practice Committees. Quality improvement guidelines for percutaneous management of acute lower–extremity ischemia. J Vasc Interv Radiol 2013;24(1):3–15.

# 病例 9

## 病史信息

肝硬化患者，每年随访影像学检查（图 9-1）。

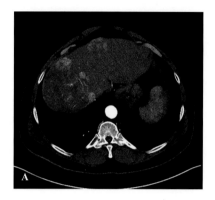 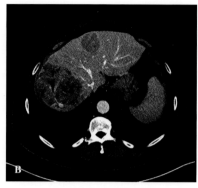 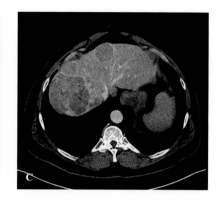

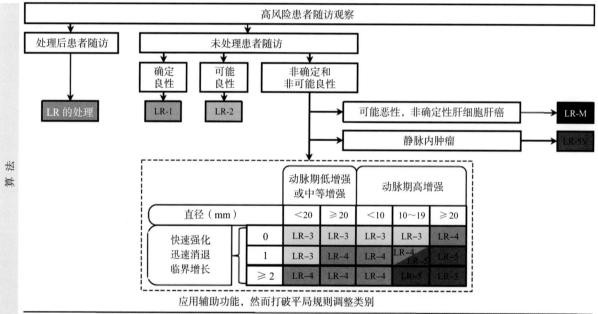

算法

| 高风险患者随访观察 |
| --- |

处理后患者随访 → LR 的处理

未处理患者随访
- 确定良性 → LR-1
- 可能良性 → LR-2
- 非确定和非可能良性 → 可能恶性，非确定性肝细胞肝癌 → LR-M ；静脉内肿瘤 → LR-5V

|  |  | 动脉期低增强或中等增强 | | 动脉期高增强 | | |
| --- | --- | --- | --- | --- | --- | --- |
| 直径（mm） | | <20 | ≥20 | <10 | 10～19 | ≥20 |
| 快速强化迅速消退临界增长 | 0 | LR-3 | LR-3 | LR-3 | LR-3 | LR-4 |
| | 1 | LR-3 | LR-4 | LR-4 | LR-4/LR-5 | LR-5 |
| | ≥2 | LR-4 | LR-4 | LR-4 | LR-5 | LR-5 |

应用辅助功能，然而打破平局规则调整类别

**LR-4/LR-5** 除下列情况外，病例归类为 LR-4。
- LR-5g：6 个月内病灶直径增加 ≥ 50%，这等同于 OPTN 5A-g。
- LR-5us：按照美国肝病研究会肝细胞癌的诊断标准，在先前的超声筛查中病灶表现为快速强化和显影增强。

D

▲ 图 9-1　动态增强 CT 动脉期（A）、门静脉期（B）及延迟期（C）图像显示多个动脉期富血供、快速强化、迅速消退且有"假包膜"的病灶。此征象为肝硬化患者并发肝细胞癌的典型表现。下方附图（D）为 2014 版美国放射学会（ACR）肝脏影像报告与数据系统（LI-RADS）的概况

引自 American College of Radiology. Liver Imaging Reporting and Data System version 2014. http://www.acr.org. Accessed July 2018

## 病例概要

肝硬化患者并发肝细胞癌的影像诊断。

## Top 3 诊断选择

• 肝脏影像报告和数据系统（LI-RADS）：该系统由美国放射学会创建，旨在标准化相关术语，减少影像解读的变异性，加强影像科医师与临床医师的沟通，提高诊断质量及促进科学研究。LI-RADS 对肝脏检查结果的分类适用于有肝硬化或诱发肝细胞癌的其他危险因素的患者。与 LI-RADS 类似的用于肝脏评估的对比增强超声系统（CEUS LI-RADS）也已经建立。

• 美国肝病研究协会（AASLD）诊断标准：尽管该协会的名字为 AASLD，但其目前已发展成为国际性的协会，由众多致力于预防和治疗肝病的科学家和医学专家组成。与 LI-RADS 中的 5 种分类不同，AASLD 诊断标准将过程和程序简化为管理选项。当肝病灶直径＞ 1cm，并有典型的动脉高增强、静脉或延迟消退表现，即可诊断肝细胞癌；对于其他病变需要随访或活检（该方法并不像 LI-RADS 系统那样有利于明确鉴别出良性的肝脏肿块）。

• 器官共享联合网络（UNOS）/ 器官获取和移植网络（OPTN）：这些系统对于移植中心来说是最重要的。在系统中，综合考虑了结节大小及影像学特征，并结合了米兰标准（Milan criteria）中允许肝移植的肝内肿瘤数量和大小（例如，最多 3 个病灶，每一病灶直径＜ 3cm；或仅为 1 个病灶，直径＜ 5cm）。OPTN 分类系统中的 5 类亚型已经部分整合到 LI-RADS 系统中（例如，OPTN 中的 5A-g 分级类似于 LI-RADS 的 LR-5g 分级）。

## 其他选择

• 经皮肝穿刺活检：经皮肝穿刺活检在检查肝硬化患者肝内异常占位性病变中具有重要作用。然而，即使是核心部位的穿刺活检也很难解释有很大一部分癌症在首次活检时被误诊为良性病变，影像学随访发现病灶持续生长并完成再次活检后，大多数肝细胞癌可在短时间内被检出。在 LI-RADS 分类 LR-4 和 LR-M 患者中，应进行活检。

## 诊断 / 治疗

肝硬化合并肝细胞癌，经多期 CT 检查确诊。

## 注意事项

※ 了解高危患者肝细胞癌的诊断方法，有助于避免不必要的活组织检查和预防延误治疗。

※ 选择合适的肝脏病变影像诊断方法十分重要。近年来，LI-RADS 分类越来越受业界推崇，这也是我所任职的医疗机构使用的方法。

推荐阅读

[1] Bruix J, Sherman M; American Association for the Study of Liver Diseases. Management of hepatocellular carcinoma: an update. Hepatology 2011;53(3):1020–1022.

[2] Wald C, Russo MW, Heimbach JK, Hussain HK, Pomfret EA, Bruix J. New OPTN/UNOS policy for liver transplant allocation: standardization of liver imaging, diagnosis, classification, and reporting of hepatocellular carcinoma. Radiology 2013;266(2): 376–382.

# 病例 10

## 病史信息

患者男，50 岁，Child–Pugh B 级，乙型肝硬化合并肝细胞癌（图 10-1）。

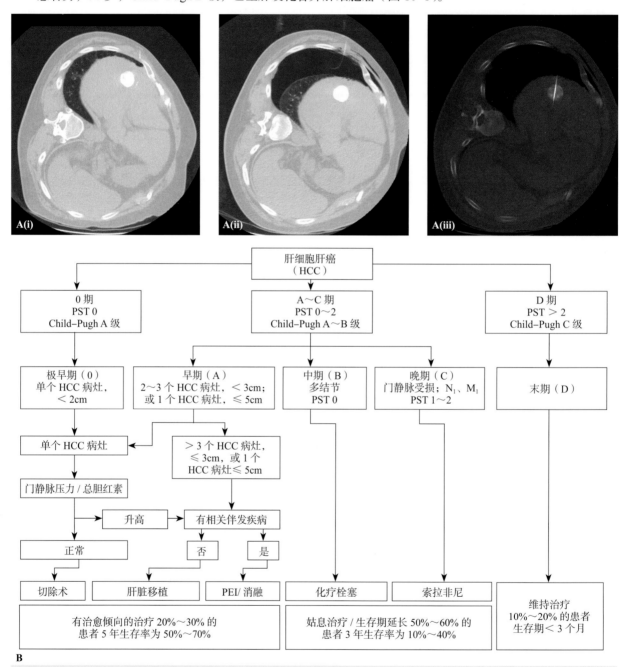

**B**

▲ **图 10-1  CT** 显示单发肝癌（直径约 **3cm**），经碘化油化疗栓塞后，进行局灶性消融（**A**）。基于早期影像检查来确定经肺进针入路。经胸廓放置单电极进行射频消融术时形成了气胸。射频消融为一种治愈性的治疗方案，对肝细胞癌的处理流程（**B**）可遵循巴塞罗那临床肝癌（**BCLC**）协会的指导意见

PST. 病情评分；PEI. 经皮肝穿刺无水乙醇注射疗法［引自 Llovet JM. Hepatocellular carcinoma. Lancet 2003;362（9399）：1907-1917.］

## 病例概要

肝细胞癌患者的局部治疗。

## Top 3 非外科手术治疗策略

● 局灶性消融术［联合或不联合经动脉化疗栓塞（TACE）］：该技术为极早期和早期肝细胞癌潜在的根治疗法［见巴塞罗那临床肝癌（BCLC）治疗流程］。此外，这项治疗技术的指征还可以扩大并应用到单发较大肿瘤的治疗（术前 TACE 可降低局部复发率）。消融可在适度镇静或深度麻醉下进行，最常见的是在超声或 CT 引导下放置消融探针。目前用于肝脏肿瘤的消融技术包括射频消融、冷冻消融、微波消融和经皮乙醇注射。

● 经动脉化疗栓塞或放射栓塞（$^{90}$Y 粒子）：该操作主要包括血管造影及针对肿瘤注射栓塞物质。注入的栓塞物质可为化疗药物与碘化油的混合物、吸收性明胶海绵颗粒、装载化疗药物的药物洗脱颗粒或放射性粒子（$^{90}$Y 粒子）。这些治疗在本质上是姑息性的，是晚期肝衰竭或多结节性肝衰竭患者的备选治疗方案，因为这些病灶是单纯消融治疗无法完全控制的。

● 索拉非尼：该药是一种酪氨酸激酶抑制药，对于那些由于体质太差不适合外科手术或局部治疗的患者而言，口服索拉非尼化疗是不错的选择。对于可耐受化疗的患者，这种药物可延长其大约 1 个月的生存期。不良反应包括腹泻、疲劳、恶心或呕吐、口干、声音嘶哑、斑疹性脱发和皮肤变化（如痤疮、皮肤干燥或皮疹）等。

## 外科治疗方法

● 肝移植手术：肝移植是治疗肝细胞癌的有效方法，不仅可以治愈癌症，而且还能解决此类人群常见的相关肝衰竭问题。在癌症环境下，肝移植患者的 5 年生存率约为 60%。

● 局部肝切除术：对于具有良好肝功能储备的肝脏单发肿瘤患者，局部肝切除术是一种很好的治疗选择。有研究报道，肝细胞癌患者局部肝切除术与消融治疗后局部复发率相似，特别是在治疗体积较小的肿瘤时。

## 诊断 / 治疗

TACE 联合消融治疗孤立性肝细胞癌病灶。

## 注意事项

※ 采用联合治疗方式（包括开放消融联合肝段切除术，或对较大病灶进行 TACE 联合消融治疗）可能更助于肝细胞癌的治疗。

※ 患者治疗的选择应该是由多学科委员会评估后来决定，并与患者坦诚讨论和沟通。

推荐阅读

[1] Bruix J, Sherman M; American Association for the Study of Liver Diseases. Management of hepatocellular carcinoma: an update. Hepatology 2011;53(3):1020–1022.

## 病史信息

肝细胞癌患者，经动脉化疗栓塞（TACE）术后，门诊随访接受影像学检查（图 11-1）。

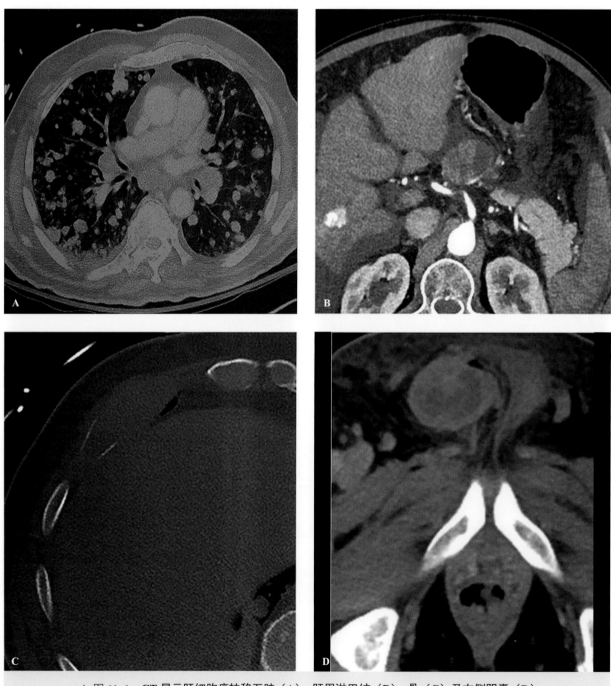

▲ 图 11-1　CT 显示肝细胞癌转移至肺（A）、肝周淋巴结（B）、骨（C）及右侧阴囊（D）

## 病例概要

肝细胞癌转移的常见部位。

## Top 3 肝细胞癌肝外转移的主要部位

- 肺：肝癌血行播散至肺毛细血管网较常见，在发生肝外转移的患者中占55%。
- 肝周淋巴结：在慢性病毒性肝炎、原发性胆汁性肝硬化、原发性硬化性胆管炎患者及其他易诱发肝细胞癌的肝脏疾病患者中，肝周淋巴结肿大相当常见。尽管肝周围淋巴结有轻至中度肿大，大多数介入医师仍会选择对肝癌加以治疗。但在淋巴结增大或淋巴结增强显影的情况下，应行淋巴结活检。约53%的肝外肝细胞癌患者存在肝周淋巴转移。
- 骨：28%的肝癌肝外转移患者的转移性疾病涉及骨结构。典型的病变是骨溶解。骨转移性疾病可导致病理性骨折和明显的并发症。一旦确诊骨转移，应考虑进行外科矫形治疗和放射肿瘤治疗。经皮消融和骨水泥成形术也可有效治疗骨转移。

## 肝细胞癌少见的转移部位

- 肾上腺：11%的肝外肝细胞癌患者肾上腺受累。然而，肾上腺腺瘤是比肝细胞癌肾上腺转移更为常见的导致肾上腺增大的原因。肾上腺结节或肿块的动脉高强化征象高度提示恶性腺瘤且有转移。
- 腹膜（特别是肝癌破裂后）：11%的肝外肝细胞癌患者发生腹膜或网膜转移。在腹股沟疝的情况下，腹膜转移还可能会累及阴囊。腹膜转移是极其痛苦的临床病变，严重限制患者活动并影响其生存质量。临床进行早期疝修补是避免这种可能性的关键。对于发生肝细胞癌腹膜转移的患者，应考虑更复杂的手术方案或更强效的镇痛措施。

## 诊断 / 治疗

转移性肝细胞癌。

## 注意事项

※ 2000年的一项研究表明，在403例肝细胞癌患者中，148例（36.7%）经CT检查发现有转移性疾病。

※ 在伴有肝外转移性疾病患者中，86%存在常见的肝内转移。

※ 尽管有转移性疾病，但如果转移性肿瘤的负担明显过重，应该权衡肝靶向治疗的可能性。此项工作可由介入科医师与肿瘤科医师合作完成。

※ 在每次门诊随访期间，应询问患者是否出现新的特异性肌肉骨骼疼痛，应筛查骨转移性疾病。任何有怀疑之处都应进行影像学检查（常规选择胸部X线检查）。

推荐阅读

[1] Katyal S, Oliver JH Ⅲ, Peterson MS, Ferris JV, Carr BS, Baron RL. Extrahepatic metastases of hepatocellular carcinoma. Radiology 2000;216(3): 698–703.

## 病史信息

患者女，13 岁，右足跟血管畸形（静脉）伴疼痛，接受超声及透视引导下经皮硬化治疗（图 12-1）。

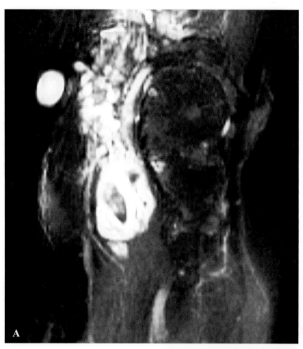
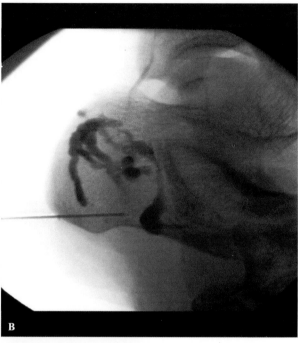
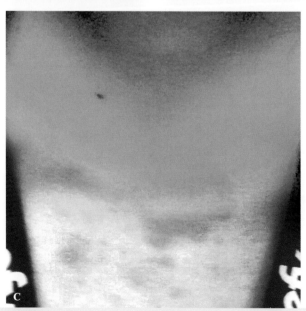

▲ 图 12-1　注射钆对比剂后，脂肪饱和 $T_1WI$ 于特定部位缓慢流动的血管畸形（A）。超声引导下经皮穿刺注射对比剂，明确了血管内针的位置和局部血流瘀滞的病变（B）。在注射对比剂之后，注入硬化剂之前，患者即出现全身皮疹（C）

## 病例概要

有明确静脉对比剂不良反应病史患者的术前处理。

## Top 3 对比剂过敏的治疗选择

• 非急诊情况下使用对比剂：由于免疫因素，通过药物来预防对比剂不良反应至少需要 8h 才能达到最大效果。在给予对比剂前，留出足够的时间口服预防药物似乎是效果最好的方法。

美国放射学会（ACR）推荐的方案如下。

➤ 分别于对比剂注射前 13h、7h 和 1h 口服泼尼松 50mg，并于对比剂注射前 1h 通过口服、肌内注射（IM）或静脉注射（IV）方式给予苯海拉明 50mg。

➤ 在给予对比剂前 12h 和 2h 口服甲泼尼龙 32mg。如有必要，可以加用抗组胺药。

➤ 如不能口服药物，可在给予对比剂前 13h、7h 和 1h 分别给予氢化可的松 200mg（IV），并提前 1h 加用苯海拉明 50mg（IM 或 IV）。

• 急诊情况下使用对比剂：有时由于临床因素，需要在使用对比剂前快速进行预防用药，虽然其实际应用及证实用药有效性的证据相比于非紧急预案更少，ACR 仍发布了以下预处理建议。

➤ 应用对比剂期间，每 4h 给予甲强龙琥珀酸钠 40mg（IV）或氢化可的松琥珀酸钠 200mg（IV），并于给予对比剂前 1h 加用苯海拉明 50mg（IV）。

➤ 应用对比剂之前，每 4h 给予地塞米松 7.5mg（IV）或倍他米松 6mg（IV）[通常将甲泼尼龙、阿司匹林或非甾体抗炎药（NSAID）用于过敏患者或哮喘患者]，并于给予对比剂前 1h 加用苯海拉明 50mg（IV）。

• 类固醇禁忌：对于某些特定患者群体（包括糖尿病、肺结核或全身真菌感染、无法控制的高血压、消化性溃疡和憩室炎患者），应谨慎使用糖皮质激素。当存在禁忌证时，应从对比剂不良反应的预防用药列表中去掉类固醇药物，并在对比剂注射前 1h 给予苯海拉明 50mg。

## 其他考虑因素

ACR 推荐的对比剂使用目标如下。

• 确保对比剂适量使用及符合适应证。

• 尽量减少对比剂不良反应的可能性。

• 对于可能出现的任何对比剂不良反应，均应做好充分的治疗准备。

## 诊断 / 治疗

对于对比剂过敏的患者，在注射对比剂之前需要提前预防给药。

## 注意事项

※ 在等渗或低渗对比剂时代（相当于或高达人类血清的 2 倍），总体对比剂过敏反应发生率为 0.2%~0.7%（0.01%~0.02% 为严重或危及生命的过敏反应）。

※ 尽管业界对此持续关注，治疗前的方案（如上述）目前只被证实能减少轻微的对比剂不良反应。尚缺乏公认的针对严重或危及生命的过敏反应的处理标准（可能是由于此类事件罕见）。

推荐阅读

[1] The American Board of Radiology. Noninterpretive Skills Domain Specification & Resource Guide: 33–34. Accessed May, 2018.

## 病史信息

以肝转移性为主的类癌患者，拟接受放射栓塞治疗（图 13-1）。

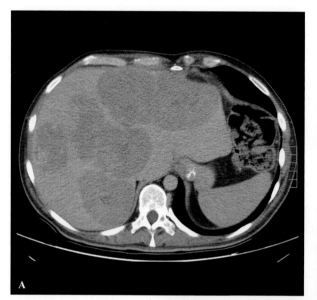 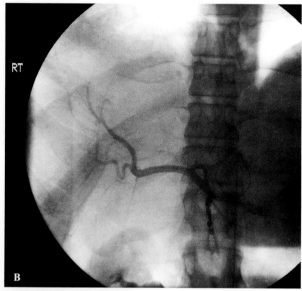

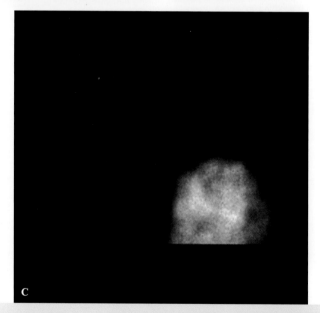

▲ 图 13-1　**CT** 图像显示肝脏多发肿块（**A**），经活检证实为类癌转移。通过血管造影确定肝肿瘤的动脉血供后，立即对胃十二指肠动脉以弹簧圈进行栓塞（**B**）。将导管移至肝总动脉后，在动脉内注射 $^{99m}Tc$ 标记的大颗粒聚合白蛋白（**MAA**）。MAA 注射后，核医学检查显示肺分流或肠道内无明显的放射性活性物质（**C**）

## 病例概要

放射栓塞（$^{90}$Y 粒子）术前准备。

## Top 3 操作步骤

• **肝血管造影及栓塞**：明确肝动脉系统及骨性标记是第 1 步。通过肝动脉造影术，操作者可准确观察目标肿瘤的动脉血供，从而有效避免放射栓塞材料进入非靶向动脉。肝脏解剖变异是常见的，可在高达 45% 的患者中发现此类变异。肝 – 肠吻合支栓塞可增加放射药物输送的安全性。

• **经导管注射 $^{99m}$Tc 标记的大颗粒聚合白蛋白（MAA）**：从初期肝血管造影确定的动脉位置经导管注射 $^{99m}$Tc 标记的 MAA 是第二步。MAA 的大小与 $^{90}$Y 粒子相似，通过单光子发射计算机断层扫描（SPECT）图像可确定肝 – 肺分流的程度或肠内的任何活性，其有助于发现未诊断的异常血管通路。这似乎是确定 $^{90}$Y 注射结果最准确的方法。

• **剂量计算**：树脂微球的体表面积（BSA）剂量计算是确定放射性物质注射剂量最有效的方法。BSA=0.20247× 身高（m）$^{0.725}$× 体重（kg）$^{0.425}$，活性（GBq）=（BSA−0.2）+（肿瘤体积 / 肝脏总体积）。$^{90}$Y 粒子注射通常在绘图和制订计划后 7~10 天完成。

## 其他介入操作方面的考虑

• **团队协作**：决定将放射栓塞治疗纳入患者治疗方案时，应经过多学科团队的仔细评估，该多学科团队通常由肿瘤内科医师、肿瘤外科医师、放射治疗科医师、移植外科医师、肝脏病学医师和介入医师等共同组成。团队中还应包括精通核成像、辐射安全和医学物理学专业知识的人员。

• **放射栓塞的禁忌证**：绝对禁忌证包括 MAA 预处理研究显示肺部可能有 > 30Gy 的剂量，或存在无法纠正的异常流向胃肠道的血流。相对禁忌证是肝储备有限、总胆红素不可逆转的升高、门静脉阻塞及此前对肝或肺部进行过放射治疗（因为肺部承受的最大辐射剂量为 50Gy）。

## 诊断 / 治疗

放射栓塞治疗前，检查评估未发现可能影响治疗的问题。

## 注意事项

※ 放射栓塞术在原发性和继发性肝肿瘤治疗中得到了广泛的接受。

※ 目前临床较常用的对比剂为 SIR-spheres（$^{90}$Y 树脂微球）及 Thera Spheres（玻璃颗粒）。

※ 在造影时需要以弹簧圈栓塞的常见动脉包括胃旁动脉、胃十二指肠动脉、胃右动脉、副胃动脉、镰状动脉和膈下动脉。

推荐阅读

[1] Kavali P K, Gandhi R T, Ganguli S. Yttrium–90 Radioembolization Mapping and Therapy. Endovascular Today 2016;15(4):66–71.

[2] Kennedy A, Nag S, Salem R, et al. Recommendations for radioembolization of hepatic malignancies using yttrium–90 microsphere brachytherapy: a consensus panel report from the radioembolization brachytherapy oncology consortium. Int J Radiat Oncol Biol Phys 2007;68(1):13–23.

# 病例 14

## 病史信息

左足部分组织缺损（图 14-1）。

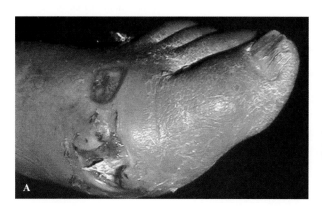

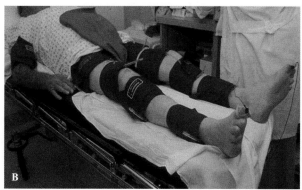

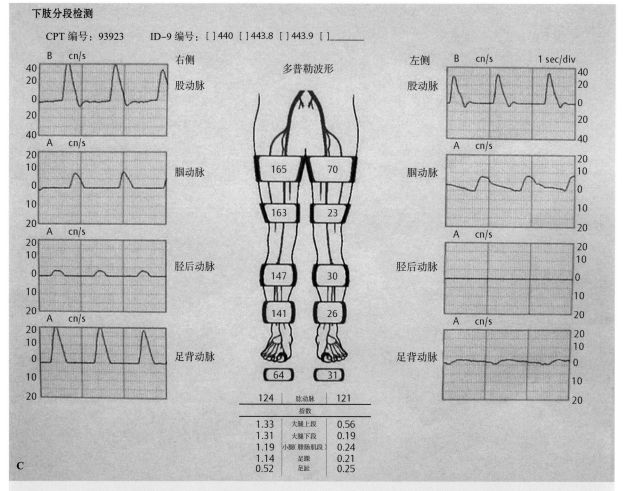

▲ 图 14-1 左足前内侧慢性溃疡、皮肤缺损伴局部变色（**A**）。患者在无创性血管检查室接受双下肢节段压力测量及波形分析（**B**），检查结果显示左腿节段压力降低，左踝肱指数（**ABI**）为 **0.21**，左下肢动脉远端波形存在明显异常（**C**）

## 病例概要

慢性周围动脉血管闭塞性疾病的无创性检查。

## Top 3 检查方法

• **病史采集和体格检查**：评估的主要内容是病史和体格检查。病史包括症状评估、重要既往病史（如糖尿病、高血压、高脂血症、肾衰竭、吸烟）和既往手术史（特别是血管旁路手术）。检查将包括检查生命体征，测量四肢血压，检查四肢是否有皮肤变化或溃疡，注意杂音听诊以及详细的动脉搏动检查。慢性周围血管疾病可采用 Rutherford 分型进行分类（表 14-1）。

表 14-1　慢性肢体缺血 Rutherford 分级

| 分　级 | 临床表现 | 客观标准 |
|---|---|---|
| 0 | 无症状 | 正常运动 |
| 1 | 轻度跛行 | 运动后踝部压力> 50mmHg，但比上臂压力低 20mmHg |
| 2 | 中度跛行 | 介于 1～3 |
| 3 | 重度跛行 | 运动后踝部压力< 50mmHg |
| 4 | 静息痛 | 静息踝压< 40mmHg；足趾压< 30mmHg |
| 5 | 轻微的组织丢失 | 静息踝压< 60mmHg；足趾压< 40mmHg |
| 6 | 主要组织丢失 – 无法挽救 | |

• **踝肱指数（ABI）、节段血压和体积描记血流图**：血压袖带被放置于四肢的不同部位，以测量血压和体积的变化，从而产生 1 个脉冲波形。这是一种价格低廉的筛选试验，在门诊中很容易进行。其作为一种筛查方法，旨在避免假阴性。出现波形降低和三相波消失时，需进一步检查。ABI 的解读应符合标准（表 14-2），并伴有一些注意事项（例如，明显的中层钙化导致的升高压力会造成假阴性结果）。

表 14-2　踝肱指数（ABI）分级

| ABI 值 | > 0.96 | 0.90～0.95 | 0.80～0.89 | 0.65～0.79 | 0.40～0.64 | < 0.39 |
|---|---|---|---|---|---|---|
| 分级 | 正常 | 轻微 | 轻度 | 中度 | 中度 / 重度 | 重度 |

• **无创性影像学检查**：如果患者有周围动脉血管疾病的体征和症状，应考虑进行无创性影像检查。超声检查价格低廉，但对于操作人员的经验和主观判断的依赖性高（且有时不能提供显示病变细节的完整信息）。CT 和 MR 血管造影与常规血管造影的诊断准确性均较高，对术前治疗计划的制订具有重要意义。

## 诊断 / 治疗

严重周围血管疾病并伴组织缺损，进行适当的体格检查和无创性实验室血管检查。

## 注意事项

※ 如存在下肢动脉闭塞性疾病，应及时筛查冠状动脉和脑血管疾病。

※ 跛行通常是下肢动脉单节段病变，而多节段病变则出现组织缺损。

※ 戒烟比单纯咨询更有效（21% vs. 7%）。

推荐阅读

[1] Hirsch A, Haskal ZJ, Hertzer NR, et al. ACC/AHA 2005 guidelines for the management of patients with peripheral arterial disease (lower extremity, renal, mesenteric, and abdominal aorta) J Am Coll Cardiol 2006;47:e1–e192.

## 病史信息

左上臂自体动静脉瘘（AVF）进行透析的患者，出现左臂疼痛和水肿（图 15-1）。

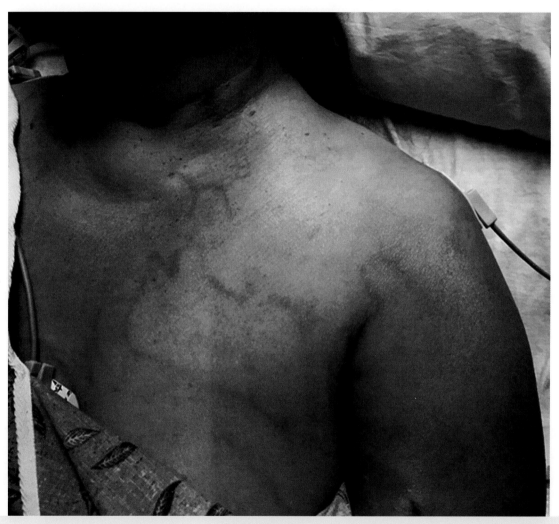

▲ 图 15-1　颈、胸、上臂左上臂肿胀并左上胸壁浅表静脉侧支循环

## 病例概要

出现功能失调或有症状的 AVF 评估，以制订干预措施。

## Top 3 体格检查

• 视诊：确定是否有皮肤色泽改变及皮肤是否完整（如有无引流、有无皮肤腐蚀）。应注意探查瘀伤，观察双上肢体征的对称性，并观察手臂是否肿胀或有无侧支静脉。

- **触诊**：尝试区分不同类型的移植物（多数移植物在前臂呈环状）或自体 AVF。瘘管的血管结构应有足够的大小和厚度（如成熟与不成熟的造口），同时应该警惕假性动脉瘤形成。皮肤触之应为温暖而不发热的。触诊还应注意进行血流评估（吻合口是否出现了预期的震颤，每一次脉搏应为柔和及可触及的）。
- **听诊**：正常瘘管内杂音呈连续的低音调。当狭窄存在时，表现为仅发生在收缩期的高音调。

<br>

### 检查后应考虑的临床情况

- **上臂肿胀**：同侧上臂肿胀表明中心静脉阻塞，通常是锁骨下静脉。检查可发现胸壁侧支循环。干预措施应针对中央静脉，血管成形术或支架置入通常是有效的方法。
- **盗血综合征**：患者表现为血液透析通路远端灌注不足症状。这是由于血液从前臂流失速度过快造成的。压迫流出道静脉后，如症状减轻，则高度提示盗血现象的存在。纠正措施包括修复远端动脉病变，或减少/闭塞通过瘘管的血流。应将盗血与单肢神经病变相鉴别，后者是在通路建立后立即出现的神经缺血或梗死。患者可出现深层神经功能改变（包括运动和感觉功能改变），但未出现其他手部缺血改变（手部皮温正常，灌注良好）。
- **反复血流循环或静脉压力升高**：反复血流循环的出现是由于静脉流出道闭塞性疾病导致“反复净化相同的血液”或无效的血液透析所致。患者也可表现为在血液透析过程中，透析通路出现“水锤”脉或透析期间出现高静脉压力。针对静脉流出道的介入治疗通常是有效的。
- **血液透析中的低血流**：任何狭窄都可能导致血流减少——从流入的动脉到大的中心静脉。大多数血液透析机的血流为 200～500ml/min。相关指南建议，对于有血管移植物的患者，低于 700ml/min 为次优血流（超声检查或其他检查所示），对于有自体瘘管的患者，低于 500ml/min 为次优血流。如血流量降低明显，则需进行进一步完善相关检查找出病因。此外，如血流量在 4 周内减少 25% 或更多，也应进一步检查。低血流可导致血栓形成和透析通路丧失。
- **透析通路未成熟**：由于出现低血流或（少数情况下）存在多条相互竞争血流的静脉，AVF 血流量可能不大。吻合口的血管成形术有助于促进瘘口成熟。如相互竞争的流出静脉确实减少了瘘管内的血流，应考虑阻塞这些侧支。

<br>

### 诊断 / 治疗

锁骨下静脉狭窄导致同侧上肢疼痛肿胀。

<br>

### 注意事项

※ 动静脉移植物吻合处静脉狭窄；自体动静脉瘘在近动静脉吻合口几厘米处或几厘米内易于狭窄。
※ 自体 AVF 通常可以使用 3 年，而人工血管造口的使用时间约为 1.5 年。

# 病例 16

## 病史信息

科室例行晨会上，一位医师提出了一些问题（图 16-1），涉及具有独特临床表现的相关病例。

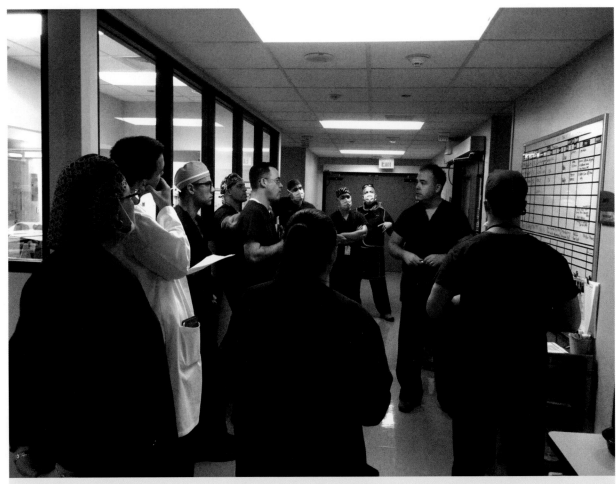

▲ 图 16-1　这张照片拍摄于 **2016** 年，在美国空军 **David Grant** 医学中心介入血管外科的一次晨会上，严谨、热情的主治医师 **Andrew Thoreson** 提出了一些问题。我相信，气氛活跃的晨会有利于提高团队的凝聚力、沟通能力及介入诊疗的安全性

## 病例概要

介入放射学（IR）学科晨间查房中，会遇到一些临床表现易混淆的病例。

## TOP 3 IR 相关常见及罕见的典型临床表现（多数有"三联征"）

- Beck 三联征：①心音遥远；②低血压；③颈内静脉扩张。Beck 三联征在心脏压塞患者中可见。

- Bergman 三联征：①精神状态改变；②瘀点；③呼吸困难。可在脂肪栓塞综合征患者中出现，是一种致命性创伤并发症（特别是闭合性长骨骨折）。

- Carney 三联征：同时出现 3 种肿瘤，即胃平滑肌肉瘤、肾上腺外副神经节瘤、肺软骨瘤。对于有症状的副神经节瘤患者可进行栓塞治疗。

- Charcot 三联征：①黄疸；②发热；③右上腹疼痛（可见于上行胆管炎）。

- 典型的遗传性出血性毛细血管扩张三联征（HHT）或 Osler–Weber–Rendu 综合征：经典的 HHT 表现为黏膜毛细血管扩张、鼻出血、常染色体显性遗传，其他表现包括成年人、短暂性脑缺血发作、脑脓肿、呼吸困难、疲劳、发绀、杵状指及红细胞增多症。约 15% 的患者有肺动静脉畸形（如其他家庭成员有肺动静脉畸形，这一比例会更高）。

- 胆道出血的临床表现：①黑粪；②黄疸；③腹痛。其中腹痛在胆道出血中约占 50%。胆道出血通常是医源性的（见于 66% 的病例），创伤、血管畸形和恶性肿瘤导致胆道出血的可能性较小。

- Cushing 三联征：①高血压；②心动过缓；③脉压增宽。在颅内压升高的情况下，患者常出现 Cushing 三联征。

- Lenk 三联征：①急性侧腹疼痛；②侧腹肿块；③低血容量休克。Lenk 三联征（又称 Wunderlich 综合征）常见于自发性或非创伤性腹膜后（通常为肾脏）出血。

- Leriche 三联征：①臀部跛行；②股动脉搏动消失；③阳痿。Leriche 三联征常出现在主髂动脉阻塞性疾病患者中。

- Mackler 三联征：①呕吐 / 干呕；②下胸部疼痛；③皮下气肿。Mackler 三联征有助于 Boerhaave 综合征及自发性食管破裂的诊断。

- 急性肢体缺血 6P 征：①疼痛；②皮肤苍白；③无脉；④皮温降低；⑤无力；⑥感觉异常。

- 锁骨下动脉盗血综合征：①基底动脉供血不足；②手臂疼痛；③双上肢肱动脉袖带压不等。锁骨下动脉盗血综合征常见于锁骨下动脉近端狭窄或闭塞。

- 基底动脉供血不足：①晕厥 / 头晕；②协调性差；③复视。

- Virchow 三联征：描述导致血栓形成的主要影响，包括血液淤滞、血液高凝、内皮损伤。

# 病例 17

## 病史信息

患者男，52岁。血流动力学不稳定，并伴有严重便血（图17-1）。重症监护室（ICU）医师要求会诊处理严重便血。

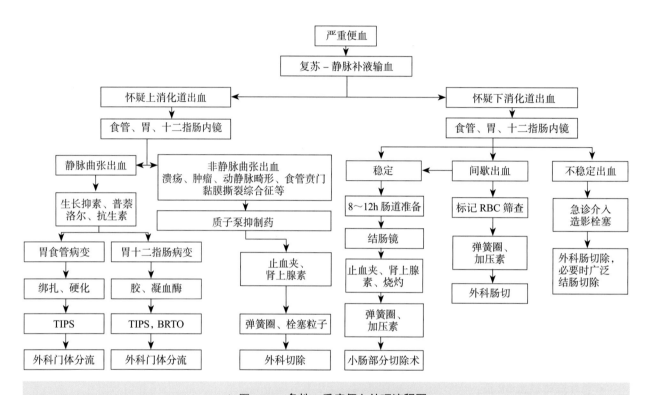

▲ 图 17-1 **急性、重度便血处理流程图**

出血停止则本流程结束。由于患者所在医疗机构的专业性和医师专业知识水平的差异，可能会导致相应流程在执行时产生偏差。TIPS. 经颈静脉肝内门体分流术；BRTO. 球囊辅助逆行经静脉栓塞术；RBC. 红细胞

## 病例概要

多学科处理急性胃肠道出血。

在现代医学中，多学科团队治疗复杂患者似乎能够提高诊疗效率。目前对于血流动力学不稳定的急性胃肠道出血患者大多进行大容量输血（4单位或8单位红细胞，于患者入院24h内应用）。对于再出血风险高、未明确出血来源的患者，重症诊疗人员应考虑咨询胃肠科、介入放射学（IR）和外科医师的意见。每个学科均应该确定1个相应的"流程"，并鼓励多学科团队协作会诊。

## Top 3 急性上消化道出血的多学科会诊

• 消化科医师 / 内镜医师：一旦怀疑上消化道出血，ICU/ 急诊室（ER）医师将立即对患者展开复苏，视情况考虑插管并提供充足的静脉输液。医疗处理包括使用质子泵抑制药和血液制品。在肝硬化情况下应考虑使用奥曲肽、抗生素和非选择性 β 受体拮抗药。在 12h 内，应通过上消化道内镜检查来确定出血是动脉性还是静脉性的。控制非静脉曲张出血的手段包括使用止血夹、肾上腺素或热凝烧灼。对于食管静脉曲张患者，可采用内镜下套扎或硬化疗法治疗。

• 介入医师：在内镜处理后再次出血的情况下，重复内镜治疗也常用于非静脉曲张出血患者。然而，在由于消化性溃疡、动静脉畸形、肿瘤、食管贲门黏膜撕裂或杜氏溃疡病变引发不可控出血的情况下，动脉造影栓塞是必需的。发生不可控的食管或原发性胃静脉曲张出血时，应考虑经颈静脉肝内门体分流术（TIPS）或球囊辅助逆行经静脉栓塞术（BRTO）。

• 外科医师：目前控制胃肠道出血的主要手段是通过内镜或血管内栓塞。如果这些技术失败，开放手术将成为必然。静脉曲张出血时，TIPS 或 BRTO 是禁忌的，可以考虑外科门体静脉分流术。在非静脉曲张性出血，可能需要部分胃切除或小肠切除（甚至长段肠切除术）。

## Top 3 急性下消化道出血的多学科会诊

• 消化科医师 / 内镜医师：复苏和血液制品的使用是主要的治疗方式。内镜在处理急性下消化道出血中仍十分重要。在出血不太严重的情况下，结肠镜检查是首选，可行隔夜肠道准备。结肠镜检查可用于定位出血部位，同时也可用于出血点的治疗。

• 介入医师：在患者大出血时，可能需要立即进行 IR 治疗，尝试造影确认出血点部位和栓塞出血血管。此外，在间歇出血时，如红细胞检查呈阳性，应立即进行血管造影术。

• 外科医师：开放手术方式包括在内镜或血管造影定位出血下进行外科结肠切除术或小肠切除术。全 / 次全结肠切除术可能是必要的，否则非局限性大肠出血会引起较高的再出血率。

## 诊断 / 治疗

急性消化道出血的处理。

## 注意事项

※ 充分了解你所在医疗机构的"大量输血"协议（适应证）和使用的血液制品。

※ 大多数胃肠道出血可自行停止，对患者仅行支持治疗即可。关键在于区分应对哪些患者采取适当的干预措施。

## 病史信息

心内膜炎，需完成 6 周的静脉注射抗生素治疗（图 18-1）。

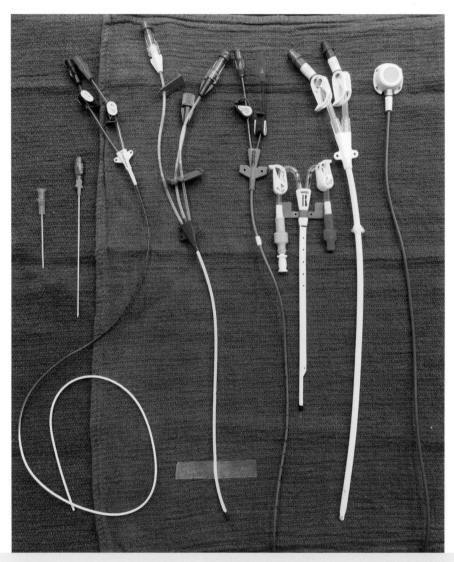

▲ 图 18-1　多种静脉内通路装置

从左至右依次为外周静脉内装置、中心静脉导管（PICC）、非隧道式三腔中心静脉导管、隧道式三腔导管（带袖套或隧道式的 PICC）、无隧道采血或血液透析导管、隧道式血液透析导管和静脉港

## 病例概要

适用于不同患者及不同情况的最佳静脉内导管。

当存在很多可选择的外周静脉时，周围静脉注射是最好的治疗方法，可将无明显血管刺激的药液通过外周静脉输注，连用 1～14 天。对于周围静脉情况较差或需要静脉通路输液维持 ≥ 30 天的住院患者，最好使用中心静脉导管。

## Top 3 中心静脉导管的类型

- **非隧道式中心静脉导管（CVC）**

➤ 当需要静脉内治疗或中心静脉监测时，医师通常在床旁给患者置入 CVC（导管末端位于中心静脉）。CVC 应为暂时的（留置时间 < 30 天），通常在 10 天内尽快予以拔除。

➤ 用于血液透析、骨髓移植或采血的 CVC 通常是较大的血管腔内导管（10～16F），应由具有相关操作资质的医师进行导管的放置。管腔大，则可允许更大的血流通过。这些导管并不用于常规静脉内治疗，通常用于住院患者，最长可使用时间约为 2 周（如临时透析）。

➤ PICC 适用于住院和门诊患者，短期或长期（5～90 天，甚至 1 年）使用。护士或医师可在床旁或在血管造影室进行上肢静脉穿刺并将导管送至腔房交界处。3～6F 导管有 1～3 个管腔，有时可用作强力注射，适用于所有类型的液体。

- **隧道式中心静脉导管**

➤ 隧道式和输液端的设计延长了该导管停留在原位的时间，并允许其在门诊使用。

➤ 隧道式中心静脉导管可用于需长时间置管或不确定的静脉通道，几乎适用于所有类型的输液（如高渗和具有一定腐蚀性的液体）。在导管放置 1 周后导管的 CUFF 与皮下组织粘连固定。其适应证类似于 PICC，但在患者肾功能不全的情况下，通过 1 条隧道式带输液端的中心管道可避免对手臂静脉的伤害。

➤ 隧道式血液透析导管为 15～16F 中心导管，能够提供足够的血液透析（300～500ml/min）流量。类似的导管也可用于门诊肿瘤患者的穿刺采血或骨髓移植。尽管该导管可在体内长期存留，但有专家建议应每年进行一次更换。大多数隧道式血液透析导管的放置是由相关专业医师在导管室内完成的。

- **完全置入式中心静脉导管 / 静脉港**

➤ 静脉港及导管是完全在皮肤下的静脉输液通路。用一种特殊的、无损伤针来穿刺该装置的硅胶膜，可进行抽血或任何静脉输液（通常是缓慢的和间歇性的液体输注；如用于癌症患者的化疗）。它们通过手术放置和移除，可以无限期地留在原处，具有极低的感染率。一旦覆盖的皮肤愈合，患者的活动基本上是不受限制的。

## 其他考虑因素

- 对于急性败血症（发热性疾病 / 菌血症 48h 内）、慢性肾脏疾病（CKD）（对于 CKD 分级 ≥ 3 级的患者，不应使用 PICC）、同侧乳房切除术 / 淋巴结清扫、同侧存在瘘管 / 心脏装置、血栓和上腔静脉综合征的患者，应谨慎放置静脉内通路装置。

## 诊断 / 治疗

门诊静脉抗生素治疗，建议放置 PICC。

## 注意事项

※ 临床中，如遇到有关某导管是否适合某患者的问题，负责置管的医师在操作前必须向要求放置导管的医师确认。应杜绝"放置错误导管"事件的发生！

## 病史信息

Wilkie 综合征（又称为肠系膜上动脉综合征）患者，因肠系膜上动脉和主动脉压迫十二指肠第三段，导致上消化道阻塞。该病是典型的后天获得性疾病，多发生于快速减肥时期。经多学科会诊后，放置营养管以提高营养支持（图 19-1）。这种方法是一种较为常用的非手术治疗（以待闭塞病变的恢复）。

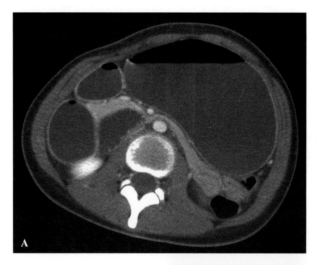
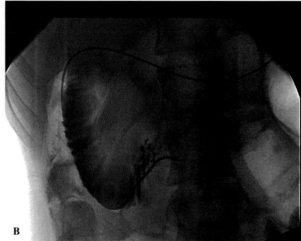
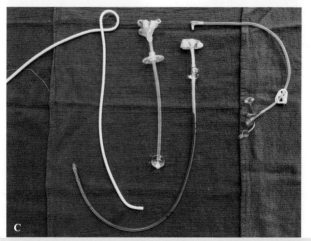

▲ 图 19-1　腹部轴位增强 CT 图像（A）显示十二指肠第三段闭塞，肠系膜上动脉（SMA）-主动脉角变小；透视图像显示导管经皮置入，目前正通过阻塞段（B）；有多种不同的营养管（C）可供选择，包括经胃空肠造口、胃造口和胃空肠造口管（从左至右）

## 病例概要

营养管的类型及选择。

## Top 3 营养管介入放置方式

• **胃造口术（放置 G 管）**：G 管是通过前腹壁放置到胃里的导管，具有很多种类型（如球形、伞形）和尺寸（直径 12～24F）。一旦放置，通过 G 管可一次性给予一定剂量的食物营养制剂（如混合食品）来发挥作用。在由于梗阻或吞咽困难导致口服营养困难时，G 管为典型的一线选择，技术成功率为 99%，主要并发症发生率为 5.9%，死亡率为 0.3%。

• **胃空肠吻合术（放置 GJ 管）或经胃空肠吻合术**：可将 GJ 管像 G 管一样置入，但此类导管的优点是能够穿过幽门并超过 Treitz 韧带。绕过胃进行空肠营养，需要通过泵持续给养，相比于典型的胃营养费用更高。对于有明显的胃食管反流或神经系统疾病的患者，放置 GJ 导管是不错的选择。因为如果在胃内进行一次性喂食，可能导致误吸。GJ 管有胃腔型和空肠腔型两种类型，直径相同。对于胃出口梗阻的患者，GJ 管有助于胃内容物通过该导管的"G"部分排出，并通过"J"部分运送食物。但其缺点包括导管频繁的移位和闭塞。

• **空肠造口术**：经皮直接将导管置入空肠在操作上很难完成，且其适应证少（通常仅用于胃无法置管或胃切除的患者）。必要时，可放置鼻空肠管用于扩大管腔，可在超声和透视引导下穿刺置入。空肠固定术是通过 T 形钉来完成，并通过导丝放置导管。其缺点包括给养费用高和易发生导管移位，技术成功率为 85%～95%，死亡率为 2%～3%。

## 其他营养管放置选择

• **经皮内镜胃造口术（PEG）**：该方法于 1979 年首次用于临床，需在适度镇静和局部麻醉下进行。内镜经口进入胃，直接到达前腹壁。透视引导下经皮入路，导管被"拉"（传统技术）或被"推"（通过剥离鞘）至胃里。技术成功率为 95%，主要并发症发生率为 9.4%，死亡率为 0.53%。

• **外科胃造口术**：虽然目前已有多项其他技术，但在 19 世纪末，Stamm 胃造口术是放置营养管的常规途径。在患者全身麻醉下，于上腹部做中线切口或左矢状切口，直接切开胃底。一根导管通过胃，气囊充气并放置，胃造口处以双排荷包线缝合。技术成功率为 100%，主要并发症发生率为 19.9%，死亡率为 2.5%。

## 诊断 / 治疗

肠系膜上动脉综合征患者放置胃空肠造口管。

## 注意事项

※ 对于急需补液或营养不足已达 30 天的患者，应考虑鼻或口喂养管。

※ 通过介入放射学（IR）手段或胃肠道外科手术进行胃造口主要取决于各医疗中心的设备条件、医生的专业水平及患者的具体情况。然而，IR 引导下置管的主要并发症相对较少，且并发症发生率较低，技术成功率较高。考虑到插管角度，更推荐选用 GJ 管。

※ 对于头颈部癌症患者，应考虑肿瘤种植到胃或造口的风险，应放置经皮胃造口管，以代替内镜技术。

推荐阅读

[1] Lyon SM, Pascoe DM. Percutaneous gastrostomy and gastrojejunostomy. Semin Intervent Radiol 2004;21(3):181–189.

# 病例 20

## 病史信息

患者男，55 岁，有脑卒中病史。由于患者无法经口摄取营养，因此在介入放射学（IR）引导下放置胃造口管（图 20-1）。

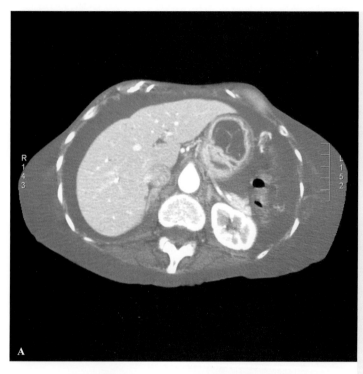

◀ 图 20-1 轴位 CT 显示胃窦腔内一大块脂肪密度肿块（A），进一步分析评估认为病变为上消化道出血（GI）；此外，还存在 1 个大的食管裂孔疝并伴胃扭转（B）

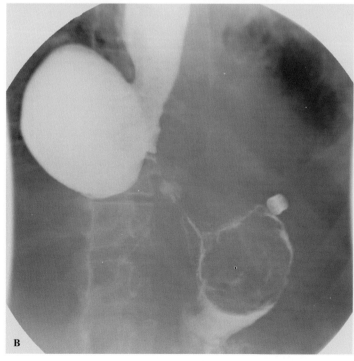

## 病例概要

IR 引导下放置胃造口管的禁忌证。

## Top 3 禁忌证

• **无法纠正的出血**：这是 IR 引导下放置胃造口管的绝对禁忌证。应检查凝血指标，注意纠正凝血状态［国际标准化比值（INR）> 1.5］，处理血小板减少（血小板计数 < 50 000/μl）的情况（更多细节请参见病例 3）。

• **缺少胃的安全窗口期**：在很多情况下，患者解剖因素会使经皮胃造口术变得危险或更困难。胃有时会升至胸腔内［如术后改变或由于神经系统疾病（如肌萎缩性侧索硬化症导致膈肌瘫痪）］。腹部肿块，特别是来自胃的肿块，可能使介入治疗过程复杂化。门静脉高压伴胃大部静脉曲张会增加胃造口术中明显出血的风险。肝脏肿大可能会降低可接受进针的弧度。采用 CT 作为影像引导方式通常有助于初次入路选择。此外，结肠在胃和腹壁的位置异常可能会导致在置管过程中产生新的问题。结肠下胃造口管的放置是可行的，但会增加肠系膜出血的风险，并且应避免 T 形钉胃固定术，因为用这种方法会增加结肠扭转的风险。

• **大量腹水**：大量腹水可导致伤口并发症，甚至可能引发致命性腹膜炎。因此，应在胃造口前进行穿刺引流，或随时注意到漏液或伤口并发症。采用 T 形钉进行胃固定术也值得推荐，因为至少在理论上能够减少胃瘘，并提高轨道形成的速度。

## 其他注意事项

• **脑室 - 腹腔（VP）分流的存在**：将胃造口管应用于有 VP 分流的患者尚存在一些争议。当然，避免穿刺分流是必需的。有人认为，当胃造口管放置于此类患者体内会增加包括感染在内的颅内并发症的风险。其他回顾性研究对这一结论提出了质疑。通常的做法是，如胃造口术与 VP 分流重叠实施，应给予围术期抗生素治疗。

• **免疫抑制**：一定要告知患者，在胃造口管放置后存在较高的导管渗漏和伤口感染或其他并发症的风险。

## 诊断 / 治疗

由于食管裂孔 / 食管旁疝、胃扭转和胃窦部大脂肪瘤，缺乏胃的安全窗口期，考虑外科处理。

## 注意事项

※ 术前给予胃肠造影使结肠显影，避开腹壁上动脉，确保良好的胃膨胀，并使用 T 形钉行胃固定术，有利于避免并发症。

※ 对于透视引导下介入操作胃窦进入困难的病例，可通过 CT 或超声来引导介入治疗。

推荐阅读

[1] Lyon SM, Pascoe DM. Percutaneous gastrostomy and gastrojejunostomy. Semin Intervent Radiol 2004;21(3):181–189.

[2] Vui HC, Lim WC, Law HL, Norwani B, Charles VU. Percutaneous endoscopic gastrostomy in patients with ventriculoperitoneal shunt. Med J Malaysia 2013;68(5):389–392.

# 第二篇
# 手术病例

## Procedural Cases

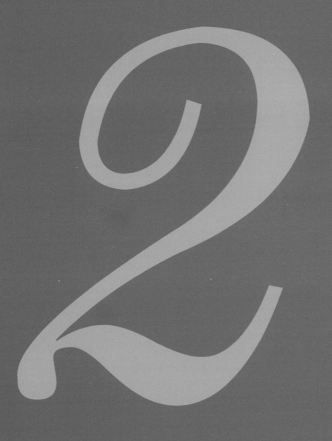

# 病例 21

## 病史信息

患者男，61 岁，临床表现为臀肌跛行、股动脉搏动消失和阳痿（图 21-1）。

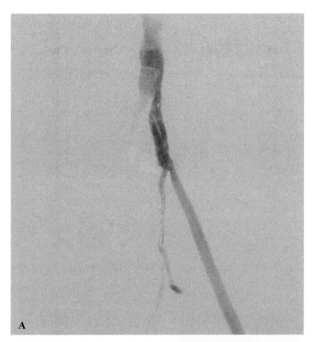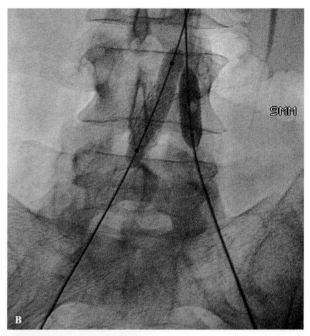

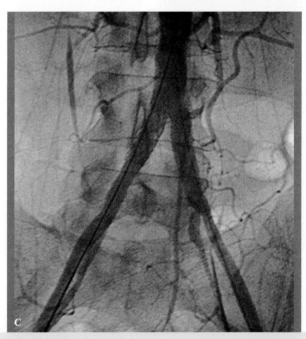

▲ 图 21-1　腹主动脉远端和髂动脉分叉处的术前 DSA 显示右侧髂总动脉次全闭塞，左侧髂总动脉起始处中度狭窄（A）。对双侧髂总动脉应用球扩式支架进行对吻处理（B）后，复查 DSA 显示治疗效果良好（C）

## 病例概要

Leriche 综合征的治疗。间歇性跛行、股动脉搏动消失和阳痿三联征为该病的重要诊断依据。

## Top 3 治疗方案

• **经皮腔内血管成形术（PTA）**：PTA 适应于腹主动脉远端或髂动脉短段狭窄性病变［如泛大西洋协作组（TASC）ⅡA 或ⅡB 型病变］。在腹主动脉远端的短段病变中，相比于支架成形术，PTA 拥有与之相似的良好效果。但其在髂动脉病变中的应用则有不同的报道。有数据显示，PTA 与支架成形术的通畅率相似；还有数据则显示，在支架置入的患者中，PTA 的通畅率增高了 5%～10%。

• **经皮支架成形术**：病变形态适合进行 PTA 治疗的患者同样适合进行支架置入。大多数医师会在 PTA 失败、存在严重钙化病变或短段闭塞病变时选择置入支架。经皮支架成形术的技术成功率约为 99%，5 年和 10 年的通畅率分别为 93% 和 86%。

• **开放手术**：对于腹主动脉远端完全闭塞并累及髂总动脉的患者（如 TASC ⅡC 或ⅡD 型病变），开放手术［如主动脉 – 双股动脉转流术（ABF）］为首选治疗方法。ABF 的 5 年和 10 年通畅率分别为 90% 和 75%。当无法进行 ABF 时，可考虑解剖外旁路手术（如腋动脉 – 双股动脉旁路术），其 5 年通畅率约为 75%。

## 其他治疗选择

• **药物治疗**：对所有患者均应积极调整控制心血管相关危险因素，包括戒烟、控制高血压和高脂血症等治疗。对于有些患者而言，糖尿病控制也很重要。阿司匹林和其他抗血小板药物不仅可用于对症治疗，对于减少冠状动脉和脑血管不良事件也十分重要。单纯药物治疗适用于无明显症状的患者或未使用西洛他唑或尝试运动 / 步行锻炼的轻度跛行患者。

## 诊断 / 治疗

对吻式支架治疗双侧髂总动脉狭窄。

## 注意事项

※ 典型的 Leriche 综合征患者大多为有高胆固醇血症病史的中年男性吸烟者。

※ CTA 或 MRA 在选择腔内治疗或开放手术治疗方案中的作用十分重要。

※ 2007 年版 TASC 指南将主髂动脉病变形态（及其他周围血管病变形态）分为 A～D 型。

※ 开放手术并不适合伴有多种并发症的患者，这使得腔内技术成为此类患者血运重建的唯一选择。

推荐阅读

[1] Neisen MJ. Endovascular management of aortoiliac occlusive disease. Semin Intervent Radiol. 2009; 26(4):296–302.

# 病例 22

病史信息

患者女，27 岁，亚裔，临床表现为右上肢疼痛（图 22-1）。

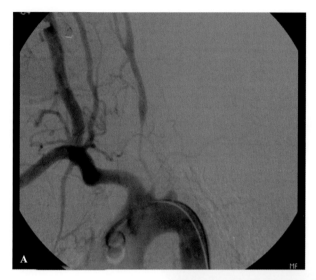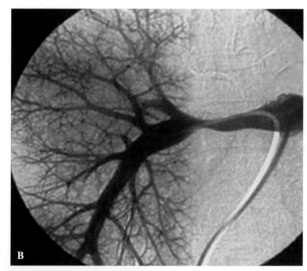

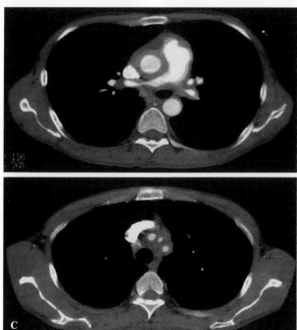

▲ 图 22-1　左前斜位（LAO）主动脉 DSA 显示左侧颈总动脉长段重度狭窄和左侧锁骨下动脉闭塞（A）。选择性右肺动脉造影显示右肺动脉主干中远段中重度狭窄（B）。胸部增强 CT 肺动脉水平（C，上）和弓上血管起始处水平（C，下）图像证实了血管造影的表现，同时也显示出病变血管壁炎性增厚

## 病例概要

大血管狭窄。

## Top 3 鉴别诊断

- 动脉粥样硬化：动脉粥样硬化是造成大血管狭窄的最常见原因。通常涉及多支血管。患者通常年龄较大，且有高血压、吸烟、高脂血症和（或）糖尿病等危险因素。常伴随有心血管、脑血管、肾血管及周围血管疾病。临床症状与特定的终末器官灌注不足有关，治疗目的以缓解上述症状为主。腔内治疗在降低并发症发生率方面优于开放手术。腔内治疗的技术成功率＞95%。球囊血管成形术治疗狭窄病变和支架置入术治疗闭塞病变的长期临床成功率为70%～90%。

- 血管炎：相比于原发性血管炎性病变［如大动脉炎或巨细胞动脉炎（GCA）］，大血管和主动脉炎多为继发性的。大动脉炎易发生于较年轻的亚洲女性，患者临床表现为乏力、关节痛和逐渐出现的下肢跛行。查体可能发现上肢脉搏或血压不对称。GCA常见于老年白种人女性，多数患者有发热、风湿性多发性肌肉痛、面部或上肢间断疼痛、视力障碍、失明和全身多发症状。动脉活检可确诊GCA。对于血管炎的治疗包括使用糖皮质激素等。当急性炎症消退而患者临床症状持续存在时，对于残余狭窄可进行腔内治疗。

- 夹层：Stanford A型主动脉夹层假腔可能延伸至弓部大血管的起始处，这可导致终末器官灌注不足或休克。外科手术治疗是常用的治疗方法。在非外科手术患者中，可选择的治疗方法包括在主要的内膜撕裂处放置覆膜支架或在内膜片处开窗处理等。

## 其他诊断方面的考量

- 放射治疗：胸壁或颈部的放射治疗可能会导致受累血管多发、光滑、长节段的狭窄。病史是诊断的关键。考虑到与外科手术相关的较高并发症发生率及相似的通畅率，目前治疗主要集中在对弓部受累血管的腔内治疗方面。

## 诊断 / 治疗

血管炎（大动脉炎）。

## 注意事项

※ 动脉粥样硬化是导致大血管狭窄的最常见原因，尤其是对于老年患者而言。
※ GCA和大动脉炎是影响大血管的常见血管炎性病变，治疗方法包括应用糖皮质激素等。
※ 主动脉夹层可累及大血管。对于Stanford A型主动脉夹层通常需要外科手术治疗。
※ 颈部放射治疗会导致颈部血管长节段狭窄，腔内治疗是首选方法。

推荐阅读

[1] Hadjipetrou P, Cox S, Piemonte T, Eisenhauer A. Percutaneous revascularization of atherosclerotic obstruction of aortic arch vessels. J Am Coll Cardiol. 1999; 33(5):1238–1245.
[2] Roane DW, Griger DR. An approach to diagnosis and initial management of systemic vasculitis. Am Fam Physician. 1999;
60(5):1421–1430.
[3] Zimpfer D, Czerny M, Kettenbach J, et al. Treatment of acute type a dissection by percutaneous endovascular stent–graft placement. Ann Thorac Surg. 2006; 82(2):747–749.

# 病例 23

## 病史信息

患者男，62 岁，临床表现为胸痛，高血压，胸骨右上缘可闻及收缩期杂音（图 23-1）。

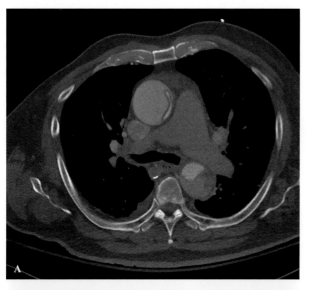 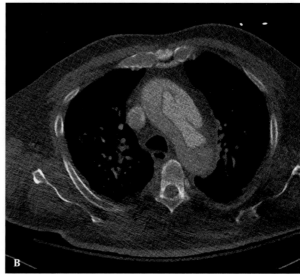

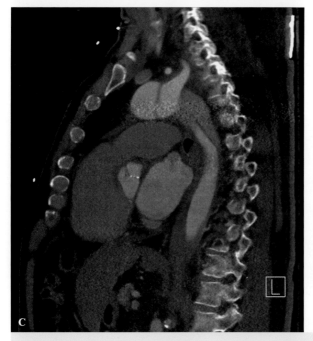 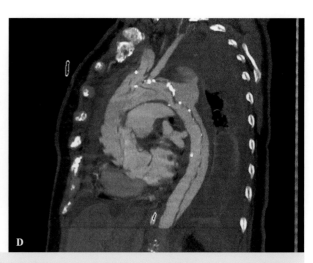

▲ 图 23-1　胸主动脉 CT 轴位图像，升主动脉、弓部及降主动脉内均可见内膜片和真假双腔影（**A**），主动脉弓近端可见内膜破口（**B**）。由于解剖结构未达到平衡，使得真假腔之间的灌注存在差异。矢状位图像（**C**）有助于观察夹层累及的范围，从另一例患者的矢状位 CT 图像（**D**）中可以看到，破裂是主动脉夹层主要并发症之一。将主动脉弓近端渗出、内膜片和纵隔血肿进行对比，有助于诊断

## 病例概要

主动脉夹层。

## Top 3 鉴别诊断

• **高血压**：高血压是主动脉夹层最常见的病因，通常发生于 50—70 岁男性。高血压控制不佳会导致主动脉内膜撕裂，进而可能进展为夹层。患者出现剧烈胸痛，可放射至背部。对于累及升主动脉的主动脉夹层（Stanford A 型）患者，需进行外科手术或腔内治疗，因为冠状动脉受累有导致心肌梗死的危险，迅速扩大的假腔可致使主动脉破裂（特别是破入心包，可引发心脏压塞）或因主动脉管腔扩大造成主动脉瓣关闭不全。对于仅累及降主动脉的主动脉夹层（Stanford B 型）患者，在没有终末器官缺血的情况下，可单纯通过药物治疗。

• **结缔组织病**：结缔组织病（如 Ehlers–Danlos 综合征或 Marfan 综合征等）可影响主动脉中膜。值得注意的是，此类病变可导致主动脉壁中膜囊性坏死，使得主动脉直径增大，尤其是主动脉根部扩张，即主动脉瓣口（主动脉窦水平）和升主动脉扩张。夹层或血管破裂是大多数病例常见的表现。当发生夹层时，通常会累及主动脉全程。动脉破裂的发生可能先于动脉瘤、动静脉瘘或夹层等，MRI、CT 及常规血管造影均有助于诊断。此外，主动脉根部扩张可造成主动脉瓣关闭不全，进而导致充血性心力衰竭。

• **主动脉瓣二瓣化畸形**：这是一种常见的先天性畸形，多见于男性患者。瓣叶形态异常导致早期退变。在某些情况下，首先导致主动脉瓣狭窄，然后是主动脉瓣关闭不全。主动脉瓣为二瓣化畸形的患者发生主动脉瘤和夹层的风险相比于一般人群更高，这可能是由于主动脉瓣狭窄后血流动力学的应力变化所致。超声心动图、MRI 和 CT 是评估主动脉瓣二瓣化畸形常用的无创性检查方法。

## 其他诊断方面的考量

• **主动脉缩窄（CoA）**：CoA 是一种先天性主动脉发育异常，可导致左锁骨下动脉附近的主动脉偏心性狭窄和内折，并导致左心室负荷增大。其可能与主动脉瓣二瓣化畸形、主动脉瘤、夹层和先天性心脏病等有关。典型的影像学表现为粗大的肋间动脉所造成的肋骨下切迹，并提供侧支血流。主动脉外观受主动脉狭窄和扩张的影响。

• **创伤**：胸部钝挫伤所造成的胸主动脉损伤通常发生在主动脉峡部，在左锁骨下动脉以远。主动脉根部损伤通常是致命性的。主动脉创伤有多种病理类型，夹层便是其中之一。

## 诊断

高血压引起的主动脉夹层（Stanford A 型）。

## 注意事项

※ 慢性高血压是主动脉夹层最常见的病因。

※ 对于 Stanford A 型主动脉夹层（累及升主动脉）患者，临床多采用外科手术治疗；而对于 Stanford B 型主动脉夹层患者，则多采用药物治疗。

※ 主动脉根部扩张、主动脉瓣二瓣化畸形和主动脉缩窄等增加了主动脉夹层发生的风险。

推荐阅读

[1] Kuhlman JE, Pozniak MA, Collins J, Knisely BL. Radiographic and CT findings of blunt chest trauma: aortic injuries and looking beyond them. Radiographics. 1998;18(5):1085–1106, discussion 1107–1108, quiz 1.

[2] Tatli S, Yucel EK, Lipton MJ. CT and MR imaging of the thoracic aorta: current techniques and clinical applications. Radiol. Clin North Am. 2004; 42(3):565–585, vi.

# 病例 24

## 病史信息

22 岁患者，在机动车交通事故中受伤（图 24-1）。

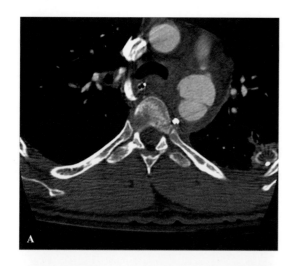
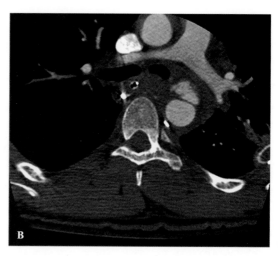
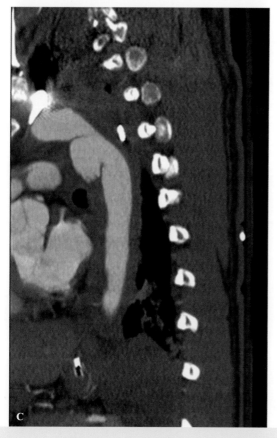
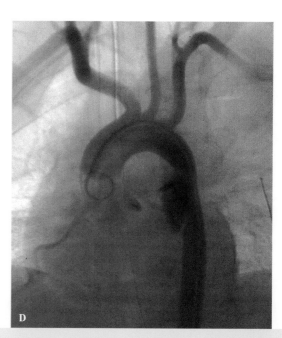

▲ 图 24-1 主动脉 CTA，主动脉峡部水平轴位图像显示主动脉壁局灶性不规则，主动脉腔内可见低密度的线样结构（**A** 和 **B**）。主动脉矢状位最大密度投影（**MIP**）图像显示主动脉峡部前部隆起分界清楚，位于左锁骨下动脉起始处的远端（**C**）。另一例患者的术前主动脉 CTA 图像也显示出相似的常见主动脉损伤部位和影像学表现（**D**）

## 病例概要

创伤性主动脉病变。

## Top 3 鉴别诊断

- **假性动脉瘤**：主动脉壁由 3 层结构组成，其中内膜由内皮和基底膜组成，中膜由弹性纤维和平滑肌纤维组成，外膜由薄层结缔组织组成。内膜和中膜撕裂均会导致假性动脉瘤（即仅由外膜或其他纵隔组织包裹的主动脉的隆起）。在那些幸存下来的患者中，这样的撕裂通常只涉及主动脉全长的一部分。多数主动脉损伤发生在动脉韧带附近。X 线检查可能发现主动脉轮廓增大和（或）纵隔增宽表现。对比增强 CT（CECT）或血管造影可见无内膜片的主动脉壁局限性不规则改变或隆起。在 CT 图像上，通常可见受损的主动脉周围有血肿。尽管对于一些患者而言，延期修复是一种选择，但假性动脉瘤破裂的风险高。目前主要的治疗方法是在选定的患者中进行腔内修复术。由于病变邻近大血管的患者，外科手术置换血管大多是必要的。

- **主动脉夹层**：当损伤造成内膜缺损时，血液可在动脉压力作用下进入中膜。高压血流穿过内膜破口并纵向剥离主动脉壁的内膜。X 线检查可见主动脉轮廓增宽。CECT 和血管造影可见主动脉管腔不规则、主动脉增宽，并可见内膜片。主动脉内膜钙化可能移位。治疗方案取决于包括夹层的位置及其与大血管的关系在内的诸多因素。尽管对升主动脉夹层患者通常需要进行急诊手术，但一些创伤性夹层患者也可接受腔内修复术。

- **主动脉壁间血肿**：主动脉中膜内含有为主动脉壁供血的动脉。主动脉损伤可出现壁内出血，进而导致壁间血肿。一般情况下，内膜是完整的。主动脉壁间血肿的影像学表现包括：①平扫提示主动脉壁内局限性高密度影；② CECT 提示主动脉壁局部增厚，无强化；③经食管超声（TEE）和 MRI 在该病的诊断方面准确性更高，可见曲线型的壁间血肿团。血管造影通常不能显示壁间血肿。尚缺乏临床试验数据，目前针对壁间血肿的治疗方法与主动脉夹层相同。

## 其他诊断方面的考量

- **主动脉破裂**：当主动脉管壁的 3 层结构撕裂时，血液就会流出主动脉进入周围组织。这样的损伤几乎是致命的。约 85% 的主动脉损伤患者在到达医院前就已经死亡。紧急手术修复是幸存患者接受救治的唯一选择。

## 诊断 / 治疗

主动脉假性动脉瘤。

## 注意事项

※ 假性动脉瘤存在破裂风险，及时治疗（手术或血管腔内治疗）十分必要。

※ 内膜损伤形成主动脉真假腔病理结构，其治疗取决于受损的程度。

※ 壁间血肿 CT 表现为血管腔内的高密度影，MRI 表现为血管壁内的高信号。

※ 主动脉破裂指主动脉管壁的 3 层结构同时撕裂，几乎是致命性的。

推荐阅读

[1] Koenig TR, West OC. Diagnosing acute traumatic aortic injury with computed tomography angiography: signs and potential pitfalls. Curr Probl Diagn Radiol. 2004; 33(3):97–105.

[2] Rousseau H, Dambrin C, Marcheix B, et al. Acute traumatic aortic rupture: a comparison of surgical and stent–graft repair. J Thorac Cardiovasc Surg. 2005;129(5):1050–1055.

# 病例 25

## 病史信息

患者女，60 岁，在机动车交通事故中受伤（图 25-1）。

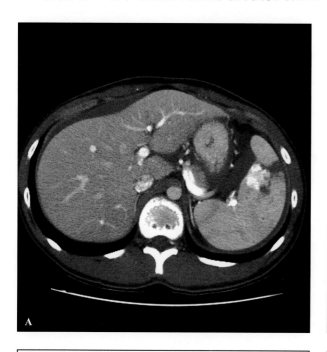

### AAST 肾损伤分级（1994 版）

| 分级 | 类型 | 表现 |
|---|---|---|
| I | 挫伤 | 泌尿系统查体正常但出现血尿 |
| | 血肿 | 被膜下，非扩张性，无肾实质裂伤 |
| II | 血肿 | 局限于腹膜后，肾周无扩张 |
| | 裂伤 | 累及实质（深度 < 1cm），无尿外渗 |
| III | 裂伤 | 累及实质（深度 > 1cm），无尿外渗 |
| IV | 裂伤 | 肾实质裂伤贯穿肾皮质、髓质和集合系统 |
| | 血管损伤 | 肾动、静脉主干损伤伴肾实质内出血 |
| V | 裂伤 | 肾脏碎裂 |
| | 血管损伤 | 肾门血管撕裂、离断伴肾脏无血供 |

### AAST 脾损伤分级（1994 版）

| 分级 | 类型 | 表现 |
|---|---|---|
| I | 血肿 | 被膜下，< 10% 表面积 |
| | 裂伤 | 被膜撕裂，累及实质（深度 < 1cm） |
| II | 血肿 | 被膜下，累及 10% ~ 50% 表面积，非扩张性，直径 < 5cm |
| | 裂伤 | 被膜撕裂，累及实质（深度 1~3cm，无小梁血管受累） |
| III | 血肿 | 被膜下，> 50% 表面积，呈扩张性，破裂，直径 ≥ 5cm |
| | 裂伤 | 累及实质（深度 > 3cm），或破入脾小梁血管 |
| IV | 裂伤 | 累及脾门 / 段，> 25% 血管断裂 |
| V | 裂伤 | 脾脏碎裂 |
| | 血管损伤 | 脾门血管撕裂，脾脏无血供 |

### AAST 肝损伤分级（1994 版）

| 分级 | 类型 | 表现 |
|---|---|---|
| I | 血肿 | 包膜下，非扩张性，< 10% 表面积 |
| | 裂伤 | 包膜撕裂，累及实质（深度 < 1cm） |
| II | 血肿 | 包膜下，累及 10%~50% 表面积，非扩张性，直径 < 10cm |
| | 裂伤 | 包膜撕裂，活动性出血，累及实质（深度 1~3cm），长度 < 10cm |
| III | 血肿 | 包膜下，> 50% 表面积，血肿破裂伴活动性出血，直径 ≥ 10cm，呈扩张性 |
| | 裂伤 | 累及实质（深度 > 3cm） |
| IV | 裂伤 | 实质破裂累及 25%~75% 肝叶，或局限于一个肝叶内的 1~3 段 |
| V | 裂伤 | 实质破裂累及 > 75% 肝叶，或局限于一个肝叶内 > 3 段 |
| | 血管损伤 | 肝旁静脉损伤 |
| VI | 裂伤 | 肝脏撕裂 |

▲ 图 25-1　脾脏损伤，增强 CT 表现为包括血肿、裂伤和脾小梁血管对比剂外溢（A）。美国创伤外科协会（AAST）损伤分级可用于评价肾（B）、脾（C）和肝（D）损伤的程度

## 病例概要

实质性脏器损伤。

## Top 3 损伤脏器

- **脾脏**：脾脏是钝性创伤中最常见的腹部损伤器官。一般来说，临床对于血流动力学稳定的患者选择非手术治疗，但其中有 12%～15% 的患者非手术治疗失败。开放手术可与血管腔内治疗相结合，栓塞治疗可使脾脏存活率达 85% 以上。血管造影的适应证包括重度脾损伤（＞Ⅲ级）、CTA 提示血管损伤（即使是较低级别的损伤）、具有持续性出血的临床证据和（或）中度腹腔积血。介入栓塞可在脾动脉近端或远端完成。近端栓塞技术常用于多发性血管损伤或重度实质损伤患者，方法是将弹簧圈或血管塞置于胰腺动脉远端，以降低脾脏动脉的压力。远端栓塞技术通常用于孤立性血管损伤或较低级别的脾脏损伤，包括一系列栓塞技术，包括特殊实质损伤的弹簧圈栓塞及局部吸收性明胶海绵栓塞等，其目的是尽量保留脾脏功能。

- **肝脏**：肝脏是钝性创伤中第 2 常见的腹部器官。鉴于器官结构的复杂性，肝脏损伤可影响动脉、静脉或胆管。约 85% 的肝损伤需要手术干预（通常是有动脉或肝内胆道损伤的病例）。血管造影的适应证包括美国创伤外科协会（AAST）分级≥Ⅲ级、CTA 对比剂过敏及那些对复苏只有短暂反应的患者（使经过心肺复苏和液体循环复苏，患者短暂缓解后仍出现顽固性的休克或顽固性的低血压等状态）。在肝填塞和临床持续性出血的初始损伤控制手术中，局部栓塞是有益的，栓塞成功率为 88%～100%。栓塞治疗在一定程度上可降低死亡率。栓塞材料有多重选择，可选用弹簧圈、胶或吸收性明胶海绵。

- **肾脏**：肾脏损伤在腹部钝性创伤中约占 2%，并且很少孤立存在（通常与脾脏或肝脏损伤有关）。约 80% 的肾脏损伤属轻微伤，非手术治疗即可。对于Ⅱ～Ⅳ级损伤患者需通过多学科方法处理，治疗以挽救肾脏为主；对于Ⅴ级损伤患者通常需切除肾脏。介入栓塞的适应证包括局部高密度影、肾动脉假性动脉瘤或肾动静脉瘘、血流动力学不稳定。通过超选择性弹簧圈、胶或吸收性明胶海绵完成栓塞治疗，栓塞成功率约为 95%（可作为主要治疗方法）。

## 其他损伤脏器

- **肾上腺**：血管内栓塞治疗指征少见。当 CT 显示有活动性对比剂外溢时即可进行栓塞治疗。但关于此类病例的报道很少，且在适应证或栓塞材料的选择上并未达成共识。

- **胰腺**：胰腺损伤临床十分少见，且很难通过影像学进行诊断，临床表现迟缓。栓塞适用于特殊的、孤立的血管损伤，由于存在胰腺炎和胰腺脓肿等严重并发症，进行操作时必须避免胰腺实质的栓塞。

## 诊断 / 治疗

Ⅲ级脾损伤。

## 注意事项

※ 在评估血管损伤程度方面，目前 CTA 在很大程度上已经取代了传统的诊断性血管造影。

※ 对于病情不稳定患者的治疗，许多创伤医学中心已经将栓塞治疗作为常规救治的一部分。

※ 如 CTA 检查未发现损伤，考虑血管痉挛的可能性较大，而非自发性出血，可应用诱发性操作（如给予硝酸甘油）或进行预防性栓塞治疗。

推荐阅读

[1] Yamada R, Guimaraes M, Schonholz C. Endovascular Management of Abdominal Solid Organ Trauma. Endovascular Today September 2014: 44–52. http://www.aast.org/Library/TraumaTools/InjuryScoringScales.aspx. Accessed May 1, 2016.

# 病例 26

## 病史信息

患者女，58 岁，临床表现为双下肢跛行，股动脉搏动减弱（图 26-1）。

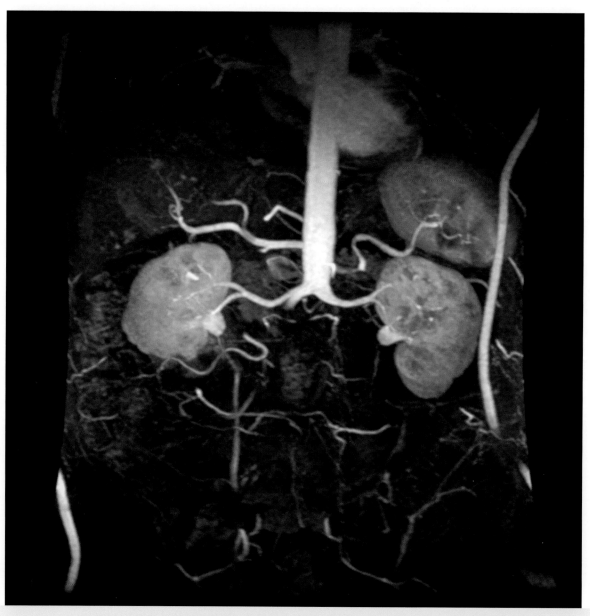

▲ 图 26-1 降主动脉和腹主动脉冠状位磁共振血管造影显示肾动脉水平以下主动脉闭塞

## 病例概要

肾下主动脉闭塞。

## Top 3 鉴别诊断

• **动脉粥样硬化**：这种动脉闭塞性疾病最常见于吸烟者，表现为跛行（80%）、静息痛（25%）和组织缺失（15%）。约 75% 的男性患者会出现阳痿症状。术前 CTA/MRA 可用于协助制订治疗方案。治疗取决于闭塞性疾病的症状、病变特点和病变范围及患者的并发症。对其中部分患者可以通过改变生活方式和药物进行治疗，而另一些则符合腔内治疗的适应证。外科治疗通常为主动脉 – 双股动脉转流术。外科手术死亡率约为 5%，患者 5 年生存率为 67%。

• **血栓 / 栓子**：血凝块可在原位形成或来自于近端。潜在的病理特点对于疾病治疗来说极其重要。前期行主动脉 – 双股动脉旁路移植术时，患者可出现症状急性复发。腔内治疗是首选方法，需要溶栓治疗并可能行血管成形术和（或）支架成形术。主动脉狭窄区域的栓子形成可能表现为急性缺血，需进行腔内溶栓或取栓（取决于临床具体情况）。动脉瘤内血栓形成也可能发生（通常是高凝状态），可针对不同情况采取紧急手术干预或监护状态下的非手术治疗。病史和 CTA/MRA 检查是制订早期处理和治疗方案的重要依据。

• **血管炎**：多发大动脉炎可累及主动脉及其主要分支，患者往往比动脉粥样硬化症的患者更为年轻，且有全身性的临床表现（如发热、乏力、精神萎靡等）。血管病变的处理应该推迟到疾病的纤维化期。当红细胞沉降率（ESR）正常时，可应用类似于动脉粥样硬化的方式进行处理，即通过手术或血管腔内治疗进行处理。治疗方案取决于病变的形态及患者的临床状态（如症状及并发症）。术后存在复发的风险。

### 其他诊断方面的考量

• **动脉夹层**：动脉夹层可由高血压、创伤或医源性引起的。术前 CTA/MRA 有助于诊断和制订治疗方案。根据患者的症状和并发症，可选择药物治疗、腔内修复术或开窗及开放手术修复等。

### 诊断 / 治疗

动脉粥样硬化导致肾下主动脉闭塞。

### 注意事项

※ 动脉粥样硬化是肾下主动脉闭塞的常见原因，治疗方法依据病变的形态。
※ 血凝块可在原位形成，即血栓；也可来源于近端，即栓子（如心脏血栓）。
※ 血管炎涉及有全身症状的年轻患者，对该病患者应在纤维化期（稳定期）及时进行治疗。
※ 动脉夹层常因高血压或创伤而发生，治疗方案主要取决于患者的症状和并发症。

推荐阅读

[1] Kim SH, Jeong JY, Kim YI, Choi YH, Chung JW, Hyung Park J. SCVIR 2002 Film Panel case 3: aortic occlusion secondary to intimal sarcoma. J Vasc Interv Radiol. 2002; 13(5):537–541.
[2] Ligush J, Jr, Criado E, Burnham SJ, Johnson G, Jr, Keagy BA. Management and outcome of chronic atherosclerotic infrarenal aortic occlusion. J Vasc Surg. 1996; 24(3):394–404, discussion 404–405.
[3] Uberoi R, Tsetis D. Standards for the endovascular management of aortic occlusive disease. Cardiovasc Intervent Radiol. 2007;30: 814–819.

## 病史信息

患者男，50 岁，肝硬化（图 27-1）。

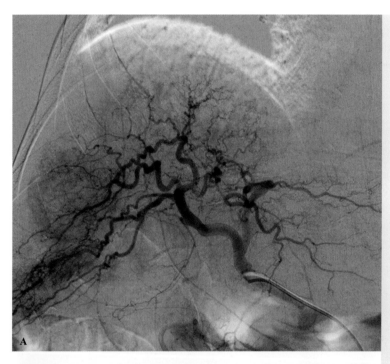

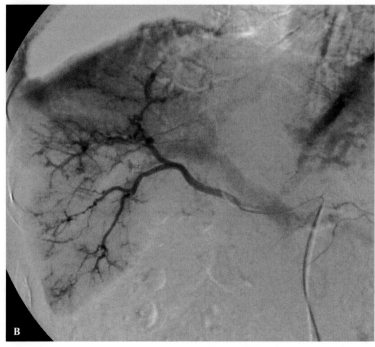

◀ 图 27-1 DSA 显示血管迂曲，并可见斑片样组织及富血供的肿块（A）。在另一例肝硬化患者的 DSA 图像中同样可见血管迂曲、斑片样组织征象，并可见门静脉分流（B）

## 病例概要

与肝硬化相关的动脉血管改变。

## Top 3 改变

• **肝动脉分支迂曲**：由于门静脉血流量减少，肝动脉流入增加，加之肝实质纤维化缩短了动脉走行所需的距离，肝硬化患者的肝动脉变得粗大和迂曲，呈现影像学上特有的螺旋状表现。

• **肝结构纤维化 / 变形所致的斑片实质性改变**：在更严重的肝硬化中，纤维化可以表现为局灶性的，通常是楔形的组织，从肝门放射出来。纤维化更多见于IV、VII和VIII肝段，伴有相关的包膜回缩。注射对比剂时，纤维化区域通常是低强化的，实质期成像呈现出斑片状的外观。在极少数情况下，这些病灶区域可以是高强化的，当包膜回缩和典型的楔形缺失时，与肝癌表现相仿。

• **肝动脉 – 门静脉分流**：晚期肝硬化患者肝实质结构改变是发生肝动脉门静脉分流的诱因。在增强 CT 图像上，肝动脉 – 门静脉分流表现为一过性肝密度差异，呈楔形，位于包膜下，对邻近血管、胆管或肝包膜无实质性影响。肝动脉和门静脉之间的交通增加了对远端肝脏病变进行腔内栓塞的复杂性。

## 其他注意事项

• **动脉瘤**：肝硬化是脾动脉瘤形成的主要危险因素，其他因素（如肠系膜动脉瘤）则较少见。

## 诊断 / 治疗

肝硬化，动脉血管改变。

## 注意事项

※ 了解肝硬化所致的血管改变可提高肝硬化肝癌患者血管腔内治疗的安全性和有效性。
※ 采用经肝动脉化疗栓塞术治疗肝癌可能需要对肝动脉 – 门静脉分流道进行弹簧圈栓塞。

# 病例 28

## 病史信息

患者男，23 岁，临床表现为右下肢疼痛（图 28–1）。

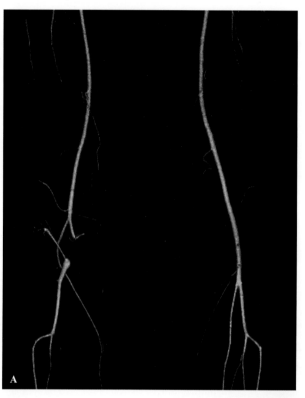

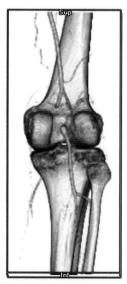

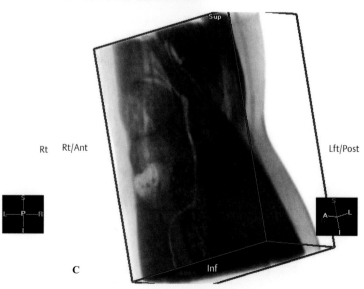

▲ 图 28-1　下肢动脉冠状位磁共振血管成像（MRA）显示在膝关节水平（A）右侧腘动脉闭塞。容积再现图像可见相似表现（B），腓肠肌内侧头滑脱导致动脉受压和闭塞（C）（彩图见书末彩插部分）

## 病例概要

腘动脉闭塞。

## Top 3 鉴别诊断

- 动脉粥样硬化：动脉粥样硬化是导致动脉狭窄和闭塞的最常见原因。危险因素包括高血压、糖尿病、吸烟和高脂血症。内皮损伤会导致纤维化斑块破裂或钙化，最终导致动脉狭窄和闭塞。患者可能会出现跛行、静息痛或组织缺失。可根据病变的形态和患者症状进行治疗。药物治疗侧重于调整危险因素（如高脂血症）或改善症状（如跛行）。干预措施包括血管成形术、支架成形术 / 支架移植物植入术、补片血管成形术或旁路移植术。患者的整体健康状况在干预措施的选择中起到重要作用。
- 栓塞：动脉栓塞表现为肢体突发、剧烈的疼痛或肢体缺血。栓子来源包括心脏（如心律失常患者）和近端动脉病变（如腹主动脉瘤患者）。如时间条件允许，可使用溶栓治疗，而非血栓切除术。
- 创伤：动脉闭塞可见于钝性损伤（如交通事故所致损伤）或穿透伤。考虑到膝关节在出现创伤前可能移位及损伤后远端动脉搏动仍可触及，临床需高度警惕这类情况。血管造影是最准确的检查方法，做到及时、准确诊断，可有效减少并发症发生率。对于此类患者进行手术修复是必需的。

## 其他诊断方面的考量

- 腘动脉瘤合并血栓形成：腘动脉瘤通常为真性动脉瘤（累及血管壁 3 层结构）及退行性病变（类似动脉粥样硬化的危险因素）。很少有腘动脉瘤是由结缔组织疾病、创伤或血管炎引起。腘动脉瘤定义为局部血管直径相比于正常血管直径明显增加（增加≥ 8mm）。50%～70% 的腘动脉瘤累及双侧，30%～50% 的患者同时合并腹主动脉瘤。患者可表现为血栓形成、远端栓塞（蓝趾综合征）或动脉瘤破裂（罕见）。治疗方法通常为手术治疗，但支架修复术也已应用于外科手术风险较高的患者，且通常需要进行血管内溶栓治疗。
- 腘动脉陷迫综合征：血管狭窄是由于腘动脉与腓肠肌或腘肌内侧头的关系异常所致，有时也可由肌肉肥大引起。患者通常为青壮年，临床表现为跛行。在适当的环境下，足部中立和屈曲状态下的 MRI 或血管造影可以诊断。治疗包括肥厚肌肉切除术。如果不予治疗，通常会导致永久性动脉狭窄。
- 囊性外膜疾病：这种罕见的疾病由外膜黏液囊肿组成，导致动脉受压。患者多为有跛行症状的中年男性。MRI 可见特征性表现，即血管变窄和黏液囊肿。治疗方案包括囊肿抽吸术（有复发风险）、保留动脉的病变切除或补片血管成形术。

## 诊断

腘动脉陷迫综合征。

## 注意事项

※ 动脉粥样硬化性和栓塞性疾病囊括了大多数腘动脉闭塞的病例。
※ 创伤性腘动脉闭塞通过血管造影进行评估，并且需行手术治疗。
※ 腘动脉瘤通常是双侧的，并与腹主动脉瘤相关。
※ 腘动脉陷迫综合征是由于动脉和肌肉系统之间的关系异常而引起的。

推荐阅读

[1] Wright LB, Matchett WJ, Cruz CP, et al. Popliteal artery disease: diagnosis and treatment. Radiographics. 2004; 24(2):467–479.

## 病史信息

患者男，58 岁，肝动脉化疗栓塞术后建立右侧股总动脉通路（图 29-1）。

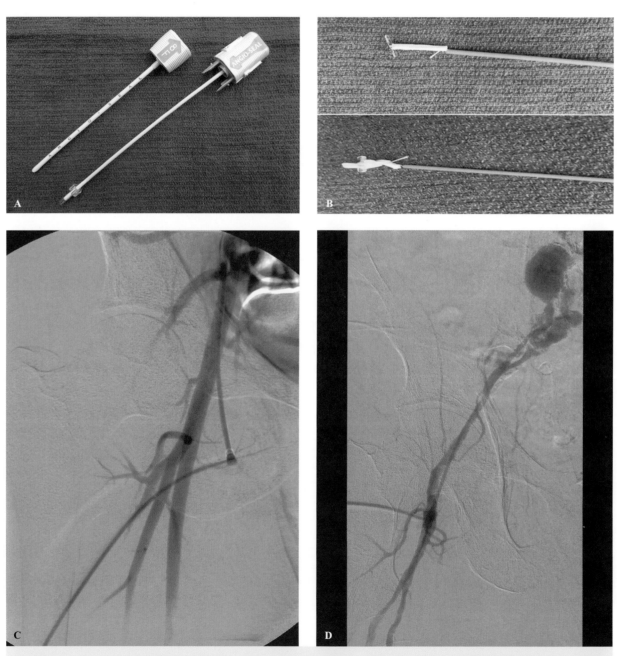

▲ 图 29-1　8F AngioSeal 装置通过导丝插入动脉之前的组件（**A**）。装置的尖端为位于动脉内的部分及在动脉穿刺术止血时形成的胶原塞和胶原结（**B**）。腹股沟区的数字减影血管造影显示股总动脉在无病变的血管形态（**C**）与有病变且管径变小的血管形态（**D**）。只有在血管条件良好而不会出现并发症的情况下，才应使用闭合装置

## 病例概要

股总动脉穿刺闭合的选择。

## Top 3 治疗方案

- **主动闭合装置**：这些装置主动闭合动脉穿刺点，目的是缩短卧床时间，减少患者的不适，能够在抗凝环境中应用，并减少操作者的止血时间。然而，至少在理论上存在感染和缺血性并发症发生的可能。主动闭合的具体方法包括以下几种。

  ➤ 使用胶原塞：胶原塞装置在动脉穿刺点留下可吸收的脚板和打结的塞子（如 AngioSeal、VasoSeal）或放置在动脉穿刺处外面的胶原"水凝胶"。同时，通过半顺应性球囊（如 Mynx）保护血管腔，以达到止血目的。只留下可吸收的材料。具有类似可吸收塞的还包括聚羟基乙酸塞（如 ExoSeal）及使用猪小肠黏膜下层作为细胞外基质贴片的装置（如 FISH）。

  ➤ 使用镍钛合金夹：放置镍钛合金夹，以夹闭动脉穿刺点（如 StarClose）。

  ➤ 缝合：根据血管外科的血管缝合的原理，通过动脉穿刺点的边缘展开一圈不可吸收的缝线，实现一种贴近管壁的缝合方法，并通过打结来固定闭合（如 Perclose）。

- **被动闭合装置**：使用这些装置，可在不堵塞动脉穿刺点或将动脉穿刺点闭合的同时，提供外在压迫或通过促凝物质辅助止血。压迫装置包括横跨臀部的腰带、放置于动脉穿刺部位的气囊（如 FemoStop）或 C 臂夹（如 ClampEase）。其目的是代替手动压迫止血，具有较高的技术成功率。多种止血垫（如 Chito-Seal、Clo-Sur 垫、Syvek 贴片、Neptune 垫和 D-Stat Dry）均含有促凝剂，可加快止血，操作者需进行手动加压。使用被动闭合装置，同样要求患者卧床休息（类似于手动按压）。使用此类装置不会在患者体内留下任何有害物质，因此从理论上讲，感染或缺血性并发症的风险要比使用主动闭合装置更低。

- **手动压迫**：这项技术仍然是实现止血的重要手段。当其他设备出现故障时，手动压迫是典型的后路。手动加压时，需拔除导管或护套，操作者用手牢固地加压。开始时需施加牢固的压力（一般为前 10min），然后逐渐减轻（对于 5～6F 穿刺针造成的动脉穿刺点，总按压时长约为 20min）。当穿刺点较大或出血持续存在时，可能需要更长的时间。此外，如使用抗凝血药，在尝试手动压迫止血之前激活凝血时间（ACT）应 < 170s。止血后，患者必须平躺卧床一段时间（一般情况下，使用 5F 血管鞘需平躺 5h，使用 6F 血管鞘需平躺 6h，以此类推），期间患者肢体保持伸直状态。虽然耗时，但这种传统的方法一直被视为最安全的方法。

## 诊断 / 治疗

使用主动闭合装置（AngioSeal 胶原塞）进行股总动脉穿刺闭合。

## 注意事项

※ 由于"类效应"，血管封堵装置的安全性是不能假定的。例如，在已发表的 Meta 分析中，与手动压迫相比，使用 VasoSeal 胶原塞会增加主要并发症，而使用 AngioSeal 胶原塞则可减少主要并发症。

※ 由于临床因素影响，出血风险较高的患者可能受益于封堵装置（主动型）。

※ 超声引导下的入路和（或）股动脉造影有利于提高血管闭合器应用的相关安全性。

推荐阅读

[1] Schwartz BG, Burstein S, Economides C, Kloner RA, Shavelle D, Mayeda, G. Review of vascular closure devices. Cath Lab Digest 2011;19(7):10–20.

# 病例 30

## 病史信息

患者女，44 岁，临床表现为钝挫伤和血尿（图 30-1）。

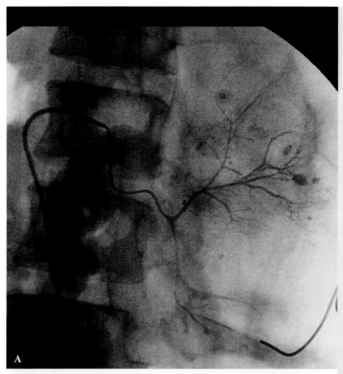

◀ 图 30-1 左肾动脉选择性血管造影（**A**）和数字减影血管造影（**B**）可见许多小的肾动脉瘤和斑片样的灌注（包括无灌注的区域）

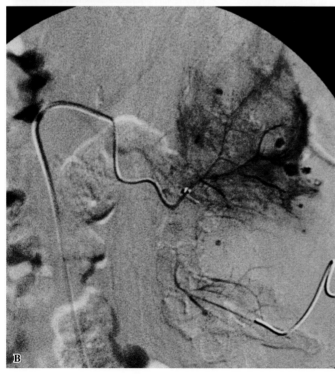

## 病例概要

肾实质内动脉瘤。

## Top 3 鉴别诊断

- **血管炎**：血管炎症状态是肾实质内动脉瘤形成的主要原因。结节性多动脉炎（PAN）是影响中小型肾动脉的最常见原因，通常是特发性的，但也可能与冷球蛋白血症、白血病、类风湿关节炎、干燥综合征和乙型肝炎有关。PAN 患者通常为患有周围神经病变、肠缺血和网状肝的中年人。Wegener 血管炎患者临床表现为复发性鼻窦炎或鼻出血、黏膜溃疡、咯血、气道狭窄和眼睛受累。其他影响肾动脉的血管炎性病变包括大动脉炎和变应性肉芽肿血管炎。治疗方法主要为使用糖皮质激素，必要时加用免疫抑制药。

- **霉菌性 / 败血症栓子**：脓毒症栓子的来源包括细菌性心内膜炎［通常与静脉注射（IV）药物滥用有关］、瓣膜感染、心房血栓感染或非心脏来源，并可导致多发性肾假性动脉瘤。典型的病原体为革兰阳性菌（链球菌和葡萄球菌亚种）。治疗方法以支持治疗为主，针对易感病原体使用抗生素进行治疗。

- **创伤**：创伤性动脉瘤通常是孤立性的，近期有钝性或穿透性外伤的病史。医源性损伤使得创伤性动脉瘤发生率增加，破裂是最严重的并发症。根据动脉瘤的解剖位置和临床特点，弹簧圈栓塞、覆膜支架修复术、开放手术修复或肾切除术均为有效的治疗选择。

## 其他诊断方面的考量

- **Ehlers-Danlos 综合征**：这是一种结缔组织疾病，其特征是胶原合成异常，导致皮肤弹性异常、关节高伸展性和血管脆弱性。动脉瘤可见于多个血管床，伴有扩张或出血。早期诊断可最大限度地减少有创性血管操作，而有创性血管操作对于 Ehlers-Danlos 综合征患者（尤其是Ⅳ型 Ehlers-Danlos 综合征患者）是灾难性的。

- **快速型肾脏**：长期口服苯丙胺（22 年内每天服用 50mg，或 2 年内每天服用 200mg）可能是多发性肾动脉瘤的独立危险因素。这些患者大多没有其他危险因素，但存在多发性内脏动脉瘤。

## 诊断 / 治疗

肾实质内多发性动脉瘤（外伤性）。

## 注意事项

※ PAN 的典型表现为累及中小肾动脉的多发性动脉瘤形成。

※ 霉菌性 / 脓毒症栓子可为心脏或非心脏来源，且可见多个假性动脉瘤。

※ 钝性或穿透性创伤，加之医源性损伤，可能会导致肾动脉瘤。

※ 长期使用苯丙胺的患者易患多发性肾动脉瘤（快速型肾脏）。

### 推荐阅读

[1] Bloch R, Hoffer E, Borsa J, Fontaine A. Ehlers-Danlos syndrome mimicking mesenteric vasculitis: therapy, then diagnosis. J Vasc Interv Radiol. 2001; 12(4):527–529.

[2] Nosher JL, Chung J, Brevetti LS, Graham AM, Siegel RL. Visceral and renal artery aneurysms: a pictorial essay on endovascular therapy. Radiographics. 2006; 26(6):1687–1704, quiz 1687.

[3] Roane DW, Griger DR. An approach to diagnosis and initial management of systemic vasculitis. Am Fam Physician. 1999; 60(5):1421–1430.

[4] Welling TH, Williams DM, Stanley JC. Excessive oral amphetamine use as a possible cause of renal and splanchnic arterial aneurysms: a report of two cases. J Vasc Surg. 1998; 28(4):727–731.

## 病史信息

患者女，33 岁，出现不确定的餐后腹痛和体重减轻（图 31-1）。

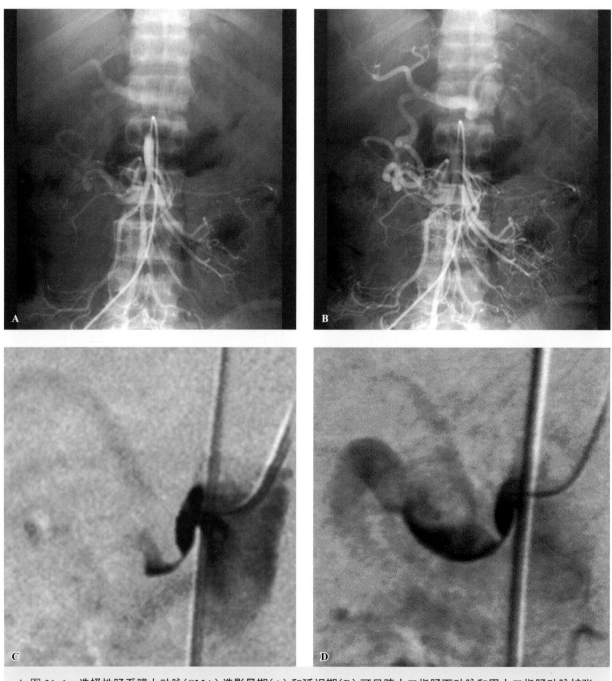

▲ 图 31-1　选择性肠系膜上动脉（SMA）造影早期（A）和延迟期（B）可见胰十二指肠下动脉和胃十二指肠动脉扩张，腹腔干逆行显影。选择性腹腔干血管造影侧位图像（C 和 D）显示腹腔干起始部严重带状狭窄，且狭窄后扩张

## 病例概要

腹腔干动脉狭窄 / 闭塞。

## Top 3 鉴别诊断

- **动脉粥样硬化**：动脉粥样硬化是肠系膜血管狭窄最常见的原因。动脉粥样硬化患者通常年龄较大，多支血管病变，通常伴有外周血管疾病或腹主动脉瘤。侧支循环不足的患者通常会出现肠道缺血（餐后疼痛），导致体重减轻。治疗方式通常为血管成形术或支架成形术，介入治疗优于外科开放手术。

- **血栓栓塞性疾病**：血栓栓塞性疾病的栓子通常来自于心脏（如心房颤动患者）或主动脉近端。与肠系膜上动脉、脑循环或外周血管相比，腹腔干动脉几乎不受影响。当腹部血管受累时，患者通常表现为急性肠系膜缺血。血管造影显示受影响的血管可能表现为充盈缺损或闭塞。对于肠梗死病例，治疗上多选择置管溶栓，必要时及时行开放手术，以防肠坏死。

- **血管炎**：血管炎患者有多种临床特征，包括全身症状。血管炎可能是一种原发性综合征（例如，高山病），也可能继发于潜在的感染或恶性肿瘤。原发性血管炎的主要治疗方法是使用皮质类固醇。如果由于狭窄导致纤维化期有明显的终末器官受累，可以选择介入治疗。

## 其他诊断方面的考量

- **正中弓状韧带压迫综合征**：该病多见于 20—40 岁女性，临床常表现为餐后腹部隐痛。弓状韧带（连接主动脉裂孔两侧膈脚的纤维带）的位置较低，会导致腹腔干动脉变窄。血管造影显示腹腔干动脉上部有凹痕，呼气时凹陷更加严重。外科减压术是首选的治疗方法。然而，很多正中弓状韧带压迫综合征患者并无明显的症状，治疗方法尚存在争议。

- **纤维肌发育不良（FMD）**：FMD 最常发生在年轻女性中。影像学表现为特征性的"串珠样"改变（即狭窄与扩张交替出现）。血管成形术是有症状患者的主要治疗选择。

- **放射治疗**：放射治疗通常会导致原来光滑的血管多节段或长节段狭窄。腔内治疗（如支架置入）是症状性病变治疗的首选。

## 诊断

正中弓状韧带压迫综合征。

## 注意事项

※ 肠系膜血管狭窄或闭塞以动脉粥样硬化和栓塞性疾病居多。

※ 血管炎（大动脉炎）可能导致主动脉分支血管狭窄，治疗方式以类固醇类药物为主。

※ 正中弓状韧带压迫综合征常见于年轻、体型消瘦的女性，临床多表现为餐后腹部疼痛。

推荐阅读

[1] Horton KM, Talamini MA, Fishman EK. Median arcuate ligament syndrome: evaluation with CT angiography. Radiographics. 2005; 25:1177–1182.

# 病例 32

## 病史信息

患者男，66 岁，恶性高血压，肾衰竭，长期服用血管紧张素转换酶抑制药（图 32-1）。

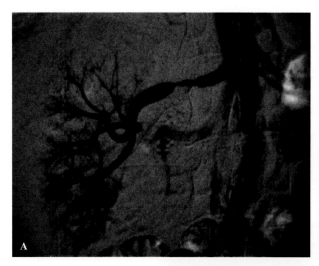 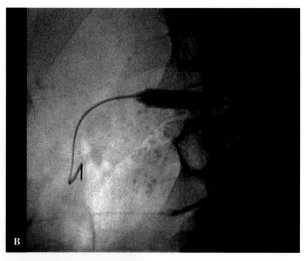

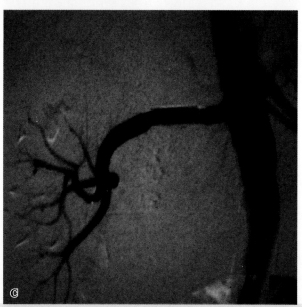

▲ 图 32-1　选择性右肾动脉造影（A）显示右肾动脉中段严重狭窄。需注意观察左肾动脉双支供血。通过右肾动脉病变段，置入直径 7mm 的球扩式支架（B）。支架置入后造影（C）显示支架位置良好，无残留狭窄及其他并发症

## 病例概要

肾动脉狭窄。

## Top 3 鉴别诊断

• **动脉粥样硬化**：动脉粥样硬化斑块是肾动脉狭窄最常见的原因，动脉粥样硬化斑块通常形成于肾动脉的开口处（1cm 范围内）。患者可能无明显症状或患有肾血管性高血压、慢性肾衰竭或阵发性肺水肿。临床对于有症状的肾血管性高血压患者，通常会采取介入治疗。介入治疗以经皮肾动脉支架成形术为主。尽管其技术成功率较高（> 98%），但治疗结果多样，且难以预测。例如，肾血管性高血压介入治疗后，约 1/3 的患者血压有所改善，1/3 的患者病情稳定，1/3 的患者持续恶化。介入治疗失败的原因包括对比剂诱导性肾病、进展性肾病、弥漫性远端肾动脉粥样硬化性疾病和动脉粥样硬化性栓塞等。动脉粥样硬化栓塞的发病机制促进了介入远端栓塞保护装置的发展和应用。远端保护装置可安全地应用于介入手术中，但尚未普及。对于血管狭窄的治疗仍有些争议。目前多数研究虽然不是决定性的，但现有结果显示支架置入并不优于药物治疗（特别是当使用他汀类药物后斑块稳定甚至消退时）。虽然有些人主张在没有明显症状时即行早期治疗，但目前大多数人仍认为应在出现前述症状的情况下采取有创性干预措施。

• **纤维肌发育不良（FMD）**：FMD 较为少见，好发于年轻女性，是可治愈性高血压的主要原因。FMD 最常见的类型为中层纤维增生型（在所有 FMD 中约占 90%），其典型的血管造影表现为"串珠样"改变（即狭窄与扩张交替出现）。其他类型的表现为类似于动脉粥样硬化性或大动脉炎性狭窄。患者通常表现为肾血管性高血压，但发病年龄普遍比典型的动脉粥样硬化患者更低。血管成形术疗效显著，1 个月后高血压改善率为 80%，2 年后改善率为 93%。血管成形术可根据临床实际需要重复进行。FMD 也可累及其他动脉（如颈内动脉）。

• **动脉夹层**：动脉夹层好发于主动脉（升主动脉或降主动脉），并可能影响到肾动脉开口和肾脏的血液灌注。诊断性血管造影或腔内干预可能引发医源性肾动脉夹层。治疗大多基于夹层的形态和患者的临床症状，手术治疗、开窗处理或支架置入均为有效的方法。

## 诊断 / 治疗

支架成形术治疗症状性右肾动脉中段动脉粥样硬化性狭窄。

## 注意事项

※ 动脉粥样硬化是肾动脉狭窄最常见的原因，通常累及肾动脉开口部位。

※ 尽管肾动脉支架置入在治疗动脉粥样硬化病变方面具有较高的技术成功率，但现有数据显示不同患者的临床结果差异较大。

※ FMD 最常发生于年轻女性。通过血管成形术可有效进行治疗。

※ 肾动脉夹层的治疗方案取决于夹层的形态和患者的临床症状。

推荐阅读

[1] Kim HJ, Do YS, Shin SW, et al. Percutaneous transluminal angioplasty of renal artery fibromuscular dysplasia: mid–term results. Korean J Radiol. 2008; 9(1):38–44.

[2] Misra S, Gomes MT, Mathew V, et al. Embolic protection devices in patients with renal artery stenosis with chronic renal insufficiency: a clinical study. J Vasc Interv Radiol. 2008; 19(11):1639–1645.

[3] van Bockel JH, Weibull H. Fibrodysplastic disease of the renal arteries. Eur J Vasc Surg. 1994; 8(6):655–657.

## 病史信息

患者女，50 岁，血尿（图 33-1）。

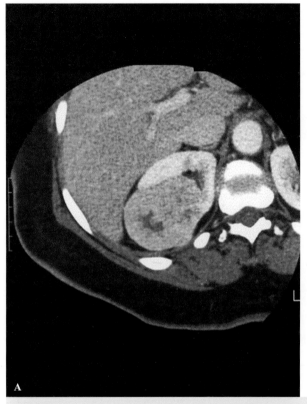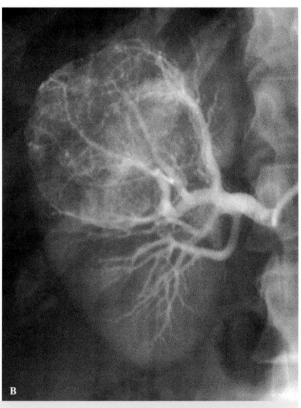

▲ 图 33-1　增强 CT 肾动脉期轴位图像可见右肾较大肿块伴中央坏死（A）。右肾选择性血管造影证实有血供丰富的肿块存在，中上极有新生血管（B）

## 病例概要

血供丰富的肾脏肿块。

## Top 3 鉴别诊断

• **肾细胞癌（RCC）**：在成年人中，RCC 占所有肾脏恶性肿瘤的 80% 以上，且多见于老年男性，当合并 von Hippel–Lindau 病时，肿瘤可多发。RCC 病灶血管造影可见明显的新生血管（94%），伴或不伴静脉侵犯。在 CT 图像上，RCC 表现为血管丰富的肿块。当肿瘤增大时，可能会出现肿瘤中心坏死。应注意避免将其坏死中心低密度区与良性血管平滑肌脂肪瘤中的脂肪相混淆。血管造影及介入治疗多在外科术前 24h 内进行，以减少术中出血。如无动静脉瘘，周围栓塞时最好选用小颗粒断流。此外，也可通过球囊导管进行阻断、弹簧圈栓塞或酒精消融。对于较小的 RCC 病灶可通过保留肾单位的手术或射频 / 冷冻消融治疗。肾癌通常会产生血管丰富的转移性肝癌和溶骨性病变。

• **血管平滑肌脂肪瘤**：该肿瘤是含有脂肪、平滑肌和血管的良性错构瘤性病变，好发于年龄在 30—60 岁女性。在伴有结节性硬化症的血管平滑肌脂肪瘤患者中，80% 可发现双侧病变。病灶较大（直径＞ 4cm）时，易发生急性自发性出血。CT 检查发现来源于肾脏的含脂肪肿块时，多可定性诊断。血管造影可见无血管分流的新生血管和形态各异的动脉瘤。永久性微粒或无水乙醇栓塞是较好的治疗选择。

• **嗜酸性细胞瘤**：该肿瘤是由嗜酸细胞组成的实性良性肿瘤。肾脏嗜酸性细胞瘤患者通常无明显症状，但也可能会出现血尿、腰痛和（或）腹部肿块等类似于 RCC 的表现。病变通常较大（直径＞ 5cm），并且有假性包膜。在 CT 图像上，肿块血供丰富，多达 1/3 的病变会有中央星状瘢痕。血管造影可见肿瘤血管呈"辐轮状"排列。虽然影像学表现可提示诊断，但仍难以与 RCC 相鉴别。

## 诊断 / 治疗

肾细胞癌。

## 注意事项

※ 肾细胞癌是成年人最常见的肾脏肿瘤，是一种血供丰富、多分流的肾脏肿瘤。

※ 较大的血管平滑肌脂肪瘤（直径＞ 4cm）易继发出血。无血管分流的新生血管和形态各异的动脉瘤为特征性血管造影表现。

※ 嗜酸细胞瘤是一种实质良性肾肿瘤，中央有瘢痕，血管呈"辐轮状"。

推荐阅读

[1] Davidson AJ, Hartman DS, Choyke PL, Wagner BJ. Radiologic assessment of renal masses: implications for patient care. Radiology 1997;202(2):297–305.

[2] Israel GM, Bosniak MA. How I do it: evaluating renal masses.

Radiology. 2005; 236(2):441–450.

[3] Kaufman JA, Lee MJ. Vascular and Interventional Radiology: The Requisites. Philadelphia, PA: Elsevier; 2004;6–11:337–346.

# 病例 34

## 病史信息

患者女，71岁，短暂性脑缺血发作（TIA）（图 34-1）。

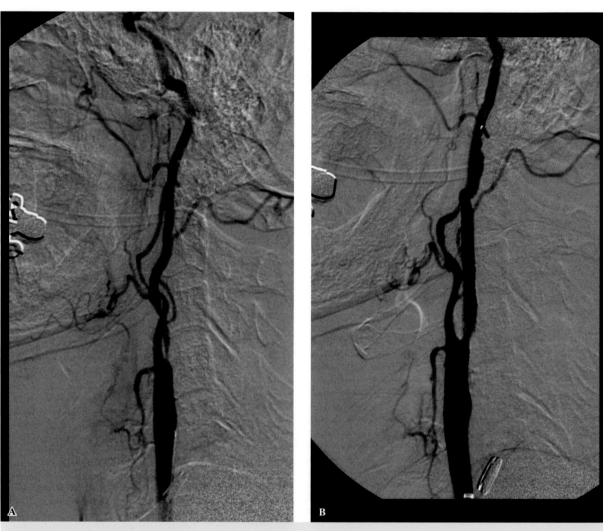

▲ 图 34-1　左侧颈总动脉血管造影（**A**）显示颈内动脉近端严重狭窄。支架置入后血管造影（**B**）显示狭窄改善，无并发症

## 病例概要

颈动脉狭窄。

## Top 3 鉴别诊断

• **动脉粥样硬化**：动脉粥样硬化是颈动脉狭窄最常见的原因，常发生在年龄较大的人群中。吸烟史、高血压、高脂血症和糖尿病可加重病情。尽管动脉粥样硬化可能累及包括颅内的任何节段，但颈动脉分叉和近端颈内动脉仍是其最常见的受累部位。多普勒超声是常用的初步筛查方式。典型的超声表现包括血管狭窄处有斑块、血流速度加快和混叠的湍流。MRA 和 CTA 常作为确诊检查手段。颈动脉内膜切除术（CEA）仍是低风险手术患者的首选治疗方法。目前的相关指南建议，CEA 适用于狭窄程度 > 50% 的症状性病变（NASCET 试验）或狭窄程度 > 60% 的无症状性病变（ACAS 试验）。虽然最近有临床试验表明，多数患者可在使用远端栓子保护装置下的血管内颈动脉支架成形术中受益，但在目前的指南中，这种治疗方法仅适用于症状性病变、狭窄程度 ≥ 70% 的高危外科患者。其中高危外科患者定义为临床显著的心脏病、严重的肺部疾病（如果使用全身麻醉）、CEA 后再狭窄、颈部手术或放射治疗、对侧喉返神经麻痹、对侧颈动脉闭塞和手术无法触及病变（高位或低位病变）的患者。

• **纤维肌发育不良（FMD）**：FMD 是一种好发于年轻女性的血管发育不良性疾病，最常累及肾动脉，其次是颈动脉。这种疾病会导致血管狭窄，从而引发高血压（肾动脉）或脑卒中（颈内动脉）。FMD 患者罹患动脉瘤和动脉夹层的风险大增。常见的 FMD 类型为中层纤维异常增生型，由于狭窄与扩张的交替存在，可呈现出典型的"串珠样"改变。对于有症状的血管病变，建议采用血管成形术进行治疗。

• **动脉夹层**：高血压、创伤、医源性损伤，甚至 FMD，均可能成为颈动脉夹层的病因。对于多数非创伤性夹层患者，可通过抗凝等药物治疗和影像学随访（通常是 CTA）来处理。症状性或药物治疗效果不佳的病例则通常需要腔内治疗，包括支架置入。

## 其他鉴别诊断

• **医源性损伤**：颈动脉狭窄最常见的医源性原因包括手术过程中钳夹损伤或头颈肿瘤放射治疗后继发性血管炎。治疗取决于患者的症状和病变的形态。血管腔内治疗比手术治疗应用更加广泛。

## 诊断 / 治疗

支架置入治疗症状性左颈内动脉粥样硬化性狭窄。

## 注意事项

※ 动脉粥样硬化是颈动脉狭窄最常见的原因，好发于老年人。

※ 颈动脉支架成形术适用于狭窄程度 ≥ 70% 的症状性手术高危患者。

※ 纤维肌发育不良好发于年轻女性。腔内血管成形术是症状性病变的主要治疗选择。

※ 大多数夹层是由高血压或创伤引起的。治疗方式取决于夹层的形态和患者的症状。

### 推荐阅读

[1] Barnett HJM, Taylor DW, Haynes RB, et al. North American Symptomatic Carotid Endarterectomy Trial Collaborators. Beneficial effect of carotid endarterectomy in symptomatic patients with high-grade carotid stenosis. N Engl J Med. 1991; 325(7):445–453.

[2] Executive Committee for the Asymptomatic Carotid Atherosclerosis Study (ACAS). Endarterectomy for asymptomatic carotid artery stenosis. JAMA. 1995; 273:1421–1428.

[3] Gurm HS, Yadav JS, Fayad P, et al. SAPPHIRE Investigators. Long-term results of carotid stenting versus endarterectomy in high-risk patients. N Engl J Med. 2008; 358(15):1572–1579.

[4] Roffi M, Yadav JS. Carotid stenting. Circulation 2006; 114(1):e1–e4.

## 病史信息

患者女，38 岁，双手疼痛，皮色间歇性苍白（图 35–1）。

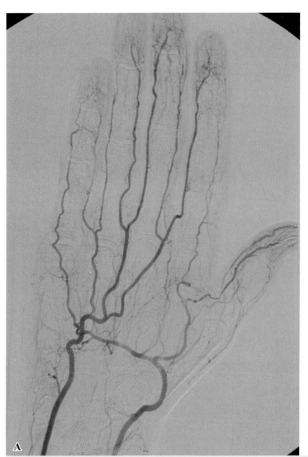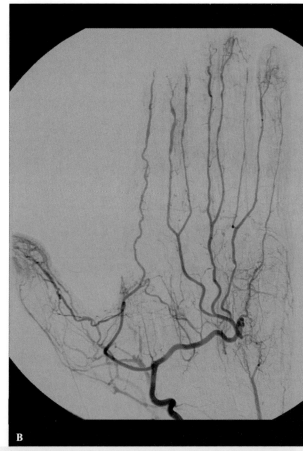

▲ 图 35-1　双手数字减影血管造影（A、B）显示指动脉内多处充盈缺损和血管闭塞，以右手小指和左手示指为著。需注意：左侧尺动脉对比剂充盈减少

## 病例概要

指动脉闭塞。

## Top 3 鉴别诊断

• Raynaud 综合征：该病是一种由寒冷、低体温诱发的血管痉挛性疾病，是上肢缺血的常见原因。影像学表现包括指动脉分支狭窄或闭塞，症状可通过提高患肢温度或使用血管扩张药缓解。虽然 Raynaud 综合征与硬皮病有关，但其他结缔组织疾病也可产生类似的临床症状和影像学表现。

- **脉管炎**：脉管炎可导致上肢缺血，其病因多种多样，包括系统性红斑狼疮、结缔组织疾病和 Buerger 病。影像学表现通常包括手或手腕内动脉的狭窄或闭塞。全身应用类固醇可以缓解急性发作。Buerger 病（血栓闭塞性脉管炎）主要发生在年轻男性吸烟者中。其中病变仅影响下肢占 20%，影响上肢和下肢占 75%，仅影响上肢占 5%。慢性脉管炎患者可出现经典的"螺旋状侧支循环血管"。戒烟后症状会有所改善。

- **栓塞性疾病**：栓塞性疾病的栓子可能来自心脏，也可能来自近心端血管。心脏源性栓塞是急性上肢缺血最常见的原因。影像学表现包括动脉闭塞，最常见的是手部的小血管。心脏源性栓塞通常累及双侧上肢，而来自更近端动脉的栓子则导致单侧疾病。对整个肢体均应该进行评估，以发现适合介入治疗的病变。溶栓在某些情况下也可使患者获益。

## 其他诊断方面的考量

- **胸廓出口综合征**：该病是由于斜角肌的异常插入或颈肋的存在，使上肢神经和血管等结构受到异常压迫所致。影像学表现包括锁骨下动脉狭窄或闭塞、动脉损伤（动脉瘤或假性动脉瘤）和远端栓塞。如血管造影正常，应使患肢外展和外旋重复造影。虽然经皮介入治疗具有一定疗效，但最优的治疗方法仍是手术解除异常压迫。

- **创伤**：冻伤、烧伤、钝性 / 穿透性损伤或重复性损伤可累及手部。

- **冻伤**：可导致保留拇指动脉的指动脉闭塞，因为紧握拳头，其他手指会保护拇指。其他类型的血管损伤遵循创伤的分布。

- **动脉粥样硬化**：动脉粥样硬化性疾病是慢性上肢缺血最常见的原因。虽然可能累及任何动脉，但慢性高血压、糖尿病和（或）肾衰竭患者的指动脉会受到影响。影像学表现包括腕、手或手指动脉狭窄或闭塞。应该全面评估整个肢体的血管情况，以发现适合经皮介入治疗的病变。

## 诊断 / 治疗

脉管炎。

## 注意事项

※ Raynaud 综合征是由于低温引起的血管痉挛，可通过加温或应用血管扩张药来缓解。

※ 多种血管炎性病变均可导致指动脉闭塞。在 Buerger 病患者中，常可见"螺旋状侧支循环血管"。

※ 来自近端（心脏或胸廓出口）栓塞性疾病的栓子可能会导致指动脉闭塞。

推荐阅读

[1] Kaufman JA, Lee MJ. Vascular and Interventional Radiology: The Requisites. Philadelphia, PA: Elsevier Inc.; 2004.

# 病例 36

## 病史信息

患者女，50 岁，出现发热、全身不适伴右上臂疼痛症状（图 36-1）。

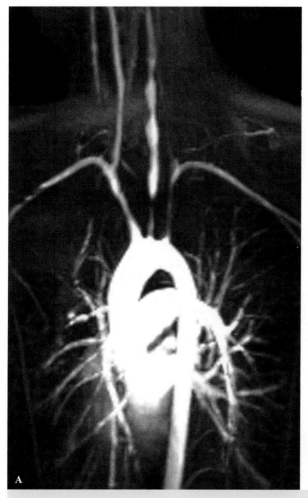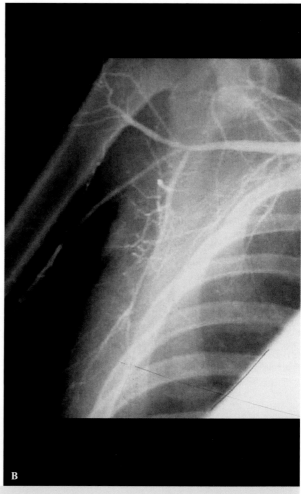

▲ 图 36-1　主动脉和弓上三分支血管的冠状位最大密度投影（MIP）MRA（A）显示大血管、左颈总动脉和右腋动脉不同程度狭窄，管壁光滑。经导管动脉造影术（B）可见视野内上肢动脉均匀变窄。由于图片过暗，使得远端动脉看似堵塞（没有白色对比度的区域，而非原始图像上的串状对比剂影），需进一步调整亮度和对比度

## 病例概要

血管炎。

## Top 3 常见分类

- 大血管病变
  - ➢ 巨细胞性动脉炎：该病是成年人（年龄＜ 50 岁）常见的血管炎性病变，女性比男性更易发病，为节

段性肉芽肿炎症（伴有巨细胞），可引起单侧头痛、同侧视力丧失、风湿性多肌痛症、发热及全身不适症状。行颞动脉活检可确诊。通常使用皮质类固醇进行治疗的效果较好（6～12 个月后消退），但如临床治疗不当可导致患者失明。

➤ 大动脉炎（"无脉性疾病"）：患者年龄一般＜40 岁，以亚洲人及女性居多。该病为肉芽肿性炎症伴内膜纤维化和巨细胞肉芽肿，常导致上肢及头颈部缺血性症状。除非患者出现脑卒中或主动脉夹层，否则经类固醇治疗后通常预后良好。

• 中血管病变

➤ 川崎病（皮肤黏膜淋巴结综合征）：该病好发于婴幼儿或年少的儿童，由病毒或细菌超抗原引起的穿壁性坏死性动脉炎，可导致冠状动脉病变（70% 表现为冠状动脉瘤）、皮疹、腺病、发热、不适、结膜和口腔糜烂及红斑。临床常用阿司匹林和静脉注射丙种球蛋白进行治疗。除非心脏受累（急性心肌梗死或动脉瘤破裂），通常为自限性病变。

➤ 结节性多动脉炎：该病好发于青壮年，男性更易患病，且 30% 的患者乙肝抗体呈阳性。病理表现为节段性穿壁性坏死性动脉炎（可多节段并存）。该病可导致肾病综合征、肾衰竭、胃肠道出血、弥漫性肌肉疼痛、皮肤下结节疼痛、发热、全身不适和体重减轻等。通常选择免疫抑制药治疗，如临床治疗不当可致命。

• 小血管病变

➤ 肉芽肿病伴多血管炎（又称 Wegener 肉芽肿）：该病多见于成年人（任何年龄段）；男性患者多于女性。病理表现为肉芽肿性血管炎。该病可引起坏死性肺肉芽肿、复发性肺炎、坏死性肾小球肾炎、肾病综合征、慢性鼻窦炎和鼻咽部溃疡等。可通过皮质类固醇进行治疗，如临床治疗不当可致命。

➤ Churg–Strauss 综合征（嗜酸性肉芽肿和多血管炎）：患者年龄多为 50 岁左右，男性患者多于女性。病理表现为嗜酸性粒细胞坏死性肉芽肿性血管炎。非常罕见，可导致哮喘、过敏性副鼻窦炎、嗜酸性粒细胞增多、一过性肺浸润和紫癜性皮疹。

➤ 显微镜下多血管炎：患者年龄多为 50 岁左右，男性患者多于女性，白种人发病风险高于黑种人。目前认为该病是由于机体对药物（如阿司匹林、青霉素、噻嗪类利尿药）或微生物的高敏感反应所致，可引起下肢紫癜性皮疹、肾小球肾炎、鼻窦炎、肺炎、咯血及黏膜出血。治疗以清除有害物质为主，除非出现肾衰竭或呼吸衰竭的情况，患者大多预后良好。

➤ 过敏性紫癜：该病是儿童最常见的血管炎，为免疫球蛋白 A 相关性小血管炎（IgA- 补体免疫沉积），可累及皮肤、胃肠道、肾脏和关节，为自限性疾病。

• 无论大小血管的特殊血管炎：包括 Behçet 病、Cogan 病和复发性多软骨炎等。

## 诊断 / 治疗

巨细胞性动脉炎（又称颞动脉炎）。

## 注意事项

※ 对于有血管炎样症状的患者，必须首先排除感染（如梅毒、人类免疫缺陷病毒）、肿瘤、炎症性肠病或药物作用（通常都有小血管改变）。

※ 对于不明原因的多个系统受累（如上呼吸道、肾、肺、皮肤和神经）的全身性疾病患者，应排查血管炎。

推荐阅读

[1] Systemic Vasculitis. https://arupconsult.com/content/vasculitis. Accessed May 17, 2016.

# 病例 37

## 病史信息

动脉闭塞性疾病患者。

## 病例概要

动脉闭塞性疾病的鉴别诊断（图 37-1）。

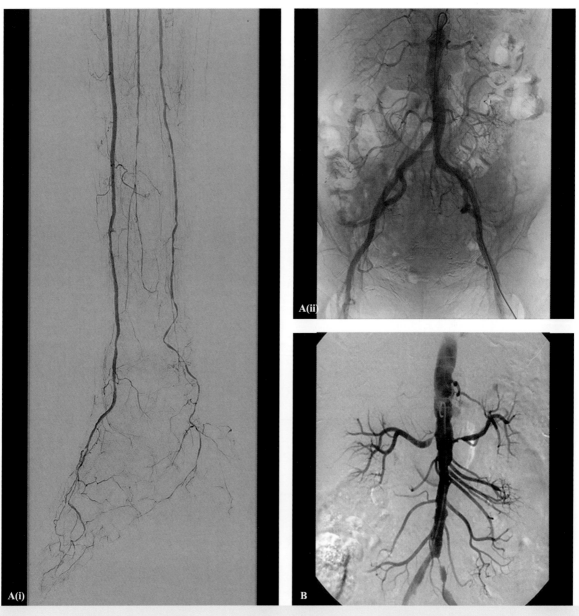

▲ 图 37-1　不同类型的动脉闭塞性疾病。第 1 例患者（A），主动脉和髂动脉大致正常，但膝下动脉多发狭窄，常见于糖尿病和肾衰竭患者。第 2 例患者（B），合并主动脉、主动脉分支（如肾动脉）和髂动脉多发病变，下肢动脉基本通畅；此征象常见于长期吸烟的动脉闭塞性疾病患者

## Top 3 鉴别诊断

• **吸烟者**：相比一般人群，吸烟者更易患动脉闭塞性疾病。此种类型病变好发于大中动脉，可累及主动脉、髂动脉和近端股动脉。吸烟导致的动脉闭塞性病变患者其临床症状多为间歇性跛行。

• **糖尿病和（或）慢性肾衰竭患者**：在糖尿病和肾衰竭患者中，动脉闭塞性疾病往往发生在四肢的远端，被认为是"股腘及膝下动脉"闭塞性疾病。与非糖尿病吸烟者相比，糖尿病患者发生动脉闭塞性病变时，病变更易累及腓动脉和胫后动脉。然而，这两类人群间足底弓闭塞的情况似乎是相似的。此外，由于动脉闭塞性病变分布和其他因素，糖尿病患者往往更易伴发皮肤及肌肉组织损伤。

• **非动脉粥样硬化 / 孤立性病变**：孤立性动脉闭塞性疾病常见于无动脉粥样硬化病因的患者。非动脉粥样硬化性外周动脉疾病是一组表现多样的罕见疾病。疾病包括腘动脉陷迫综合征、动脉外膜囊性病变、中段主动脉综合征、血管炎、Buerger 病和纤维肌发育不良等。对于年龄在 50 岁以下、缺乏典型危险因素（如吸烟、糖尿病）或症状突然发作 / 消退的患者，应警惕非动脉粥样硬化性外周动脉闭塞性疾病。

## 诊断 / 治疗

周围动脉闭塞性疾病。在此类病例中，需注意区分糖尿病与吸烟者的病变类型。

## 注意事项

※ 在有症状的腹股沟以下动脉疾病的患者中，糖尿病患者比非糖尿病吸烟者更容易出现坏疽或溃疡（75% vs. 40% ）。

※ 在出现间歇性跛行的患者中，吸烟者所占的比例＞ 90%。

※ 动脉粥样硬化性周围动脉血管闭塞性疾病与心肌梗死、成年人和全因死亡的风险增加相关。

※ 非动脉粥样硬化性疾病通常是孤立性的，诊断可能是针对狭窄或闭塞的区域（例如，在腘动脉陷迫综合征患者中，除腘动脉外其他血管多为正常血管）。

### 推荐阅读

[1] Menzoian JO, LaMorte WW, Paniszyn CC, et al. Symptomatology and anatomic patterns of peripheral vascular disease: differing impact of smoking and diabetes. Ann Vasc Surg. 1989; 3(3):224–228.

[2] Weinberg I, Jaff MR. Nonatherosclerotic arterial disorders of the lower extremities. Circulation 2012; 126(2):213–222.

## 病史信息

患者女，50 岁，大便潜血阳性（图 38-1）。

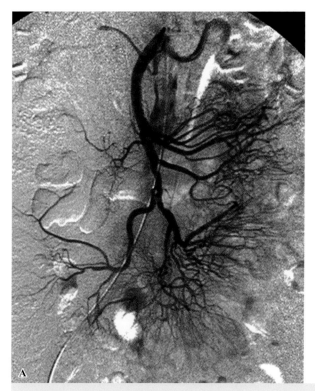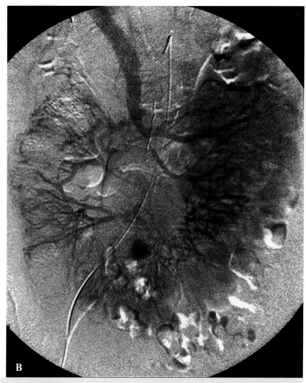

▲ 图 38-1　选择性肠系膜上动脉造影（DSA）早期（A）和门静脉期（B）图像提示回肠末端血供丰富的肿块，直径为 1～2cm

## 病例概要

血供丰富的小肠黏膜下肿块。

## Top 3 鉴别诊断

• **神经内分泌肿瘤**：该肿瘤来源于胃肠道的肠内分泌细胞（好发部位依次为阑尾、小肠、直肠、结肠和胃）。部分肿瘤可释放血管活性胺（如类癌肿瘤释放的 5- 羟色胺）。当肿瘤转移至肝脏时，分泌的 5- 羟色胺可绕过肝脏的代谢系统，导致类癌综合征（可发生在 < 10% 的类癌患者中，主要症状包括皮肤潮红和腹泻）。世界卫生组织将神经内分泌肿瘤分为 3 类，即高分化型（如典型类癌、低度恶性）、高分化型癌（如典型类癌）及低分化高级别恶性肿瘤。许多小肠神经内分泌肿瘤具有侵袭性，可跨壁浸润转移和淋巴结转移。肠系膜转移瘤形成的肿块通常比其原发病灶更大，CT 检查可见 "阳光散射状" 表现（如促结缔组织增生反应等）。

• **间叶细胞肿瘤**：该肿瘤来源于发育成结缔组织、淋巴或循环系统的细胞。

- **胃肠道间质瘤（GIST）**：虽然好发于胃部（60%），但仍约有 30% 的 GIST 起源于小肠。病灶通常孤立性存在。GIST 的分期主要基于肿瘤大小、扩散情况和有丝分裂比率。CT 多表现为边缘不规则分叶状、溃疡、中央坏死、不均匀强化，部分病例可见转移灶。
- **血管瘤**：此类肿瘤为罕见的实体肿瘤，包括血管球瘤、血管瘤、Kaposi 肉瘤和血管肉瘤。
- **神经鞘瘤**：需注意将该肿瘤与胃肠道神经鞘瘤和更为罕见的副神经节瘤相鉴别。
- **血供丰富的转移性肿瘤**：此类恶性肿瘤通过直接蔓延、腹膜种植到浆膜或血行播散至小肠，此类肿瘤呈多发性。转移到小肠的最常见的原发肿瘤为黑色素瘤和乳腺癌。不太常见的原发肿瘤包括肾细胞癌、绒毛膜癌、神经内分泌肿瘤和间叶细胞肿瘤等。

## 其他诊断方面的考量

- **异位组织**：这些组织与主要器官分离，无血管或管道连接。异位胰腺在人群中的发生率为 1%～15%，通常位于上消化道（例如胃大弯处），但也可发生于小肠。一般情况下，患者无明显症状，但也可能出现疼痛、出血或梗阻。异位胃黏膜可沿小肠生长，有时伴有多发囊肿或 Meckel 憩室。需要注意的是，异位胃黏膜有时会被误诊为其他病变。
- **曲张静脉团**：该病有时呈肿块样或息肉样表现，通过内镜检查（由于病灶位置深在）很难与其他肿块相鉴别。CT 有助于确定静脉曲张的范围和可能的病因。

## 诊断 / 治疗

小肠类癌。

## 注意事项

※ CT 是重要的肿瘤成像手段，可显示肿瘤局部浸润和远处转移情况，并与组织学检查互补。

※ 30% 的类癌为多发。小肠钡灌造影或 CT 有助于检出更多的病灶。

※ 原发性小肠腺癌和淋巴瘤病灶可见强化，但通常肿瘤血供并不丰富。

推荐阅读

[1] Lee NK, Kim S, Kim GH, et al. Hypervascular subepithelial gastrointestinal masses: CT–pathologic correlation. Radiographics. 2010;30(7):1915–1934.

# 病例 39

## 病史信息

患者女，45 岁，偶然发现肝部肿块（图 39-1）。

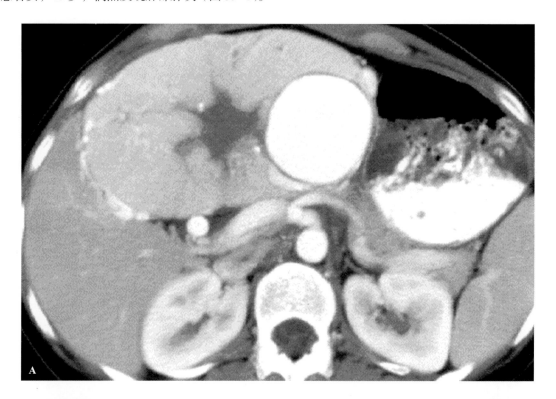

| | 血管瘤 | 局限性结节状增生 | 腺瘤 | 肝细胞癌 | 孤立性肝转移 |
|---|---|---|---|---|---|
| 动脉期 | ↑ | ↑ | ↑ | ↑ | ↑ |
| 门静脉期 | ↑ | ↔ | ↔/↓ | ↔/↓ | ↔/↓ |
| 延迟期 | ↑ | ↔/↑ | ↔/↓ | ↔/↓ | ↔/↓ |
| 钆贝酸葡甲胺(Gd-BOPTA)（延迟 1h） | 不确定 | ↔/↑ | ↓ | 不确定/↓ | ↓ |
| $T_1WI$ | ↓ | ↔/↓ | ↔/↑ | 不确定 | ↓ |
| $T_2WI$ | ↑↑ | ↔/↑ | ↔/↑ | 不确定/↑ | ↑↑ |
| DWI | ↑ | ↔ | ↔/↑ | ↔/↑ | ↑ |

▲ 图 39-1　增强 CT 显示肝肿块高强化，中央低密度，并伴有动脉瘤（**A**）。表中列出了多种不同血供丰富的肝脏肿块在特定 **MR** 条件下的表现（**B**），其中"↑"表示与肝脏相比呈高信号；"↔"表示与肝脏相比呈等信号；"↓"表示与肝脏相比呈低信号

引自 Silva AC, Evans JM, McCullough AE, Jatoi MA, Vargas HE, Hara AK. MR imaging of hypervascular liver masses：a review of current techniques.Radiographics 2009;29: 385-402. 经北美放射学会（RSNA）许可转载

## 病例概要

非肝硬化性肝脏富血供肿块。

## Top 3 鉴别诊断（良性）

- **血管瘤**：此类肿瘤多由内皮细胞和薄层的基质构成，边界清晰，肿块内充满血液，是最常见的肝脏肿瘤。其典型的增强 CT 表现是由于全期血池相和对比剂缓慢填充整个肿块造成的周边不连续强化（约 75% 的病例可见此征象）。其他强化类型包括快速强化血管瘤（直径 < 1.5cm，均匀强化）和巨大血管瘤（直径 > 5cm，中央持续性低强化）。

- **局灶性结节增生（FNH）**：FNH 是肝实质到动脉畸形的增生性反应，为临床第 2 常见的肝脏良性肿瘤。病灶由肝细胞、Kupffer 细胞（远多于腺瘤）和围绕中央瘢痕的小胆管组成。因为瘢痕由异常的血管结构组成，在对比剂注入后呈现延迟增强。多数 FNH 患者无明显症状，少数则因包膜牵拉、占位效应或血流改变而引起疼痛。

- **腺瘤**：该病在服用口服避孕药的妇女中最为常见，通常是单侧发病，病变大多与糖原沉积病或合成类固醇有关。腺瘤内可能含有脂肪，患者的临床症状比 FNH 更常见。当肿瘤直径 > 5cm 时，存在破裂和出血的风险。此外，腺瘤还有较低的恶变风险。

## 其他诊断方面的考量（恶性）

- **肝细胞癌（HCC）**：约 20% 的 HCC 发生于非肝硬化的肝脏。HCC 的其中一种类型为纤维板层型，易于与 FNH 混淆。这两种病变均易发生于较为年轻的患者，且都有中央瘢痕。在纤维板层型 HCC 病灶中，瘢痕 MR $T_2WI$（以及所有其他序列）表现为低信号，且无强化。此外，纤维板层型 HCC 缺乏 Kupffer 细胞（不摄取 $^{99m}Tc$）。

- **孤立性肝转移**：恶性肿瘤肝转移较为常见。孤立性肝转移通常在门静脉期显影较为明显，有别于典型的低血供肿块。血供丰富的肝转移病灶动脉期成像效果最佳，转移灶的原发肿瘤包括黑色素瘤、肾癌、绒毛膜癌、甲状腺癌、乳腺癌、肺癌、肉瘤和神经内分泌肿瘤（如胰岛细胞瘤、类癌和嗜铬细胞瘤）等。

## 诊断 / 治疗

CT 提示存在血供丰富的肝肿块，最终诊断为 FNH。

## 注意事项

※ 对于有症状的巨大血管瘤（> 5cm），经动脉颗粒栓塞可缓解疼痛症状，并起到阻止肿瘤生长、减少肿块效应、纠正凝血和逆转炎症的作用。对直径 > 10cm 的巨大血管瘤进行栓塞还能够有效防止破裂和出血。

※ 一过性肝低密度（THAD）或一过性肝低信号（THID）在动脉期图像上显示"较亮"，而在其他所有成像条件下均呈等密度 / 等信号。

※ 与大多数转移瘤相比，血管瘤 $T_2WI$ 显影"更亮"。延迟显像转移灶强化消失，而血管瘤持续强化，对两者的鉴别诊断具有一定价值。

推荐阅读

[1] Silva AC, Evans JM, McCullough AE, Jatoi MA, Vargas HE, Hara AK. MR imaging of hypervascular liver masses: a review of current techniques. Radiographics. 2009;29(2):385–402.

# 病例 40

## 病史信息

患者女，54 岁，慢性呼吸困难（图 40-1）。

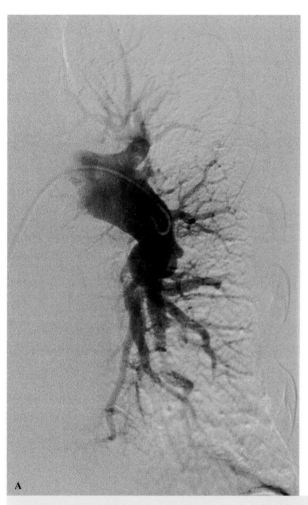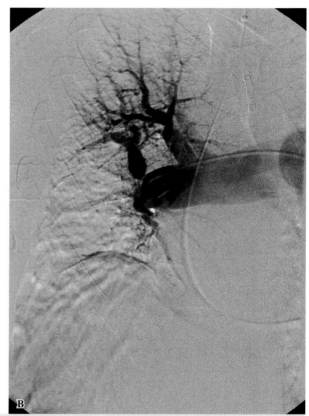

▲ 图 40-1　左肺动脉（A）和右肺动脉（B）造影显示肺动脉主干增粗、管壁不规则且多处闭塞。压力测量：71/36mmHg，平均压力 51mmHg

## 病例概要

肺动脉扩张。

## Top 3 鉴别诊断

- **肺动脉高压**：肺动脉主干非局限性扩张通常是由肺动脉高压引起的。肺动脉高压定义为平均肺动脉压 $\geq$ 25mmHg。CT 和 MR 是诊断肺动脉扩张的首选影像学检查方法。肺动脉直径在男性 > 29mm、女性 > 27mm（第 90 位百分位分界值）提示肺动脉扩张。临床对于肺动脉主干扩张应予以重视。肺动脉高压的病因可分为毛细血管前疾病（如血栓栓塞疾病）、毛细血管性疾病 / 混合性病变（如肺纤维化）和毛细血管后疾病（如左心衰竭）。

- **动脉瘤 / 假性动脉瘤**：肺动脉局限性扩张的常见病因包括血管炎（如 Behçet 综合征或 Hughes–Stovin 综合征）、感染（如结核、化脓菌或真菌）、肿瘤、医源性疾病（如位置异常的 Swan–Ganz 导管）、创伤或罕见的结缔组织异常（如 Marfan 综合征、Ehlers–Danlos 综合征）。临床常用的影像学评估方法为胸部增强 CT 或 MRI。动脉瘤 / 假性动脉瘤较为罕见，尚无统一的干预标准，但考虑到其有极高破裂风险及破裂死亡率，大多数人主张尽早治疗。

- **肺动静脉畸形（PAVM）**：肺末端毛细血管环的先天缺陷导致了薄壁血管囊和 PAVM 的形成。这种异常通道会导致在肺动脉和静脉之间形成高流量、低阻力的动静脉瘘（AVM）。在大多数情况下，患者无明显症状，但部分患者可出现呼吸困难（从右向左分流所致）和矛盾性栓塞。PAVM 与遗传性出血性毛细血管扩张症（HHT）有很强的相关性，33% 的单发 PAVM 患者有 HHT，50% 以上的多发 PAVM 患者有 HHT，其 PAVM 患者通常于 30 岁前发病。如供血血管直径 $\geq$ 3mm，经典的处理方式为弹簧圈栓塞。然而，在那些供血动脉直径 < 3mm 的患者中，同样也发现了矛盾性栓塞。因此，对于成年 PAVM 病例，许多医学中心已经开展了直径 3mm 病灶的治疗；而在儿科病例中，并无直径 < 3mm 的 PAVM 相关治疗指南。对于有症状的患者，则普遍认同对 PAVM 滋养血管进行治疗是必要的。

## 诊断 / 治疗

肺动脉高压（慢性肺动脉栓塞后遗症）。

## 注意事项

※ 肺动脉直径 $\geq$ 29mm，对肺动脉高压的阳性预测值为 97%（敏感度为 87%，特异度为 89%）。

※ Swan–Ganz 导管所致破裂和出血的发生率约为 0.2%。

※ 对于 PAVM 患者，应常规排查 HHT。

### 推荐阅读

[1] Nguyen ET, Silva CI, Seely JM, Chong S, Lee KS, Müller NL. Pulmonary artery aneurysms and pseudoaneurysms in adults: findings at CT and radiography. AJR Am J Roentgenol 2007;188(2): W126–W134.

[2] Peña E, Dennie C, Veinot J, Muñiz SH. Pulmonary hypertension: how the radiologist can help. Radiographics 2012;32(1):9–32.

[3] Trerotola SO, Pyeritz RE. PAVM embolization: an update. AJR Am J Roentgenol 2010;195(4):837–845.

# 病例 41

## 病史信息

患者男，68 岁，面部肿胀（图 41-1）。

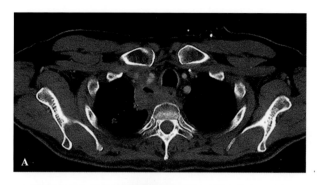
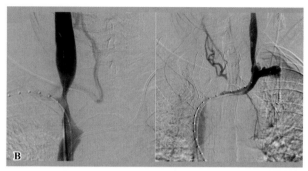
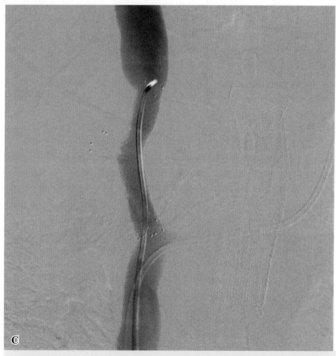
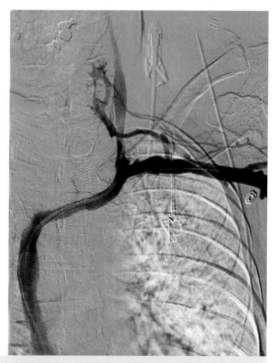

▲ 图 41-1　上纵隔增强 CT（A）显示头臂静脉和上腔静脉周围均有肿块压迫。DSA（B）显示右头臂静脉严重狭窄，左侧闭塞（注意左侧胸口）。支架置入术后造影（C）显示双侧头臂静脉重建后血管通畅性明显改善，无并发症发生

## 病例概要

中心静脉闭塞。

## Top 3 鉴别诊断

• **恶性肿瘤**：肺部恶性肿瘤是导致上腔静脉（SVC）阻塞的常见原因，包括小细胞和非小细胞肺癌。中心静脉阻塞可能为肿瘤压迫或直接侵犯所致。淋巴瘤有时也会压迫血管，是导致 SVC 阻塞的第二大常见肿瘤。可导致 SVC 梗阻的其他肿瘤（纵隔肿瘤）包括恶性胸腺瘤、生殖细胞瘤、间皮瘤或淋巴结转移。肉瘤累及 SVC（如血管肉瘤、平滑肌肉瘤）非常罕见。

• **有创器械**：可能导致 SVC 闭塞风险增高的医疗器械使用有所增加。目前已知可导致 SVC 狭窄或血栓的装置包括大口径导管（如血液透析导管）和心脏介入器械（如心脏起搏器）。

• **纤维性纵隔炎**：虽然该病在组织学上为良性病变，但纵隔组织内胶原增生和纤维化可导致 SVC 闭塞。这种闭塞通常是外源性压迫所致，因为没有直接侵犯 SVC 壁，其被认为是特发性的，可能是由于对组织胞浆菌或结核的异常免疫反应引起，也可能与腹膜后纤维化有关。在 CT 图像上，纤维性纵隔炎表现为边界不清的软组织肿块，正常的脂肪组织受到破坏，特别是在中纵隔。

## 其他诊断方面的考量

• **放射治疗**：放射诱导的纤维化也可导致 SVC 外源性压迫闭塞。分界明显的辐射场形状分布有助于诊断。然而，病史是关键的诊断信息。

## 诊断 / 治疗

肺癌导致双侧头臂静脉 –SVC 闭塞。

## 注意事项

※ 在 SVC 闭塞患者中，约 2/3 为恶性肿瘤所致。近年来，医源性因素变得越来越常见。
※ SVC 闭塞的主要原因可分为肿块效应、血管壁病变、血栓形成。

推荐阅读

[1] Sheth S, Ebert MD, Fishman EK. Superior vena cava obstruction evaluation with MDCT. AJR Am J Roentgenol 2010;194(4):W336–W346.

# 病例 42

## 病史信息

患者男，59 岁，新发肝衰竭（图 42-1）。

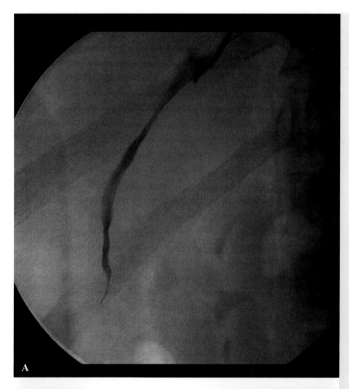

◀图 42-1　选择性肝中静脉造影显示血管通畅，未见狭窄或网状结构（**A**）。将导管送入并获取肝静脉压力和楔压，最后通过套管穿刺针进行活检（**B**）

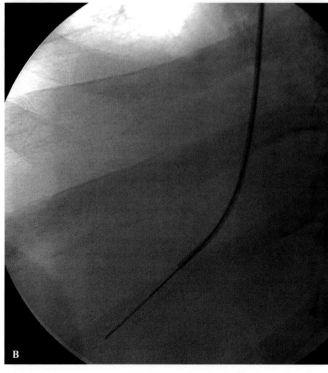

## 病例概要

肝硬化经静脉评估技术。

## Top 3 评估方法

- **肝静脉压测量**：导管引导下的压力测定是评估门静脉高压最合适的方法。在这个过程中，通常经颈静脉途径将导管送入至肝静脉，在导管楔入（或使用闭塞球囊）以及保持导管在静脉中自由漂浮的情况下，进行压力测量。楔压是门静脉压力的估测值，楔压减去自由肝静脉压可获得肝静脉压力梯度（HVPG），即门静脉压力梯度（PSG）的估测值。PSG 正常值为 $1\sim4$ mmHg，PSG $\geqslant 5$ mmHg 则提示门静脉高压。然而，"临床显著门静脉高压"定义为 PSG $> 12$ mmHg，患者可能出现临床症状（如曲张静脉出血或腹水）。然而，许多高于这一阈值（12mmHg）的患者，也可能由于侧支循环形成的个体差异而无明显症状。通过 HVPG 可洞悉患者的预后，从而指导治疗[如经颈静脉肝内门体分流术（TIPS）]，并有助于直接应用栓塞技术进行治疗。
- **肝静脉造影**：肝静脉造影用于在压力测量之前或干预治疗（如 TIPS）之前确认导管的位置。此外，通过肝静脉造影可发现类似于肝硬化的疾病（如肝静脉闭塞性疾病），虽然这些疾病会引起门静脉压力升高，但一般不会导致肝实质疾病。
- **经颈静脉肝活检**：肝硬化的最终确诊依赖组织学检查，而非临床表现或影像学检查。正常情况下，经皮肝穿刺活检足以诊断。在无法纠正的出血或严重腹水的情况下，应选用经颈静脉入路，以减少并发症。目前有许多介入器械套装可供选择，其中大多包括 1 个 7F、60cm 长并带有弯曲金属加强筋的鞘，1 个 5F 诊断导管，以及 1 个 18G 核心活检针（20mm 投掷长度），其长度与鞘和金属加强筋相匹配。

## 诊断 / 治疗

应用经静脉途径介入放射学技术对肝硬化进行评估。

## 注意事项

※ TIPS 术后直接测量 PSG，有助于监测疗效。因为 TIPS 术后 HVPG 比术前减少 25%～50%，已被证明能够显著降低曲张静脉出血的风险。

※ 术前 HVPG $> 10$ mmHg 是肝细胞癌肝切除术的禁忌证（因为围术期并发症风险相当高）。

※ HVPG $> 20$ mmHg 是内科或内镜治疗急性静脉曲张出血失败的评估指标。

推荐阅读

[1] Merkel C, Montagnese S. Hepatic venous pressure gradient measurement in clinical hepatology. Dig Liver Dis 2011;43(10):762–767.

# 病例 43

## 病史信息

患者男，55 岁，下肢疼痛（图 43-1）。

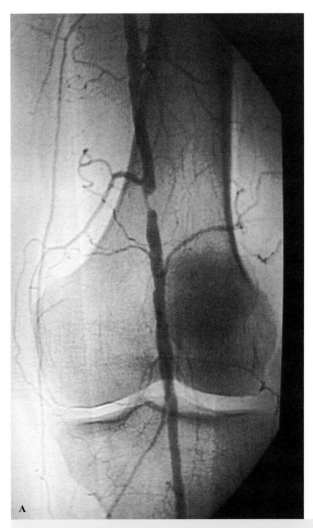
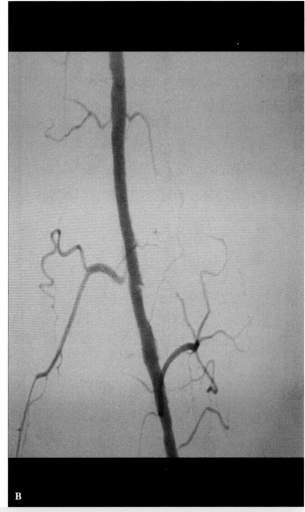

▲ 图 43-1　左侧股浅动脉远端和腘动脉血管造影可见腘动脉近端（膝上内侧动脉的远端）有一处偏心性、重度局限性的狭窄（**A**）。在病变部位应用直径 **5mm** 球囊进行血管成形术，术后即刻造影显示狭窄消失，无并发症发生（**B**）

## 病例概要

外周动脉闭塞性疾病（血管腔内治疗技术的应用）。

## Top 3 治疗方案

- **经皮腔内血管成形术（PTA）**：PTA 术中，首先将金属导丝穿过闭塞段血管，然后行球囊导管扩张，以解除狭窄。对 PTA 最敏感的病变为短节段（< 3cm）、同心圆型、呈不完全闭塞、无钙化、管径较大且流入和流出道良好的闭塞性病变。由于具有成本效益高、并发症发生率低及可重复性好的优点，PTA 被广泛应用于临床。所选球囊的直径应比靶血管长约 10%，操作时应注意缓慢而温和地打开球囊，并适当调整扩开病变血管所需的压力。

- **经皮支架成形术**：支架作为用来扩开阻塞血管并保持血管通畅的介入治疗器械，有球扩式支架和自膨式支架两种基本类型。球囊扩式支架预装在球囊上，具有良好的径向支撑力，定位精准（没有缩短性和较少的"跳跃"），但顺应性较差，可使血管拉直。自膨式支架是预装在输送系统内，柔韧性好并且能够适应血管的曲折，但其径向支撑力小，释放精准性较差。对于外周动脉闭塞性疾病患者，应在完全闭塞段血管、怀疑远端栓子处使用支架或在病变位于开口时使用支架。此外，也可在 PTA 失败后使用支架进行治疗。PTA 失败定义为术后残余狭窄（> 25% 管腔）、残余压力梯度（> 10mmHg 收缩压）或出现限流性夹层。使用覆膜支架或支架移植物，可能更有利于保持血管通畅性，且为处理并发症（如血管破裂）的重要介入器材。

- **斑块切除术**：该方法通过转子或激光能量来破坏动脉粥样硬化斑块，然后吸除产生的碎片，其经常与血管成形术等其他技术联合使用。

## 其他治疗选择

- **药物洗脱球囊或支架**：涂以抗肿瘤药物（如紫杉醇）或免疫抑制药（如西罗莫司或伊维莫司）的球囊和支架已被应用于外周动脉闭塞性疾病的治疗，以减少与介入相关的血管损伤反应，降低再狭窄率。

## 诊断 / 治疗

单发短节段股 – 腘动脉重度狭窄，单纯 PTA 治疗。

## 注意事项

※ 术中使用肝素和硝酸甘油有助于减少血管内介入治疗的并发症。术后预防血小板聚集［如使用阿司匹林、糖蛋白 IIb/IIIa 拮抗药或二磷酸腺苷（ADP）受体拮抗药］也十分重要。

※ 尽管术者有多种治疗技术可以选择，但血管成形术仍然是大多数病变处理的主要技术。

推荐阅读

[1] Tadwalkar RV, Lee MS. The current state of endovascular intervention for peripheral arterial disease. Vascular Disease Management 2015;12(10): E190–E203.

# 病例 44

## 病史信息

患者男，83 岁，急性下肢疼痛，既往有心房颤动病史（图 44-1）。

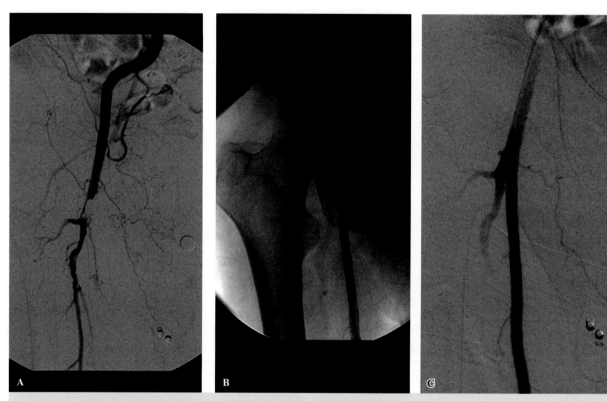

▲ 图 44-1　右髂股动脉数字减影血管造影显示股总动脉远端（即股深、股浅动脉分叉处）有一处局部充盈缺损，可见少量对比剂流入股浅动脉近端（**A**）。透视下可见机械清除血栓装置标记点（**B**）。溶栓并血栓抽吸（经鞘管）后造影显示靶血管血流良好，无残留充盈缺损，无并发症（**C**）

## 病例概要

动脉栓子（非神经性）患者。处理方式取决于受影响的血管床、侧支循环形成情况及发病时间和临床症状的严重程度。

## Top 3 治疗方案

• **导管接触性药物溶栓**：当患者临床症状发现较早且较轻时，可能适合导管接触性药物溶栓治疗。常用药物为外源性纤溶酶原激活药［如组织纤溶酶原激活物或重组组织型纤溶酶原激活物（rt-PA）］。将带有多个侧孔的溶栓导管插入栓子中，并将药物持续注入栓子中。其他步骤包括冲击疏松血块、脉冲喷洒和分级 / 分步输液（输液方法取决于症状的严重程度和溶栓所需的速度）。rt-PA 的使用方法为先团注 2～5mg，然后以 0.5～1mg/h 的速率持续输注（最大剂量 40mg）。经外周静脉注射"亚治疗剂量"的肝素，注射速率为 2～500U/h［活化部分凝血活酶时间（APTT）目标值为正常值的 1.25～1.5 倍］，可减少血栓形成。需密切监测凝血相关参数，其中纤维蛋白原水平是关键（如低于 150mg/dl，则减少 50% 的溶栓药物剂量；如降至 100mg/dl 以下，则停止输注溶栓药物或输入新鲜冰冻血浆）。患者应在重症监护室（ICU）接受监护治疗，以减少出血并发症（如腹股沟血肿、成年人、胃肠道出血）、控制溶栓药物注射、监测凝血参数，并保持患者舒适。期间每隔 4～8h 应将患者送返导管室进行检查，以便及时了解病变改善情况。溶栓治疗的终点包括完全溶解并恢复血流、溶栓无进展、溶栓失败或发生重大并发症等。溶栓后，对任何潜在的病变也均应及时处理。机化血栓的溶栓效果不及新鲜血栓。

- 经导管机械血栓清除：在患者症状较重的情况下，经皮机械血栓清除可能更有利于快速重建血流。其主要操作过程是在栓子上放置 1 个鞘管，然后进行机械血栓抽吸。美国食品药品管理局（FDA）批准的第 1 个用于动脉溶栓的设备是 AngioJet 血栓抽吸系统，其可用于药物联合机械血栓清除。AngioJet 血栓抽吸系统效果良好，93% 患者经治疗后动脉血流立即得到改善（PEARL 研究），但其并发症包括心律失常（在心脏附近使用该系统时可能发生）和溶血。溶栓药物与这些装置可联合使用。

- 外科取栓术：在出现严重症状的情况下，可能需要实施开放手术。治疗方法包括球囊导管取栓、补片血管成形术或人工血管旁路术等。

## 其他治疗选择

- 全身抗凝：如偶然发现血管内栓子，且无明显症状，寻找栓子来源十分重要。明确栓子来源可减少甚至避免栓塞事件的再次发生。同时，长期全身性抗凝管理是必需的。

## 诊断 / 治疗

右侧股总动脉远端栓塞。

## 注意事项

※ 奈替普酶具有更强的纤维蛋白亲和力，可减少循环中纤溶酶原的外周激活，从理论上能够改善出血并发症的发生率。

※ 在取栓并建立血流后，需积极寻找并处理导致栓塞的原因。其原因可能包括全身抗凝、抗心律失常药物、动脉瘤及溃疡性病变的修复等。

推荐阅读

[1] Morrison HL. Catheter–directed thrombolysis for acute limb ischemia. Semin Intervent Radiol. 2006; 23(3):258–269.

# 病例 45

## 病史信息

淋巴瘤患者，35 岁，左上纵隔肿块，CT 检查病灶无强化，接受经皮穿刺活检。对该患者行左侧中心静脉置管失败，最终在右侧胸部置入静脉港（图 45-1）。

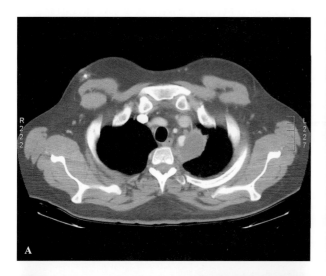
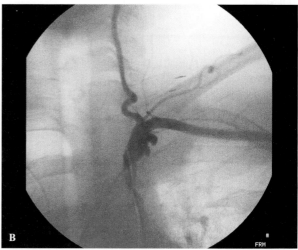
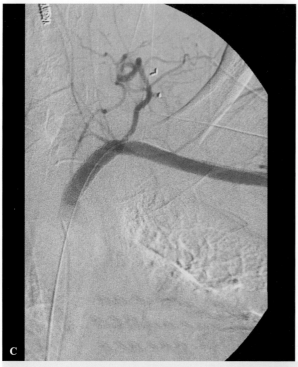
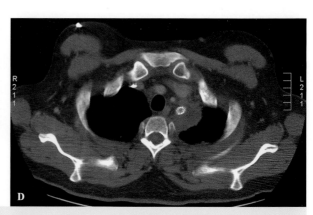

▲ 图 45-1 增强 CT 轴位图像（A）显示左侧锁骨下假性动脉瘤。左侧锁骨下动脉选择性造影（B）证实左侧锁骨下动脉假性动脉瘤，并且左侧椎动脉与假性动脉瘤位于同一水平。在椎动脉进行球囊阻断试验后，用弹簧圈栓塞椎动脉，以防止内瘘，然后放置覆膜支架。血管造影（C）显示假性动脉瘤消失。随访胸部 CTA（D）显示被隔绝的假性动脉瘤已萎缩

## 病例概要

胸部假性动脉瘤。

## Top 3 病因分析

- **创伤 / 医源性**：假性动脉瘤的形成可发生在主动脉、大血管或其他胸廓内的血管（如乳内动脉、肺动脉）。钝性和穿透性创伤是主要原因。穿透性创伤包括医源性外科吻合口问题、外科感染、活组织检查后、胸管放置后或在复杂的中心静脉导管置入患者中。鉴于破裂的高风险，强烈推荐开放或血管内修复。

- **感染性囊状动脉瘤**：通常位于特殊部位，增加了细菌性动脉瘤形成的因素。影像学上的征象包括邻近软组织炎症，腔内或周围气体，或血管周围积液。感染性动脉瘤因破裂风险而显著增加了并发症发生率和死亡率。细菌性动脉瘤可由多种微生物引起，最常见的是葡萄球菌和沙门菌。血管壁的感染可能来自近心端的栓子（如心内膜炎），也可能来自邻近感染的直接扩散（如已知胸壁放线菌病会影响肋间动脉和乳内动脉）。通常可通过血液培养（50%～85% 的时间）来确定致病微生物。治疗包括在使用抗生素（根据细菌培养及药敏结果）的基础上实施外科清创和血管重建。对于那些外科手术风险极高的患者，行血管内修复可能就足够了。

- **邻近肿瘤**：肿瘤可通过直接侵犯、炎症浸润或容积效应导致血流动力学改变，在壁上产生剪应力导致夹层或出血形成假性动脉瘤。原发性肿瘤包括支气管肺癌、食管癌或肉瘤。

## 治疗方案

- **开放性修复**：手术方式主要取决于病因、解剖部位和患者的并发症。开放性修复包括不重建的外科切除、立即重建的切除及延迟重建的切除。该方法目前仍是修复此类损伤的最重要手段。

- **支架移植物**：支架移植物可在保持血管通畅的同时隔绝假性动脉瘤。操作者必须注意可能发生的内瘘，因为内瘘会导致动脉瘤囊内压力持续增高，使进一步修复变得复杂，其主要是由于移植物断裂或新生内膜增生导致闭塞的问题。

- **栓塞**：假性动脉瘤介入栓塞治疗，可通过弹簧圈栓塞瘤体、栓塞供血动脉来完成。病变的形态和责任血管直接影响到临床处理方式。对于颈长而细的动脉瘤，经皮或经导管在囊内注射凝血酶可能已经足够。

## 诊断 / 治疗

覆膜支架置入，修复左锁骨下动脉医源性假性动脉瘤。

## 注意事项

※ 金黄色葡萄球菌是细菌性动脉瘤最常见的病原体，可见于 70% 的病例。

※ 回顾性研究表明，细菌性动脉瘤的血管腔内修复正在逐步被接受（有研究显示，患者 30 天死亡率约 10%，2 年生存率达 75%～80%）。

※ 近年来，覆膜支架移植物的适应证不断扩大，包括动脉瘤的治疗和血管破裂的修复、某些血管闭塞性病变的治疗，以及对功能失调的血液透析动静脉瘘进行修复等。

推荐阅读

[1] Kan CD, Lee HL, Yang YJ. Outcome after endovascular stent graft treatment for mycotic aortic aneurysm: a systematic review. J Vasc Surg. 2007;46(5):906–912.

# 病例 46

## 病史信息

患者男，64 岁，右下肢疼痛（图 46-1）。

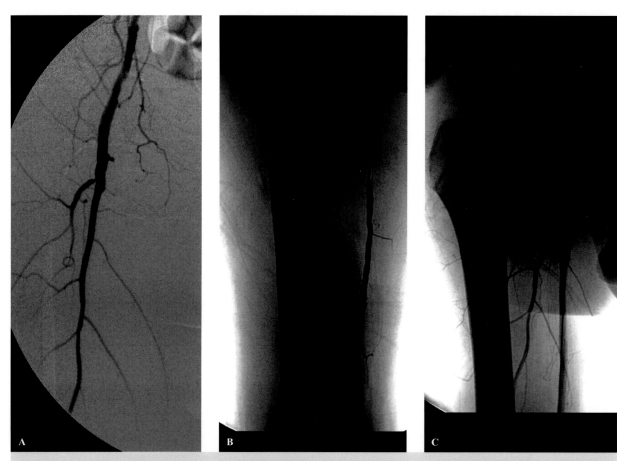

▲ 图 46-1 右腹股沟区造影（**A**）显示右侧股浅动脉闭塞，股深动脉的特征是分支动脉分布于大腿。导管通过长段闭塞病变后造影（**B**）证实导管进入股浅动脉远端真腔内。置入 Viabahn 支架后造影（**C**）显示支架内血流通畅，狭窄消失

## 病例概要

血管腔内治疗股浅动脉（SFA）闭塞性病变。

## Top 3 治疗方案

• **经皮腔内血管成形术（PTA）**：将 PTA 用于 SFA 闭塞的治疗，费用较低，操作简单，并发症少，且可重复性好。但其对于完全闭塞性病变的治疗成功率较低，因此 PTA 在狭窄性疾病的治疗中更为常用。对于股动脉至膝下动脉病变，PTA 的首次治疗成功率约为 90%，但 1 年后再狭窄率约为 60%。我国 SFA 闭塞的高发病率是基于人口老龄化的情况，将来会有更多的患者需要接受临床干预。

• **经皮支架成形术**：目前支架材料和设计种类较多，支架的有效性尚难以准确分析。与 PTA 相比，使用自膨式镍钛合金裸支架进行治疗似乎在预后方面更具优势（2 年再狭窄率：50% vs. 75%）。工程师们试图通过在移植物中加入新的材料，如聚四氟乙烯（ePTFE），来阻止内膜增生这一造成再狭窄的主要原因。在移植物中加入肝素后，可有效改善血管通畅性，这使得经皮支架成形术相比于 PTA 更适用于长段 SFA 闭塞性病变的治疗。

• **经皮腔内斑块旋切术**：一项来自 Cochrane collaboration 的 Meta 分析表明，在 SFA 闭塞性病变的治疗方面，尚无明确证据支持斑块旋切优于 PTA。

## 其他治疗选择

• **药物洗脱球囊或支架**：药物洗脱球囊已被证实在处理小口径动脉血管病变和近分支的冠状动脉病变是有效的。紫杉醇涂层球囊在股腘动脉病变可能略优于常规 PTA（尽管还有待进一步研究来证实这一结论）。在 SIROCCO 试验中，将西罗莫司洗脱支架与应用于股腘动脉中的裸金属支架进行了比较，但未能证明两者在再狭窄率方面存在差异。然而，其他药物洗脱支架可能是有效的（如伊维莫司洗脱镍钛合金支架）。

## 诊断 / 治疗

内膜下成形并置入 ePTFE 覆膜支架治疗长段 SFA 闭塞性疾病。

## 注意事项

※ 有多种不同类型的金属裸支架可供选择，其中镍钛合金支架似乎在股腘动脉闭塞性疾病中的效果是最好的。

※ 对于长节段股腘动脉闭塞性病变，使用肝素涂层 ePTFE 覆膜支架（如 W. L. Gore & Associates 公司的 Viabahn Endoprosthesis 支架）比镍钛合金裸支架的一期通畅率更高（24 个月通畅率：63% vs. 41%）。

※ 在 SFA 闭塞性病变的治疗方面，血管成形术可能最适用于单一、较短的狭窄病变，而支架或覆膜支架置入则适用于更复杂、多平面的狭窄或完全闭塞性病变。

推荐阅读

[1] Lammer J, Zeller T, Hausegger KA, et al. Sustained benefit at 2 years for covered stents versus bare–metal stents in long SFA lesions: the VIASTAR trial. Cardiovasc Intervent Radiol. 2015;38(1):25–32.

[2] Schillinger M, Sabeti S, Dick P, et al. Sustained benefit at 2 years of primary femoropopliteal stenting compared with balloon angioplasty with optional stenting. Circulation. 2007;115(21):2745–2749.

## 病史信息

患者女，34 岁，CT 检查偶然发现脾动脉瘤（图 47-1）。

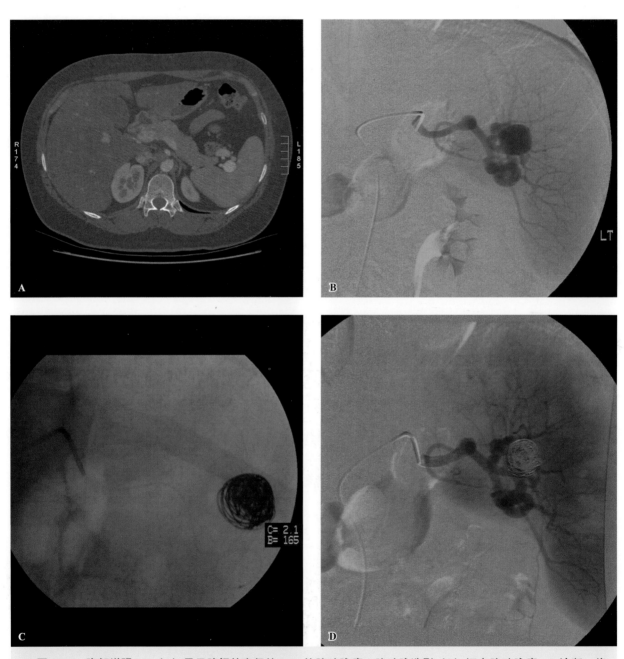

▲ 图 47-1　腹部增强 CT（A）显示脾门处直径约 2cm 的脾动脉瘤。脾动脉造影（B）证实脾动脉瘤 CT 诊断。将微导管送入动脉瘤腔，用弹簧圈在瘤体内致密填塞（C）。再次造影（D）显示脾脏的血流被保留，而动脉瘤未再显影

## 病例概要

内脏动脉真性动脉瘤。

## Top 3 常见部位

• **脾脏**：脾脏是内脏动脉瘤最常见的部位，占总数的 60%～80%。女性发病率是男性的 4 倍多。临床治疗的适应证包括破裂或有症状的动脉瘤、妊娠或近期有妊娠可能的动脉瘤患者、门静脉高压或拟接受肝移植的动脉瘤患者、动脉瘤持续增大及动脉瘤直径达 2.5～3cm 的患者。

• **肝脏**：肝脏是内脏动脉瘤第二常见的部位，约占总数的 20%。与脾脏动脉瘤不同，肝脏动脉瘤男女发病比例为 2∶1。随着经肝动脉介入治疗增多，与介入操作相关的肝动脉瘤也不断增加（尽管是假性动脉瘤）。内脏动脉瘤破裂后，血液进入腹腔或胃肠道。在有症状的肝脏动脉瘤患者中，约 33% 出现 Quincke 三联征，即上腹肌疼痛、胆道出血和梗阻性黄疸。据报道，肝脏动脉瘤破裂率高达 80%，死亡率为 20%～35%，因此强烈主张对肝脏动脉瘤进行早期修复。

• **肠系膜上动脉（SMA）**：SMA 动脉瘤在所有内脏动脉瘤中占 5.5%。虽然少见，但病变累及 SMA 分支的病例特别凶险，动脉瘤破裂率约为 50%。此外，另一个高风险的情况是肠缺血或梗死。因为适合支架移植修复的病变并不多见，所以通常需要开放手术和即刻血运重建。

## 其他部位

• **其他脏器**：肾动脉真性动脉瘤非常罕见。其他内脏动脉瘤包括胃十二指肠动脉、胰腺动脉分支（6%）、腹腔干动脉（4%）、胃和胃网膜动脉（4%）及肠系膜下动脉等（< 1%）。

## 诊断 / 治疗

脾动脉瘤弹簧圈栓塞修复。

## 注意事项

※ 内脏动脉瘤包括真性和假性动脉瘤，大多数为假性动脉瘤。其病因包括动脉粥样硬化、纤维肌发育不良、血管炎、创伤、感染或邻近脏器炎症（如胰腺炎）等。

※ 治疗方式包括开放手术（如修复或结扎）和腔内治疗（如支架置入、线圈栓塞或使用凝血酶）。腔内治疗的目的是将动脉瘤与载瘤动脉隔离开来。在制订治疗方案前，必须充分了解脏器的侧支循环情况。

推荐阅读

[1] Nosher JL, Chung J, Brevetti LS, Graham AM, Siegel RL. Visceral and renal artery aneurysms: a pictorial essay on endovascular therapy. Radiographics. 2006; 26(6):1687–1704, quiz 1687.

## 病史信息

患者男，71 岁，临床表现为腹部疼痛，体重下降。

## 病例概要

慢性肠系膜缺血（CMI）（图 48-1）。

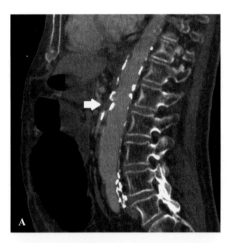

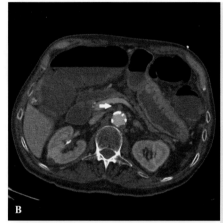

◀ 图 48-1 腹主动脉 CTA 矢状位（A）和轴位图像（B）显示肠系膜上动脉近端闭塞（箭）。将导丝和导管穿过闭塞段，置入支架，覆盖闭塞段血管（C），调整对比度和亮度，可使支架显影更清晰。DSA（D）证实支架置入后血管通畅

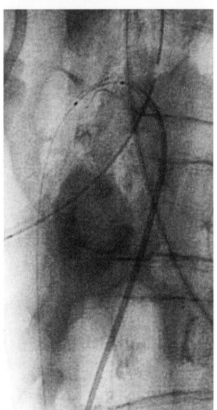

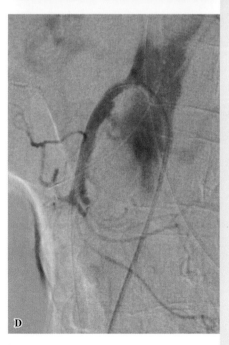

CMI 患者临床可表现为进食后腹痛（一般在进食后 15～30min 开始，持续约 30min）、体重明显减轻、恐惧进食、恶心、呕吐，有时还可合并腹泻。尚缺乏 CMI 的敏感或特异性检查，只有在明确排除其他导致疼痛和体重减轻的原因（如恶性肿瘤）后，通过影像检查进行诊断。一些学者认为，在至少涉及肠道 3 条供血动脉中的 2 条时才能考虑 CMI 的诊断。然而，考虑到患者临床表现的多样性（可能只有 1 条血管受累）及存在一部分尽管 3 条血管都严重受累但没有症状的患者，应该谨慎对待这一建议。明确内脏侧支循环和病变的位置，有助于充分了解肠系膜血供情况并做出诊断。超声、CTA 或 MRA 已广泛应用于此类患者的临床检查。

## Top 3 病因分析

- 动脉粥样硬化：目前研究表明，动脉粥样硬化是 CMI 的首要原因，尤其是对近段血管的影响。患者通常有典型的高危因素，如其他脏器、血管（冠状动脉、颅内动脉、外周动脉）病变史。
- 人巨细胞病毒感染：人巨细胞病毒感染是 CMI 最常见的非动脉粥样硬化病因。
- 其他：CMI 的其他病因包括发育不良、血栓闭塞性脉管炎和放射性狭窄等。

## 治疗方案

- 经皮腔内血管成形术（PTA）：PTA 能够缓解 CMI 患者狭窄性病变，已显示出良好的效果。一项 Meta 分析显示，PTA 首次治疗成功率为 87%，血管长期通畅率为 90%。支架可用于开口处病变、PTA 难治性病变和完全闭塞性病变。切记在支架置入术后使用抗血小板药物。
- 开放手术：虽然开放手术是经典的治疗选择，但并发症发生率为 20%～40%，围术期死亡率高达 10%。目前多数外科医师建议放弃该术式，并主张对老年患者采取血管腔内治疗。将开放手术与血管腔内治疗进行比较，发现两者的短期和中期疗效相似。考虑到并发症发生率较高，也许开放手术治疗相对更适合那些生存期较长的患者，而血管腔内治疗则适用于生存期相对较短的患者。

## 诊断 / 治疗

支架置入治疗肠系膜上动脉闭塞引起的慢性肠系膜缺血。

## 注意事项

※ 通过多普勒超声可准确地对近端狭窄或闭塞的腹腔干和肠系膜上动脉（SMA）进行筛查。收缩期峰值速度 > 275cm/s 或舒张末期速度 > 45cm/s，为 SMA 狭窄的显著特征性表现。进食后收缩峰值速度减慢这一表现也有助于诊断。

※ 一般情况下，重建腹腔干动脉足以改善症状，SMA 通常是目标血管。

推荐阅读

[1] Cognet F, Ben Salem D, Dranssart M, et al. Chronic mesenteric ischemia: imaging and percutaneous treatment. Radiographics. 2002; 22(4):863–879, discussion 879–880.

# 病例 49

## 病史信息

患者女，66 岁，无明显症状（图 49-1）。

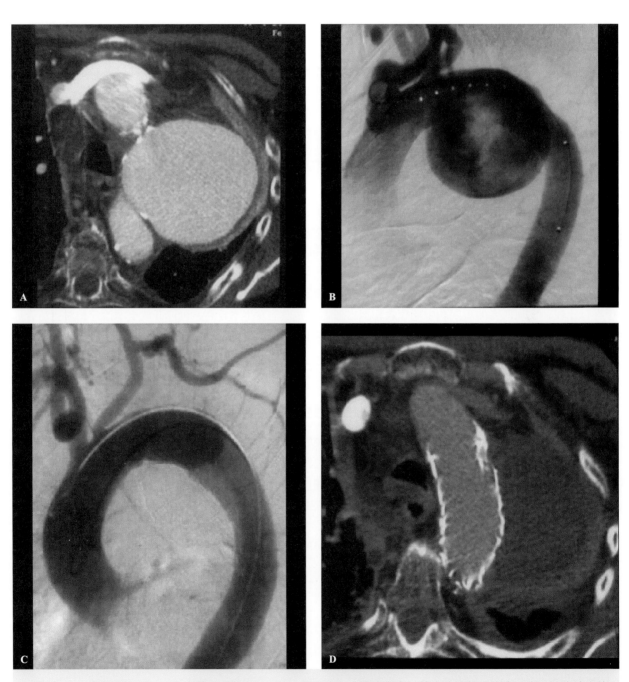

▲ 图 49-1　胸部增强 CT（A）和胸主动脉 DSA（B）显示胸主动脉降部有一较大的囊状动脉瘤。胸主动脉腔内修复术（TEVAR）后血管造影（C）证实动脉瘤已被隔绝，主动脉通畅。胸部 CT 复查（D）显示动脉瘤消失

## 病例概要

胸主动脉瘤（非创伤性）。

## Top 3 鉴别诊断

• **动脉粥样硬化**：多数（约 70%）胸主动脉瘤（胸主动脉异常扩张 > 5cm）是由动脉粥样硬化疾病引起的，且男性患者多见（男女发病比例为 3∶1），患者年龄在 60 岁左右，多为影像学偶然发现。出现症状的患者可能会有胸部疼痛、破裂及气道或食管的占位效应。CTA 和 MRA 是首选的影像学检查。

• **结缔组织疾病**：Marfan 综合征和 Ehlers–Danlos 综合征可造成主动脉中膜薄弱，从而导致动脉瘤形成，破裂和夹层也较为常见。

• **感染 / 炎症**：长期的梅毒感染是导致胸主动脉瘤的主要病因之一，但随着检测手段和治疗的进步逐渐使其成为罕见的临床事件。目前导致动脉瘤形成的其他细菌包括链球菌、葡萄球菌、淋球菌、沙门菌和处于活动期的结核等。炎症性病变包括 Takayasu 动脉炎和巨细胞动脉炎等。

## 治疗方面的考虑

• **修复时机**：当胸主动脉瘤直径达 5.5～6cm（对女性患者或结缔组织疾病患者可放宽标准）或出现临床症状时，应进行修复。

• **修复方法**：病变位置和形态决定手术方法的选择，开放与胸主动脉腔内修复术（TEVAR）。TEVAR 需要良好的近端和远端锚定区，并从双侧腹股沟或右上臂进入动脉瘤。

## 诊断 / 治疗

TEVAR 治疗动脉粥样硬化所致的胸主动脉瘤。

## 注意事项

※ 主动脉弓扩张也可见于创伤后主动脉狭窄和假性动脉瘤患者。

※ 开放性修复相关死亡率为 10%，截瘫发生率为 15%，重大心肺事件发生率约为 25%。采用 TEVAR 治疗可有效降低这些风险。

※ 为预防截瘫，建议围术期引流脑脊液（通常考虑在覆盖锁骨下动脉起源或支架覆盖范围较广时留置引流导管）。

※ 约 30% 的胸主动脉瘤在直径 > 6cm 时发生破裂。

※ 与胸主动脉瘤相关的颅内动脉瘤的患病率约为 10%。

推荐阅读

[1] Agarwal PP, Chughtai A, Matzinger FR, Kazerooni EA. Multidetector CT of thoracic aortic aneurysms. Radiographics. 2009; 29(2):537–552.

## 病史信息

患者男，55 岁，体检发现腹部搏动性包块（图 50-1）。

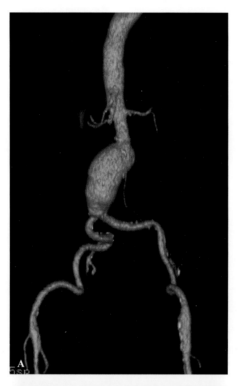

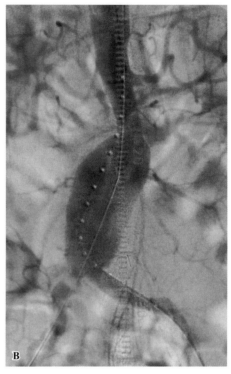

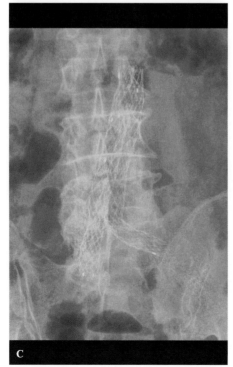

▲ 图 50-1　主动脉 CTA（A）可见肾下腹主动脉瘤，肾下瘤颈较长，血管直径大小适中，适合进行主动脉腔内修复术（EVAR）。需注意：右髂总动脉成角 180°，这可能会增大 EVAR 的手术难度。术中主动脉造影（B）显示通过导丝可纠正右侧髂动脉扭曲。EVAR 术后腹部 X 线检查（C）可作为将来进行随访的基线对照资料（彩图见书末彩插部分）

## 病例概要

腹主动脉瘤（AAA）血管腔内修复术（EVAR）。

## Top 3 影像学特征

• **大小和生长速度**：AAA 定义为腹主动脉增宽超过正常血管直径的 50% 或血管直径 > 3cm。在大多数情况下，对直径 5~5.5cm 的动脉瘤进行修复治疗，患者的死亡率比不予修复这种动脉瘤（有破裂风险）的死亡率更低。因此，目前普遍主张对于直径 > 5cm 的动脉瘤进行修复。已有一些证据表明，早期干预是合理的，能够提高手术成功率并降低死亡率。对直径每 6 个月增大 5mm（或每年增大 > 1cm）的动脉瘤也应及早治疗。

• **形态学**：除需了解动脉瘤的大小和生长速度外，还应关注特殊的形态学特征。例如，病灶呈梭形与囊状，这可能有助于外科医师寻找病因。影响腔内修复的因素包括瘤颈长度及瘤颈的形状、角度和直径、动脉瘤的长度、是否延伸至髂动脉、是否累及其他血管（如肾动脉、肠系膜动脉）、远端锚定区的情况（特别是长度、角度和直径）、是否存在附壁血栓及血管钙化等。EVAR 的局限性在于需依赖特殊的器械和设备。

• **入路血管条件**：对于拟接受腔内修复的病例而言，血管通路的状况非常重要，应该在影像学检查中详细评估。对于大多数需接受支架置入的病例而言，其髂动脉直径应 > 6mm，当存在狭窄或闭塞时应引起注意。血管极度扭曲会增加支架置入的难度和风险。对股总动脉进行评估，特别是确定前壁有无明显钙化斑块，有助于在外科开放股动脉通路与经皮股动脉通路之间做出选择。介入医师还应对腹股沟疝和腹股沟肿块的存在引起警惕。

## 治疗方案

• **EVAR 与开放手术**：自 20 世纪 80 年代中期临床开始实施 EVAR 以来，随着器材的改进（如生产出直径更小、更易于使用的鞘管等），对更多的动脉瘤可通过 EVAR 来治疗。对于有严重近期心脏危险因素（如近 3 个月内出现心肌梗死、新发心绞痛或不稳定心绞痛）的患者，任何形式的修复治疗都是禁忌的。对于有心肌梗死、心绞痛、瓣膜病、心律不齐、充血性心力衰竭、1s 用力呼气量（FEV1）< 1L 的患者，以及有慢性肾病或"腹腔不适"病史的患者，EVAR 常作为首选的治疗方式。一般情况下，如解剖条件允许，那些具有开放手术禁忌证的患者也可接受 EVAR 治疗。EVAR 术后患者 30 天死亡率明显低于开放手术，但其远期疗效尚未被充分证明。欧洲大型实验研究表明，在全因和动脉瘤相关死亡率方面，开放手术与 EVAR 并无统计学差异。然而，EVAR 的应用也受到相关并发症较多、需额外干预、治疗成本高（患者需要每年门诊复查和长期接受影像学随访）等方面的限制。

## 诊断／治疗

EVAR 治疗 AAA。

## 注意事项

※ 确认 AAA 是否不稳定或濒临破裂至关重要，如果发现应紧急处理。
※ 快速增大或有 AAA 破裂家族史的患者更需要早期接受修复治疗。

推荐阅读

[1] Greenhalgh RM, Brown LC, Powell JT, Thompson SG, Epstein D, Sculpher MJ.; United Kingdom EVAR Trial Investigators. Endovascular versus open repair of abdominal aortic aneurysm. N Engl J Med. 2010; 362(20):1863–1871.

# 病例 51

## 病史信息

29 岁患者，在机动车交通事故中受伤（图 51-1）。

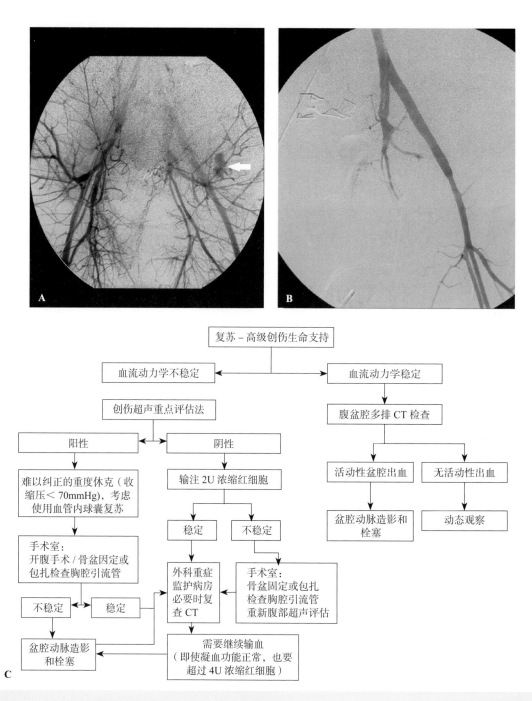

▲ 图 51-1　腹主动脉远端和髂动脉造影（A）显示左臀上分支对比剂外溢（箭）。以吸收性明胶海绵栓塞后，选择性血管造影（B）显示栓塞成功，对比剂无外溢。在流程图（C）中，列出了血管造影及介入栓塞在骨盆创伤诊疗中的应用

## 病例概要

骨盆外伤伴出血。

## Top 3 治疗方案

- **复苏/外科重症监护室（SICU）处理**：创伤患者的初始复苏，建议遵循高级创伤生命支持（ATLS）最大支持治疗方案，采用系统、简明并已达成共识的方法进行。创伤中心需要根据当地可用的专业技术和资源来修改这些流程。必须熟悉本地协议。
- **外科手术**：创伤相关的腹膜后和盆腔出血通常难以通过外科手术来控制，大多采用包扎的方法处理。静脉破裂出血和骨表面的渗血可通过使用骨盆固定器、C 型夹和外固定器等处理方案获得良好的止血效果。活动性动脉破裂出血需急诊行动脉栓塞治疗，一般不采用外科开放手术。
- **血管造影及介入栓塞**：盆腔动脉造影及介入栓塞通常用于控制动脉破裂出血（图 51-1C）。选择性下腹部动脉造影是最基本的检查，动脉栓塞术是基于动脉血管的异常显影而进行的，最常用的栓塞材料包括吸收性明胶海绵、微粒和（或）弹簧圈等。盆腔动脉介入栓塞的并发症包括子宫坏死、膀胱坏死、轻度瘫痪、臀部缺血和阳痿等。然而，其最主要的问题是再出血发生率高（约为 15%），且再出血发生率与死亡率成正相关。

## 诊断/治疗

钝性骨盆创伤伴出血，以吸收性明胶海绵行动脉栓塞治疗。

## 注意事项

※ 采用多学科创伤处理方案，有利于患者获得最佳治疗。

※ 在导致骨盆骨折的钝性外伤患者中，约 40% 合并血管损伤。

※ 约 50% 的骨盆骨折患者合并其他部位损伤。骨盆骨折提示可能合并多发复合伤。

※ 如动脉造影发现血流动力学不稳定的患者存在多个部位存在对比剂外溢，通常需进行下腹部动脉非选择性近端栓塞来挽救患者生命。

※ 骨盆/会阴部创伤可导致"高流量"型阴茎异常勃起。传统的无创治疗方法包括直接压迫、冰敷、体外吸引术和盐水冲洗等。当症状仍未控制时，进行动脉 – 窦状隙瘘的栓塞治疗（通常应用吸收性明胶海绵作为栓塞材料）通常具有良好的近期及远期疗效。

推荐阅读

[1] Consider enrolling in an American College of Surgeons Advanced Trauma Life Support class. Accessed June 21, 2018.

[2] Rados M, Sunjara V, Sjekavica I, Padovan RS. Post–traumatic high–flow priapism treated by endovascular embolization using N–butyl–cyanoacrylate. Radiol. Oncol. 2010; 44(2):103–106.

# 病例 52

## 病史信息

患者男，71 岁，下消化道大出血（图 52-1）。

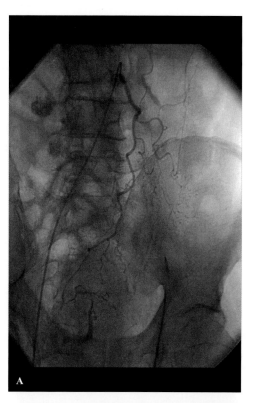

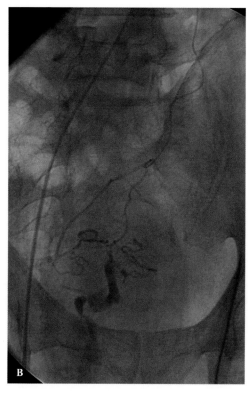

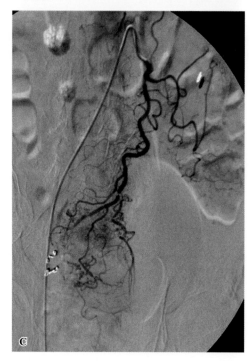

▲ 图 52-1　肠系膜下动脉血管造影（A）显示直肠上动脉分支活动性出血。通过微导管进行超选择性血管造影（B）发现更多相似的情况，并可见"伪静脉"征象，该征象是由于对比剂聚集在肠的褶皱中而形成的，提示存在活动性出血。肠系膜下动脉造影（C）和髂内动脉血管造影均证实弹簧圈栓塞后出血停止

## 病例概要

下消化道大出血的诊断。

## Top 3 鉴别诊断

● **憩室病**：憩室病是症状性下消化道出血最常见的原因（占 30%～50%），患者通常有便血症状。虽然多数憩室位于左侧，但出血的憩室却大多位于右侧。闪烁显像（$^{99m}$Tc 红细胞和 $^{99m}$Tc 硫胶体）及血管造影均可用于显示出活性粒子或对比剂外溢。闪烁显像在识别消化道出血方面比血管造影更为敏感（最低可识别血流速度：0.1ml/min vs. 0.5～1ml/min）。对于血流动力学稳定的患者，首选闪烁显像，而对于血流动力学不稳定的患者，血管造影则是更为适合的诊断方法，且必要时可同时进行介入治疗。在治疗方面，首先需要液体复苏，纠正任何潜在的凝血功能障碍。经药物治疗后，大多数患者出血停止。对于血流动力学稳定的患者，在药物治疗失败后，可选择进行结肠镜检查和血管造影。对于血流动力学不稳定的患者，应考虑介入栓塞治疗（通常以弹簧圈栓塞或输注血管加压素）或外科手术。

● **肿瘤**：肿瘤（特别是结肠癌）和息肉切除术后出血约占全部下消化道出血的 20%。在出血被有效控制且患者病情稳定后，应适时进行大肠癌相关筛查。

● **血管发育异常**：结肠血管增生症占急性下消化道出血的 5%～10%，表现为黏膜和黏膜下层动静脉畸形，病变多数见于盲肠、升结肠及小肠。该病与多种系统性疾病相关，包括主动脉瓣狭窄、von Willebrand 病、慢性阻塞性肺疾病、肝硬化、慢性肾脏病和胶原血管病等。血管造影时，动脉期可出现小动脉簇或动脉团、静脉早期充盈及扩张的肠系膜静脉排空延迟等征象。

## 其他诊断方面的考量

● **局灶性结肠炎**：局灶性结肠炎通常是由炎症、感染、局部缺血或放射性损伤所引起，约占全部下消化道出血的 20%。治疗通常包括内科治疗和针对出血原因的治疗。如病情严重，可能需要进行内镜检查、血管腔内治疗或外科手术治疗。

## 诊断 / 治疗

应用弹簧圈栓塞术治疗息肉切除术后下消化道出血。

## 注意事项

※ 闪烁显像比血管造影对出血更敏感，通常在进行血管造影之前用于明确活动性出血，以便进一步治疗。

※ 憩室病是下消化道出血最常见的原因，大多数出血的憩室位于右侧。

※ 出血停止后，强烈建议进行结肠镜检查，以筛查癌症。

※ 血管发育异常累及升结肠，并在动脉期出现扩张的静脉早期充盈等现象。

### 推荐阅读

[1] Bunker SR, Lull RJ, Tanasescu DE, et al. Scintigraphy of gastrointestinal hemorrhage: superiority of $^{99m}$Tc red blood cells over $^{99m}$Tc sulfur colloid. AJR Am J Roentgenol. 1984; 143(3):543–548.

[2] Federle MP. Diagnostic Imaging: Abdomen. Salt Lake City, UT: Amirsys, 2004.

[3] Tew K, Davies RP, Jadun CK, Kew J. MDCT of acute lower gastrointestinal bleeding. AJR Am J Roentgenol. 2004; 182(2):427–430.

[4] Zuckerman GR, Prakash C. Acute lower intestinal bleeding. Part II: etiology, therapy, and outcomes. Gastrointest Endosc. 1999; 49(2):228–238.

## 病史信息

患者男，66岁，呕血（图53-1）。

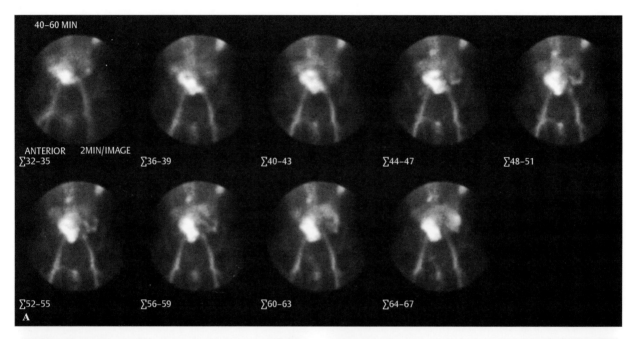

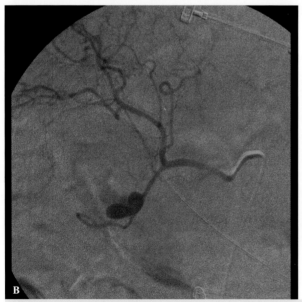
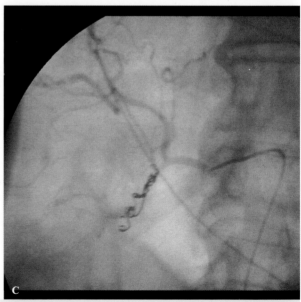

▲ 图 53-1 核医学检查（A）显示核素标记的红细胞在上腹部聚集，且逐渐增加，沿可疑肠道运动，影像表现与患者的十二指肠溃疡病史相对应。肝总动脉造影（B）显示胃十二指肠动脉对比剂外溢。对"流入道"和"流出道"以弹簧圈进行栓塞后，血管造影（C）显示出血停止

## 病例概要

动脉源性上消化道出血。

## Top 3 鉴别诊断

- **消化道溃疡**：约60%的上消化道出血来自消化道溃疡。对于介入医师而言，值得关注的是内镜治疗无效的胃溃疡和十二指肠溃疡所引起的出血。通常采用弹簧圈栓塞，也可根据病灶、解剖结构和医疗机构的专业技术水平等具体情况，选择性使用胶、微粒和吸收性明胶海绵进行治疗。

- **Mallory–Weiss综合征**：Mallory–Weiss综合征指腹压升高（如呕吐时）后食管胃交界处撕裂导致呕血。创伤也可以引起出血，包括由于异物和手术所致的出血（如息肉切除术、近期的外科手术或放置消化道支架等）。上消化道出血还有一种罕见却致命的原因，即主动脉 – 消化道瘘，通常见于主动脉疾病术后。

- **肿瘤**：上消化道任何部位和性质的肿瘤均有可能合并出血。常见的良性病变包括平滑肌瘤、脂肪瘤或各种类型的息肉等，恶性病变包括腺癌、胃肠道间质瘤、淋巴瘤、Kaposi肉瘤、类癌或转移瘤等。病变通常因溃疡而出血。对于难以控制的出血或缓慢但有症状的出血，通常可经胃左动脉或胃右动脉使用吸收性明胶海绵微粒对供血动脉进行栓塞来控制出血。必要时，还可进行外科手术切除出血的肿块。

## 其他诊断方面的考量

- **血管病变**：主要包括血管增生和Dieulafoy病（占全部上消化道出血的1%～2%）。Dieulafoy病变通常位于胃食管交界处6cm以内的胃小弯侧，出血来自于孤立的胃黏膜动脉而没有相关的溃疡或肿块。当出血停止时，可见乳头状隆起或血管，而无其他病变。对于此类病变，建议通过内镜进行检查并控制出血，控制率可达90%。

- **其他**：胆道和胰源性出血是非静脉曲张性上消化道出血的罕见原因。在美国，每500例患者中就有1例发生此类出血。胆道疾病通常是由肝外伤、胆囊或胆道手术、血管畸形及肝动脉假性动脉瘤等引起的。胰源性出血最常来自于出血性胰腺炎。

## 诊断 / 治疗

以弹簧圈栓塞治疗十二指肠溃疡出血。

## 注意事项

※ 在每1000例住院患者中大约有1例上消化道出血患者，且其中约80%为非静脉曲张性出血，总死亡率高达14%。

※ 约75%的上消化道出血可自发停止。

※ 当无法通过上消化道内镜检查确定出血来源时（无明确来源的管腔内血液、阴性视野或内镜检查禁忌），CT血管造影通常可作为评估上消化道出血的有效手段。检查方案须排除任何经口服或经直肠途径的阳性对比剂（如钡对比剂），中性对比剂可能会减少静脉内的对比剂外溢。需要多次采集才能将外溢的对比剂与其他高密度的管腔内的物质区别开来。在此情况下，CTA的诊断准确率可达91%。

推荐阅读

[1] Singh–Bhinder N, Kim DH, Holly BP, et al; Expert Panels on Vascular Imaging and Gastrointestinal Imaging. ACR Appropriateness Criteria Nonvariceal Upper Gastrointestinal Bleeding. J Am Coll Radiol. 2017;14(5S):S177–S188. Accessed June 21, 2018.

## 病史信息

患者女，57岁，肝移植后上消化道出血（图 54-1）。

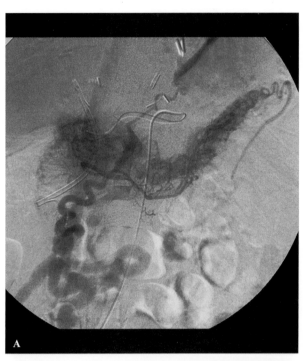

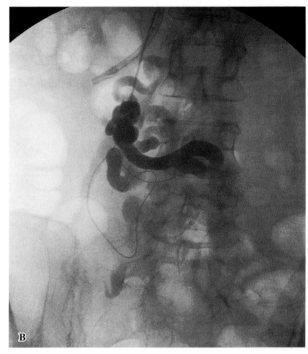

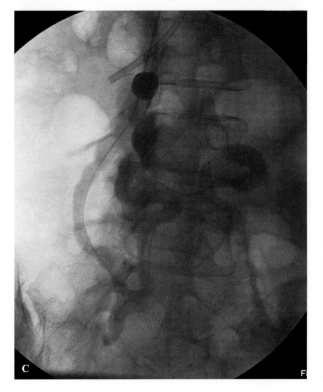

▲ 图 54-1　超选择性胃十二指肠动脉造影（A）延迟期图像显示十二指肠降部和水平部有一大团状扩张的静脉结构，与内镜检查发现的十二指肠静脉曲张出血相符。由于反复出血，遂行球囊阻断逆行经静脉栓塞术，即经右侧颈内静脉入路，球囊导管进入侧支循环内。在静脉侧支流出道充盈球囊阻断血流，微导管选择进入曲张静脉血管团内，静脉造影（B）证实存在曲张的静脉团块，应用油酸氨基乙醇硬化治疗。1h 后，X 线检查（C）显示对比剂和硬化剂滞留在侧支循环内，遂排空并撤出球囊导管

### 病例概要

静脉曲张性上消化道出血。

## Top 3 病因分析

● **胃食管静脉曲张**："上行性静脉曲张"是由于门体侧支的压力和流量增加而形成的，这些扩张的静脉侧支分布于食管下部和胃的黏膜下。其病因包括肝硬化、静脉闭塞（脾脏、门静脉、肝脏）或明显的脾肿大等，导致门静脉血流量增加。患者可有食管静脉曲张、胃食管静脉曲张（Ⅰ型，沿胃小弯延伸；Ⅱ型，沿胃底延伸）和（或）孤立性胃静脉曲张（Ⅰ型，位于胃底；Ⅱ型，位于胃体部、胃窦和幽门）。

● **异位静脉曲张**：异位静脉曲张指胃食管区域之外的静脉曲张（45% 的异位静脉曲张位于直肠，33% 的异位静脉曲张位于十二指肠），发病率较低。当发生出血时，往往因失血过多而危及患者生命。内镜下注射硬化剂或套扎通常可有效止血。当内镜治疗失败时，可应用腔内技术进行治疗。

● **门静脉高压性胃病**：门静脉高压性胃病是门静脉高压患者上消化道出血较为常见的原因。患者的胃黏膜中有扩张且容易破裂的血管，常导致弥漫性缓慢出血，表现为输血依赖性贫血。但只有极少数患者会出现临床有意义的急性出血。

## Top 3 血管腔内治疗

● **经颈静脉肝内门体分流术（TIPS）**：内科治疗和内镜治疗仍是静脉曲张的主要治疗手段。TIPS 适用于不能通过内镜控制的食管或胃底静脉曲张出血患者，以及最大限度的内科和内镜干预后出血复发的患者，也可用于预防胃底静脉曲张或异位静脉曲张再出血。在使用 β 受体拮抗药后的门静脉高压性胃病仍反复出血的情况下，TIPS 治疗也是有效的。然而，将 TIPS 作为未出血静脉曲张患者的一级预防是禁忌的。

● **球囊阻断逆行经静脉栓塞术（BRTO）**：BRTO 常用于胃底静脉曲张或异位静脉曲张的治疗，大多为其他治疗方案无效或存在 TIPS 禁忌证的患者。球囊放置在体循环的"流出道"静脉内，充盈球囊并通过微导管将硬化剂注入曲张静脉内。阻断球囊导致曲张静脉中的血流停滞，促进曲张静脉的硬化作用。与 TIPS 不同，BRTO 可有效改善肝脏血流，并降低肝性脑病的发生率。

● **部分脾脏栓塞术（PSE）**：虽然临床很少使用，但 PSE 可限制进入门静脉系统的血流量，并有助于降低门静脉高压。还可将 PSE 与其他腔内治疗联合使用。然而，术前谨慎选择病例十分必要，因为栓塞后有脾脓肿形成的风险，且死亡率较高。

### 诊断 / 治疗

BRTO 治疗十二指肠静脉曲张。

### 注意事项

※ 肝静脉压力梯度＜ 12mmHg 会增加出血、自发性细菌性腹膜炎、腹水和死亡的风险。
※ 约 50% 的肝硬化患者会形成静脉曲张；原发性胆汁性肝硬化患者形成静脉曲张的时间更早。
※ 脾静脉血栓形成通常导致Ⅰ型（孤立性胃底）孤立性胃底静脉曲张。

推荐阅读

[1] Garcia–Tsao G, Sanyal AJ, Grace ND, Carey W; Practice Guidelines Committee of the American Association for the Study of Liver Diseases. Practice Parameters Committee of the American College of Gastroenterology. Prevention and management of gastroesophageal varices and variceal hemorrhage in cirrhosis. Hepatology. 2007; 46(3):922–938.

[2] Sato T. Treatment of ectopic varices with portal hypertension. World J Hepatol. 2015;7(12):1601–1605.

## 病史信息

患者男，62岁，肝硬化合并肝癌，肿块位于肝右前叶上段（肝Ⅷ段）内（图 55-1）。

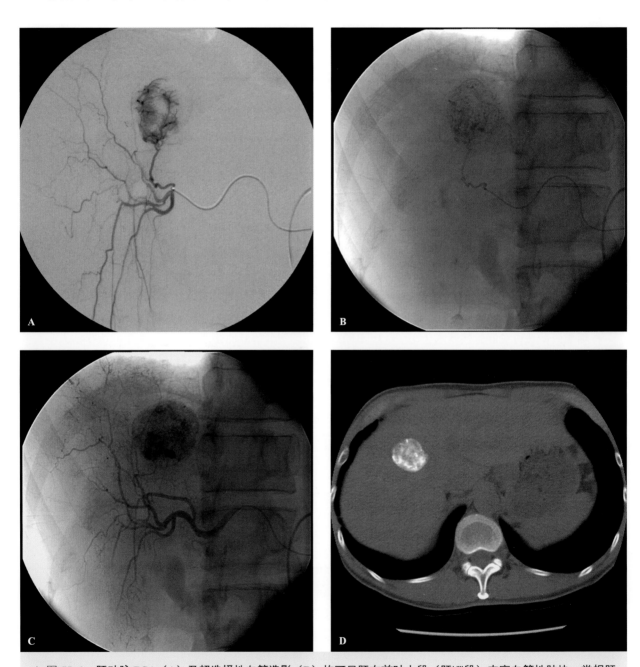

▲ 图 55-1　肝动脉 DSA（**A**）及超选择性血管造影（**B**）均可见肝右前叶上段（肝Ⅷ段）内富血管性肿块。常规肝动脉化疗栓塞术后血管造影（**C**）显示肿块内碘化油聚集良好，供血动脉闭塞。随访 CT 平扫（**D**）证实与组织坏死区域相对应的肿块内有致密的碘化油沉积

## 病例概要

经肝动脉化疗栓塞术治疗肝细胞癌（HCC）。

## Top 3 治疗方案

- **常规经肝动脉化疗栓塞（cTACE）**：基于肝脏的双重血供和原发性肝癌主要为肝动脉供血等特点，研究人员一直在努力寻找最佳的肝动脉介入治疗肝癌的方法。早期治疗方式包括肝动脉结扎和使用吸收性明胶海绵进行经动脉栓塞（TAE）等。21 世纪初，关于内科治疗、TAE 和 cTACE 的对比分析表明，cTACE 是三者中最佳的治疗方法。cTACE 治疗技术多种多样，但均包括肿瘤供血动脉选择性插管和注射碘化油等。使用化疗药物乳剂，然后用微粒（1～300μm）或吸收性明胶海绵颗粒阻断肿瘤供血动脉。在世界范围内，多柔比星是 cTACE 中使用最广泛的抗肿瘤药物，具体方案是将 50～150mg 的药物与 5～20ml 的碘化油混合。碘化油的用量根据肿瘤的大小和肿瘤血管来确定。一般情况下，每 1cm 直径的肿瘤需要 1～2ml 碘化油，并应在肿瘤的富血供或乏血供区域分别向上或向下调控剂量。碘化油选择性沉积在肝肿瘤的新生血管和血管外间隙中，并持续数周。肿瘤内摄取和滞留碘化油的程度与组织坏死密切相关。cTACE 可用于延长无法接受外科手术治疗的肿瘤患者的生存期，与消融治疗联合应用可进一步提高总体疗效。此外，cTACE 还可用于肝移植前桥接和（或）降低肿瘤分级等。cTACE 术后患者 1 年生存率为 70%，2 年生存率为 50%，3 年生存率为 40%，5 年生存率为 33%，中位生存期约为 19.4 个月（Lencioni 2016）。

- **药物洗脱微球经动脉化疗栓塞（DEB-TACE）**：目前已有多种可用于 DEB-TACE 的载药微球，每种微球都有其特定的药效动力学。这些微球可以装载化疗药物（如最常用于治疗肝癌的多柔比星），并通过选择性插管方法输送至肿瘤内，提供持续的、可控的药物释放。一般来说，对于符合"米兰标准"的患者，多柔比星用量在 50～75mg；而对于"米兰标准"以外的患者，最大剂量为 150mg。DEB-TACE 的适应证和疗效与 cTACE 相似，但肝毒性或药物相关不良事件更少，且更具持续性和可重复性。

- **$^{90}$Y 经动脉放射栓塞术（TARE）**：将载有发射 β 射线的 $^{90}$Y 玻璃（TheraSphere）或树脂（SIR-Spheres）微球通过肝动脉向目标病灶输送。由于这两种产品的直径均约为 60μm，颗粒停留在末梢小动脉中并向肿瘤提供治疗性电离辐射。全面的术前检查对 TARE 治疗至关重要（见病例 13）。回顾性研究显示，TACE 与 TARE 对无法手术切除的 HCC 疗效相似。TARE 也可用于门静脉血栓的治疗，其适应证还在不断扩展。

## 诊断 / 治疗

cTACE 治疗 HCC。

## 注意事项

※ 在条件允许的情况下，应由多学科团队对 HCC 患者进行全面评估和治疗。

※ 使用多激酶抑制药（如索拉非尼）对 HCC 患者进行全身化疗，可将患者的生存期提高 2～3 个月（中位生存期＜1 年）。

※ 经肝动脉化疗栓塞术后 HCC 病灶的残余情况取决于肿瘤大小、数量、侵袭性、肝外疾病、肝衰竭的程度、并发症和生存状态等因素。考虑到这种巨大的可变性，研究设计复杂，尚需今后进一步对这一结论加以验证。

### 推荐阅读

[1] Lencioni R, de Baere T, Soulen MC, Rilling WS, Geschwind JF. Lipiodol transarterial chemoembolization for hepatocellular carcinoma: a systematic review of efficacy and safety data. Hepatology. 2016;64(1):106–116.

[2] Lencioni R, Petruzzi P, Crocetti L. Chemoembolization of hepatocellular carcinoma. Semin Intervent Radiol. 2013;30(1):3–11.

# 病例 56

## 病史信息

患者女，38岁，产后4周，子宫占位合并较为严重的间断性出血（图56-1）。

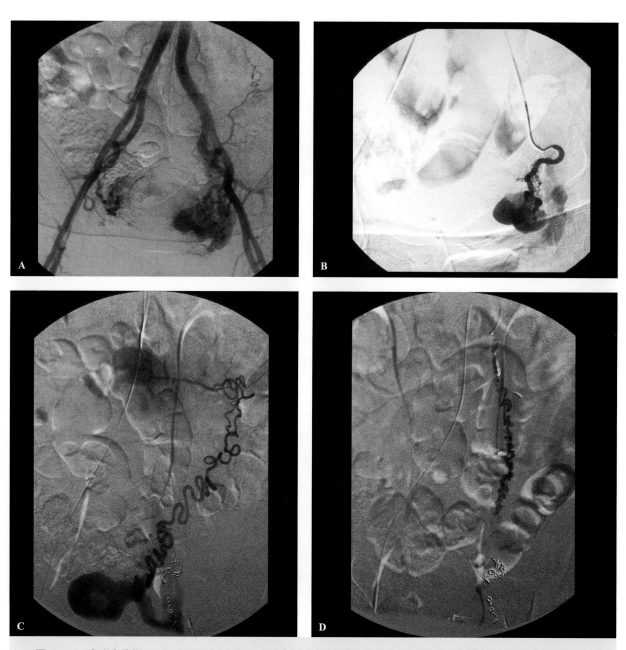

▲ 图56-1　髂动脉造影（A）显示双侧子宫动脉增宽，左侧子宫动脉合并动静脉瘘。选择性子宫动脉造影（B）证实了动静脉瘘的存在。以弹簧圈进行栓塞后，左侧卵巢动脉仍持续供血（C）。以吸收性明胶海绵栓塞左侧卵巢动脉后造影（D）显示血管完全闭塞

## 病例概要

子宫动脉的介入治疗。

## Top 3 子宫动脉介入治疗适应证

• **肌瘤 / 肿瘤：** 症状性子宫肌瘤（包括功能失调性子宫出血、疼痛和占位等）是子宫动脉栓塞最常见的适应证。治疗方案包括药物治疗（如激素）、肌瘤栓塞和手术（肌瘤切除术或子宫切除术）等。多数介入栓塞治疗的患者（与手术患者不同）在治疗前肌瘤较大，栓塞后病灶体积明显变小，且不影响未来的生育能力。栓塞通常在中度镇静的情况下进行，使用或不使用 3F 微导管。首选用于栓塞的材料为小颗粒如 $5 \sim 700\mu m$ 的微球（Biosphere Medical 公司），将其注射至子宫动脉后，血流减缓，呈 "被修剪的树枝状"；也可使用具有不同大小和形态的其他栓塞材料，但效果可能较差。有研究报道，子宫动脉栓塞的有效率约为 90%，治疗有效定义为症状显著改善或缓解。多数患者会经历栓塞后综合征，特征是低热、不适、恶心和呕吐等症状，这些症状通常在术后 $24 \sim 48h$ 达到高峰，必要时可门诊治疗。主要并发症发生率为 2%～3%，栓塞后仍需外科子宫切除的患者比例 < 1%。约 5% 的患者栓塞后坏死组织脱落，约 4% 的患者永久闭经。对其他肿瘤（如宫颈癌）患者进行姑息性栓塞同样有助于控制出血，提高生活质量。

• **原发性产后出血（PPH）：** PPH 定义为分娩后 24h 内生殖道失血量超过 500ml。这种出血可能很严重，是孕产妇死亡的主要原因之一（PPH 患者的死亡率约为 1%）。临床初步治疗包括使用宫缩药物、宫底按摩、子宫填塞、内镜及外科手术（如宫腔镜下手术、子宫动脉结扎或子宫切除术）等。然而，子宫动脉栓塞是子宫切除术的有效替代方案。该技术类似于子宫肌瘤的介入栓塞，但大多选用吸收性明胶海绵作为栓塞材料。临床成功率约为 80%，另有 10% 的患者可通过二次栓塞达到止血目的。

• **子宫动静脉畸形（AVM）：** AVM 为子宫动脉和静脉之间的异常沟通，可以是先天的也可以是后天的（如创伤或器械术后）。多数患者表现为子宫大量出血突然出现和停止（类似于打开和关闭水龙头）。其他症状包括疼痛和性交困难等，最初可通过多普勒超声或 MRI 进行筛查，但最终确诊仍需血管造影。多种栓塞材料（吸收性明胶海绵、微粒、弹簧圈和胶等）已被用于 AVM 的治疗，但哪种材料的栓塞效果最佳仍存在争议。

## 其他适应证

• **前置胎盘 / 胎盘植入：** 子宫动脉栓塞或阻断球囊的放置，可减少因胎盘问题导致的出血以及与后续手术相关的出血问题。

## 诊断 / 治疗

经动脉栓塞治疗 AVM。

## 注意事项

※ 尽管近期研究数据显示，放置节育器不会增加感染或其他并发症的风险，但多数学者仍建议在选择性子宫动脉栓塞之前取出宫内节育器。

※ AVM 临床十分少见（相对常见的是妊娠残留产物），应予以警惕。

※ 子宫动脉栓塞后的生育能力是一个有争议的话题。尽管在栓塞后女性正常妊娠的概率可能与外科肌瘤切除术后相似，但仍缺乏足够的数据支持。

病史信息

患者男，55 岁，右肺下叶来源的大量咯血（图 57-1）。

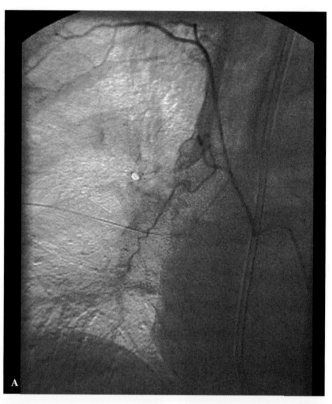

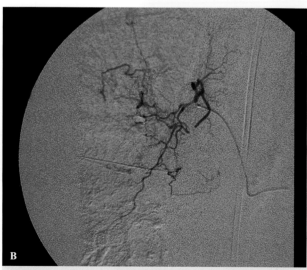

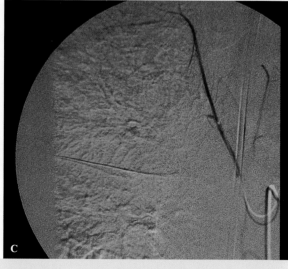

▲ 图 57-1　右支气管动脉造影（**A**）显示其向右肺上叶和右肺下叶供血。将微导管超选择至右肺下叶分支血管，**DSA**（**B**）证实支气管动脉迂曲、扩张，伴有多血管区，均为异常显影，符合大量咯血常见的炎性改变。大量咯血患者很少有对比剂外溢。经微导管微粒栓塞后，**DSA**（**C**）显示异常区域血流阻断，而右肺上叶分支的血流得到保留

## 病例概要

大量咯血。

## Top 3 鉴别诊断

• **支气管扩张**：有学者认为，支气管扩张是大量咯血最常见的原因。支气管扩张（支气管异常增粗和变薄）通常是慢性炎症或感染的结果，可导致支气管壁软骨支撑的破坏。1/4～1/2 的患者病因不明，即为特发性支气管扩张。目前已知的病因包括：最常见于儿童期（例如百日咳或麻疹）的严重的肺部感染、囊性纤维化、原发性纤毛运动障碍、抗体免疫力问题、结缔组织疾病、哮喘伴过敏性支气管肺曲霉菌病（ABPA）或慢性反流和吸入等。

• **慢性肉芽肿感染 / 结核病（TB）**：慢性真菌感染和结核病会损害气道壁，导致支气管扩张和大量咯血。这些感染还可以通过其他方式导致咯血，如肺空洞病变或肺动脉瘤破裂等。

• **支气管肺癌**：约 10% 的支气管肺癌患者合并咯血，但很少有大量咯血。大多数引起咯血的肺癌起源于鳞状细胞。当肺转移导致咯血时，病变倾向于支气管内。

## 介入治疗方面的考虑

• **大量咯血的定义**：咯血是临床常见症状，易引起恐慌，但一般不会威胁患者生命。每日咯血量达250～500ml 为大量咯血，属于医学急症。与失血相比，患者更有可能因窒息而死亡。

• **处理原则**：①保持呼吸道通畅和氧合功能，经常需要气管插管；②明确出血来源；③控制出血。

• **材料 / 技术**：许多人认为腔内治疗是大量咯血患者的一线治疗方法。选择性支气管动脉造影会显示血管增多和实质异常染色等征象，很少出现对比剂外溢的表现。大微粒（＞500μm）栓塞通常是最好的选择。应避免使用弹簧圈栓塞，因为如果从侧支再出血到肺部相似的部位，近端的弹簧圈则会阻止导管进入到责任血管内。来自乳内动脉和肋间动脉的侧支血管最为常见。如果未发现支气管动脉系统出血，则应考虑肺动脉来源的血管。临床成功率为 75%～98%，反复再出血是一个普遍存在的问题。脊髓前动脉的非目标动脉栓塞导致的瘫痪是支气管动脉栓塞的少见并发症。

## 诊断 / 治疗

选择性微粒栓塞治疗支气管动脉扩张导致的大量咯血。

## 注意事项

※ 当已知或确定出血位于哪一侧时（通常是通过胸部 X 线检查），建议患者取侧卧位，使出血侧处于下方。
※ 呕血比咯血更为常见。支气管镜检查通常有助于出血点的局部定位。
※ 支气管动脉破裂出血导致的大量咯血 ＞ 90%。
※ 支气管动脉在解剖学上与支气管伴行，起源于胸主动脉的气管隆嵴水平（通常在第 5 肋与第 6 肋之间）。支气管动脉的解剖学变异较常见的是左边 2 支、右侧 1 支。异常的起源包括来自主动脉弓的末段、肋颈干、甲状颈干或乳内动脉等。

推荐阅读

[1] Lorenz J, Sheth D, Patel J. Bronchial artery embolization. Semin Intervent Radiol. 2012; 29(3):155–160.

# 病例 58

## 病史信息

患者女，42 岁，急性右下肢肿胀（图 58-1）。

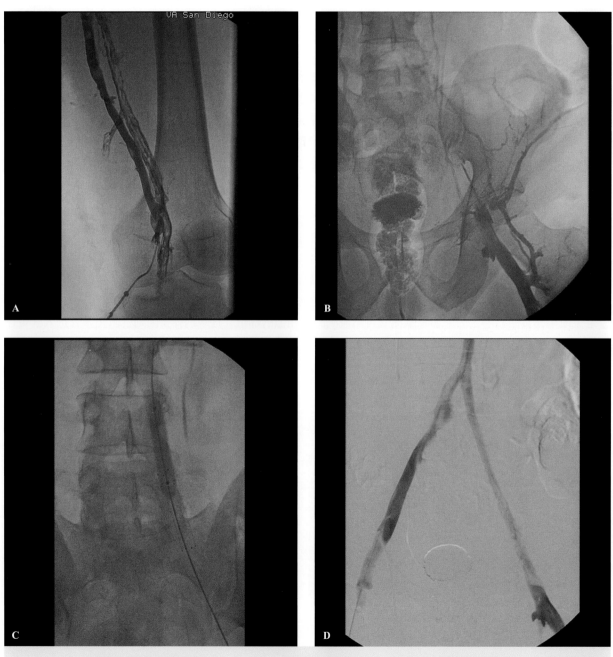

▲ 图 58-1　经腘静脉入路右下肢静脉造影（A）显示股静脉内充盈缺损，提示急性深静脉血栓形成。经药物溶栓治疗，股静脉血流恢复，但右髂静脉仍闭塞（B）。继续进行溶栓治疗后，仍存在管腔闭塞，遂于右侧髂总静脉放置 2 个支架（C）。支架置入后 DSA（D）证实右侧髂静脉恢复通畅

## 病例概要

急性深静脉血栓形成（DVT）的治疗。

## Top 3 治疗方案

- **全身抗凝**：急性 DVT 的标准治疗为全身抗凝。抗凝治疗应及时开展（至少在发病的 10 天内），因为延迟治疗会增加栓塞的风险。有多种药物可供选择（如普通肝素、低分子肝素或口服 Xa 因子抑制药），可根据不同情况来决定。当患者血流动力学稳定、出血风险低、肾功能正常且在家中有良好的支持系统时，可作为门诊患者在院外使用低分子肝素治疗。长期抗凝治疗通常需要 3~6 个月（当发生股青肿或存在持续但可逆的危险因素时，可延长至 12 个月），且可使用不同的药物。

- **下腔静脉阻断 / 滤器置入**：对于有抗凝禁忌证的近端（膝上）DVT 患者，应考虑及时放置下腔静脉滤器。虽然这对治疗腿部血栓的症状作用有限，但却能够降低肺栓塞的风险。

- **经导管溶栓（ 药理学或机械性 ）**：经导管溶栓被广泛应用于股青肿或静脉性坏疽、新鲜血栓（通常＜ 14 天）和髂股静脉血栓形成患者的治疗。近期研究数据表明，接受经导管溶栓的患者症状消退快、抗凝期短，且发生深静脉血栓形成后综合征的风险低，但在死亡率方面并无明显减低。经导管溶栓可用于对新鲜血栓（通常＜ 14 天）、脏器功能良好、年龄较轻、预期寿命达 6~12 个月及出血风险较低的患者进行治疗，且适应证范围还在不断的扩展。其禁忌证包括易出血体质 / 血小板减少，近期发生心肌梗死、脑卒中、胃肠道出血或接受创伤 / 手术，肝衰竭 / 肾衰竭，恶性肿瘤（尤其是伴有脑转移）和妊娠等。临床医师充分了解经导管溶栓的适应证和禁忌证有利于确保患者得到适当的治疗。介入手术入路通常选择同侧肢体的远端，机械或药物溶栓均可完成。经典的药物治疗方案是连夜滴注 2~4mg/h 的组织型纤溶酶原激活药（ t-PA）。经导管溶栓常与经外周静脉注射肝素联合应用，目标活化部分凝血活酶时间（APTT）为 40~60s，通常需持续监测纤维蛋白原水平。尽管一部分学者推荐支架置入，但临床对于突发静脉损伤的治疗仍首选血管成形术。另有学者主张在经导管溶栓期间同时放置可回收型下腔静脉滤器。

## 诊断 / 治疗

经导管溶栓联合静脉支架置入术治疗急性 DVT。

## 注意事项

※ 经导管溶栓对慢性深静脉血栓形成无效。

※ 对于预期寿命合适的恶性肿瘤患者，首选使用低分子肝素进行治疗。

※ 对于妊娠合并深静脉血栓的患者，应使用低分子肝素进行治疗，以确保患者和胎儿的安全。

※ 在对肝素诱导的血小板减少症患者进行治疗时，抗凝治疗应使用非肝素抗凝血药（如阿加曲班、达那肝素、磺达肝癸钠）。

※ 接受经导管溶栓的患者治疗后 2 年深静脉血栓形成后综合征的发生率约为 40%，而仅接受全身抗凝治疗的患者深血栓形成后综合征的发生率则为 60%。

推荐阅读

[1] Patterson BO, Hinchliffe R, Loftus IM, Thompson MM, Holt PJ. Indications for catheter–directed thrombolysis in the management of acute proximal deep venous thrombosis. Arterioscler Thromb Vasc Biol. 2010; 30(4):669–674.

# 病例 59

## 病史信息

患者男，45岁，踝关节骨折后 1 周出现胸痛和休克症状，骨折部位需切开复位内固定（图 59-1）。

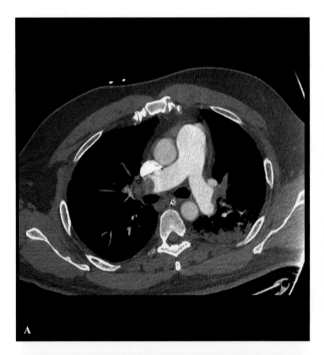
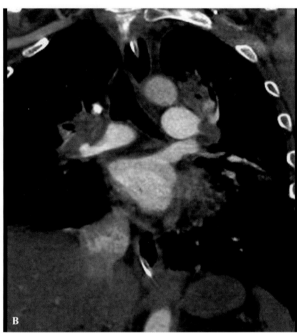
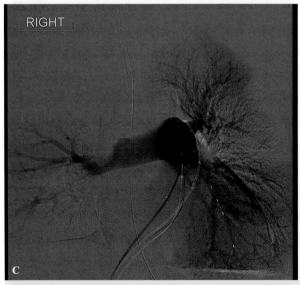
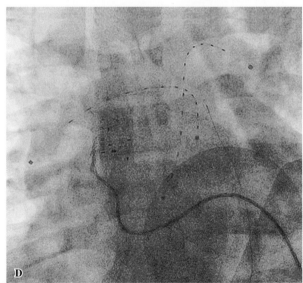

▲ 图 59-1　胸部 CTA 轴位（**A**）和冠状位图像（**B**）显示肺动脉主干远端和肺叶动脉存在栓子。鉴于患者已发生休克，医师在患者收缩压为 **80mmHg** 的情况下决定进行 **EKOS** 导管接触溶栓。肺动脉造影（**C**）可见右肺动脉有一处较大充盈缺损，左侧肺叶动脉内也可见一充盈缺损，双侧肺呈马赛克状灌注。第 **2** 天再次造影（**D**）可见腹股沟入路主肺动脉内放置导管的情况。在溶栓完成后，患者生命体征平稳，超声心动图检查提示心室压力恢复正常

## 病例概要

急性肺栓塞（PE）的处理。

## Top 3 治疗方案

- **全身抗凝**：急性 PE 的主要治疗方法为支持治疗和全身抗凝。
- **下腔静脉中断 / 滤器置入**：对于有抗凝禁忌证的急性 PE 患者，应考虑及时进行下腔静脉滤器置入。下腔静脉滤器置入的其他适应证包括大面积 PE 伴有残余深静脉血栓（DVT）、存在自由漂浮的髂静脉血栓、下腔静脉血栓和心肺储备不良等。
- **全身或经导管溶栓**：在大面积或次大面积急性 PE 的情况下，可能需要采取更多的有创性治疗措施。致命性 PE 指收缩压＜ 90mmHg 或从基线水平下降≥ 40mmHg（持续至少 15min）。致命性 PE 也会发生于那些需要血管升压药、正性肌力支持或出现心源性休克需要心肺复苏（CPR）的患者。患者仅存在右心功能受损（通过 CTA 或超声心动图可见）或实验室检查显示心脏标志物升高的 PE 定义为亚致命性 PE。在这种情况下，尤其是在几乎没有其他选择的情况下，可进行全身溶栓。通常是持续（2h）静脉输注 100mg 重组组织型纤溶酶原激活药（rt-PA）。然而，全身溶栓治疗有许多绝对和相对的禁忌证。且有临床试验表明，与全身抗凝相比，全身溶栓治疗在对复发 PE 的治疗或降低死亡率方面并无优势。经导管碎栓 / 抽栓术［药物和（或）机械性治疗］不失为更好的选择。对于有全身溶栓绝对禁忌证的患者，可考虑经导管溶栓，包括碎栓、流变性血栓切除术、血栓抽吸术和旋转血栓切除术；对于无全身溶栓绝对禁忌证的患者，可采用经导管溶栓或药物 / 机械溶栓。基于多个单中心研究的 Meta 分析显示，经导管溶栓的临床成功率接近 86%（临床成功定义为患者病情好转或稳定）。超声辅助溶栓是治疗急性亚致命性和致命性 PE 的一项新技术。

## 其他治疗选择

- **开放血栓切除术**：在体外循环下，外科医师直接切开肺动脉，应用 Fogarty 球囊和吸引器清除血栓。在这种情况下，死亡率约为 20%。

## 诊断 / 治疗

经导管溶栓治疗急性致命性 PE。

## 注意事项

※ 使用 AngioJet 血栓抽吸系统进行肺动脉流变血栓抽吸术时，在抽吸导管接近心脏时会产生特殊的不良反应，如心动过缓或心脏骤停。

推荐阅读

[1] Engelberger RP, Kucher N. Catheter-based reperfusion treatment of pulmonary embolism. Circulation. 2011; 124(19):2139-2144.

# 病例 60

## 病史信息

各种下肢深静脉血栓形成的病例，包括有抗凝禁忌证的患者。初诊科室要求介入医师放置下腔静脉滤器（图 60-1）。

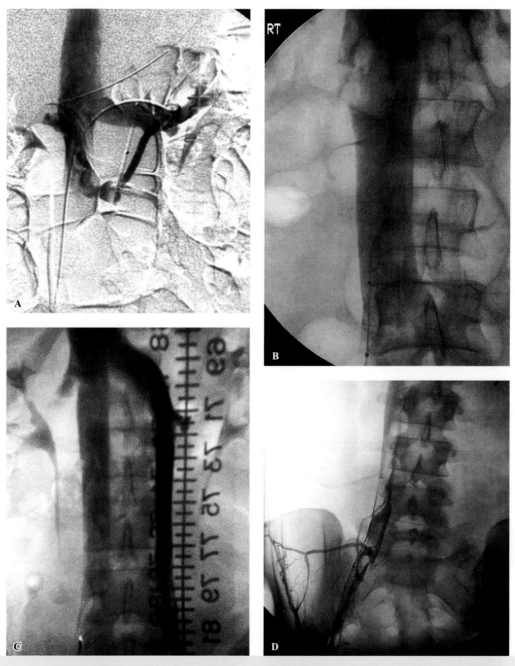

▲ 图 60-1　与下腔静脉滤器置入相关的各类血管变异，下腔静脉造影表现包括环绕主动脉的左肾静脉（A）、巨大下腔静脉（B）；右侧髂总静脉的标记导管上，2 个金属标记之间距离为 28mm、双下腔静脉（C）及血栓延伸至下腔静脉（D）

## 病例概要

下腔静脉变异（对于滤器置入具有重要意义）。

## Top 3 鉴别诊断

• 环主动脉型 / 主动脉后位型左肾静脉变异：只有在左肾静脉和下位的另一支左肾静脉同时汇入下腔静脉时，才能形成环主动脉型左肾静脉变异。环主动脉型左肾静脉变异，腔静脉造影表现为一支肾静脉（正常的肾静脉）从主动脉前方跨过，而另一支肾静脉（位于下方）从主动脉后方汇入下腔静脉稍下方的位置（通常位于第 2 腰椎或第 3 腰椎水平）。正常人群中，环主动脉型左肾静脉变异的发生率为 1.5%～8.7%。主动脉后位型左肾静脉变异，变异的左肾静脉也在预期以下的位置汇入下腔静脉。主动脉后位型左肾静脉变异发生率为 1.8%～2.4%。下腔静脉滤器置入前，预先进行影像学评估十分必要。导管前端应位于肾静脉以下，以便于更好地观察变异的血管。由于血管变异的存在，下腔静脉滤器的位置应低于下位左肾静脉汇入下腔静脉处。如滤器放置位置过高，栓子阻塞滤器时，变异的肾静脉则提供了下腔静脉侧支回流的路径，来自下方的血栓就会绕过滤器经侧支血管上行，从而造成复发性肺动脉栓塞。

• 巨大下腔静脉：下腔静脉直径 > 28mm，称为巨大下腔静脉，发生率约为 3%。通常需要在肾下水平下腔静脉内置入鸟巢式滤器或在每侧髂总静脉内分别置入下腔静脉滤器。鸟巢式滤器曾被用于直径达 42mm 的巨大下腔静脉的治疗。

• 双下腔静脉：胚胎时期的右侧或左侧上腔静脉持续存在，即形成双下腔静脉，发生率为 0.2%～3%。其中右侧下腔静脉通常会比左侧更粗大一些。左侧髂总静脉汇入左侧下腔静脉，而左侧下腔静脉常常汇入左肾静脉。2 条并行的下腔静脉没有直接的交通支，从右侧股静脉入路的导管，无法进入左侧髂总静脉。如导管经过左肾静脉并到达左侧髂总静脉，则提示存在并行的双下腔静脉。在进行滤器置入时，滤器必须同时置入双侧的下腔静脉；单一的肾上滤器置入也可作为替代方案。肾下节段"正常"的右侧下腔静脉管腔内滤器置入并不能预防盆腔及下肢栓子到达肺部。

## 其他诊断方面的考量

• 下腔静脉血栓形成：是否发生肺栓塞与髂股静脉和下腔静脉内有无漂浮的血栓与有关。下腔静脉血栓形成为下腔静脉滤器置入的主要适应证。如在下腔静脉内发现血栓，但下腔静脉未闭塞，腔静脉滤器必须置于血栓的上方 / 头侧。如下腔静脉血栓向上延续超过肾静脉水平，腔静脉滤器应置肾上下腔静脉，这是因为对于肾下节段的下腔静脉血栓，在栓子和肾静脉之间没有足够的空间来放置滤器。

## 诊断 / 治疗

异常的下腔静脉影响滤器置入。

## 注意事项

※ 滤器置入前，需详细评估下腔静脉变异情况、血栓、下腔静脉的直径及肾静脉的位置等。

※ 对于环主动脉型或主动脉后位型左肾静脉变异，置入的滤器必须位于最下方的肾静脉入口以下。

※ 对于巨大下腔静脉（直径 > 28mm），需行鸟巢滤器或双侧髂静脉的滤器置入。

※ 对于双下腔静脉，需在双侧下腔静脉内分别置入滤器或使用肾上滤器。

推荐阅读

[1] Mejia EA, Saroyan RM, Balkin PW, Kerstein MD. Analysis of inferior venacavography before Greenfield filter placement. Ann Vasc Surg. 1989; 3(3):232–235.

# 病例 61

病史信息

病例 1：患者男，28 岁，左侧阴囊肿物合并疼痛。

病例 2：患者男，49 岁，右侧精索静脉曲张（图 61-1）。

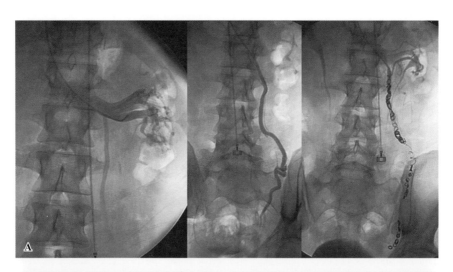

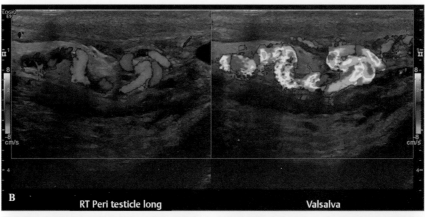

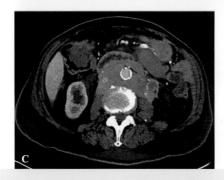
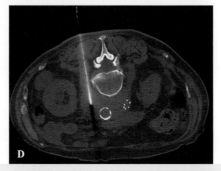

▲ 图 61-1　病例 1，左肾静脉逆流并扩张的左生殖静脉，选择性静脉造影可见导致左侧精索静脉曲张的反流现象；以弹簧圈和吸收性明胶海绵联合栓塞整条血管（A）。病例 2，超声检查提示孤立性右侧精索静脉曲张（B），建议进一步评估腹膜后情况；增强 CT 证实将主动脉向前顶起的腹膜后肿物（C），CT 引导下粗针穿刺活检确诊为淋巴瘤（D）（彩图见书末彩插部分）

## 病例概要

睾丸外肿物。

## Top 3 鉴别诊断

* **精索静脉曲张**：精索静脉曲张通常是由同侧生殖静脉反流引起的，在阴囊体检中被描述为"虫袋征"。在腹腔压力增大的情况下（如 Valsalva 动作），精索静脉曲张也随之加重。与瓣膜关闭不全（由于先前的炎症或血栓事件）引起的下肢静脉曲张不同，精索静脉曲张通常是由先天性瓣膜缺失所致。精索静脉曲张可导致男性不育、睾丸萎缩和疼痛。绝大多数精索静脉曲张发生在左侧。孤立性的右侧精索静脉曲张应提示查找腹膜后肿物。治疗方法包括开腹手术、显微外科或腹腔镜下精索静脉曲张结扎术，以及使用各种材料（如弹簧圈、吸收性明胶海绵、硬化剂、球囊或组织胶）进行腔内治疗。治疗失败率为 1%～10%，解剖结构变异（大多数在腹股沟管内或在其附近）和重复手术是术后 2 年内复发的主要原因。腔内治疗可作为有症状患者的一线或抢救治疗方法。腔内治疗的优势在于并发症发生率低及术后恢复快。接受精索静脉曲张手术修复或栓塞治疗的患者，其配偶妊娠率相似（约 35%）。

* **脓肿 / 血肿**：脓肿和血肿分别为阴囊内脓液或血液的异常聚集。两者在超声图像上均表现为复杂的囊性病变，有内分隔和房室；不同于精索静脉曲张的表现，无血流和血流动力学改变。血肿通常继发于创伤、手术或肿瘤。脓肿是由未经治疗的附睾炎或睾丸脓肿破裂而引起。治疗的重点在病因治疗方面。

* **鞘膜积液**：在无症状的患者中，睾丸鞘膜之间有少量的浆液性积液可能是正常的，但积液较多或出现临床症状的情况是异常的。在超声检查中，这些积液大多是无回声的，具有良好的穿透性。异常大量的积液可能是先天性（鞘状突未闭）和特发的，也可能是由外伤、感染、睾丸扭转或肿瘤引起的。因此，鞘膜积液的存在应促使我们寻找潜在的其他病因。

## 诊断 / 治疗

精索静脉曲张。

## 注意事项

※ 精索静脉曲张是由同侧生殖静脉反流引起的，腹腔压力增大时（如 Valsalva 动作）精索静脉曲张加重。

※ 对于孤立性右侧精索静脉曲张的患者，应查找腹膜后肿物。

※ 脓肿和血肿可导致阴囊内复杂的睾丸外积液。

※ 尽管鞘膜积液通常是偶然发现的，但应积极寻找其潜在的病因。

### 推荐阅读

[1] Dogra VS, Gottlieb RH, Oka M, Rubens DJ. Sonography of the scrotum. Radiology. 2003; 227(1):18–36.

[2] Shlansky–Goldberg RD, VanArsdalen KN, Rutter CM, et al. Percutaneous varicocele embolization versus surgical ligation for the treatment of infertility: changes in seminal parameters and pregnancy outcomes. J Vasc Interv Radiol. 1997;8(5):759–767.

[3] Sze DY, Kao JS, Frisoli JK, McCallum SW, Kennedy WA II, Razavi MK. Persistent and recurrent postsurgical varicoceles: venographic anatomy and treatment with N–butyl cyanoacrylate embolization. J Vasc Interv Radiol. 2008;19(4):539–545.

## 病史信息

患者女，28 岁，临床表现为左侧盆腔疼痛（图 62-1）。

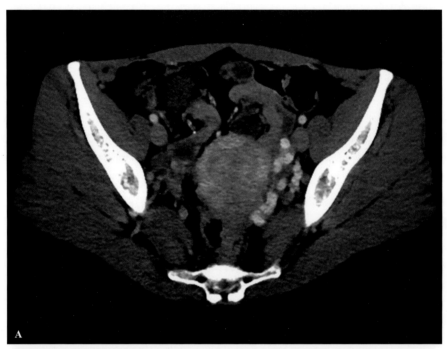

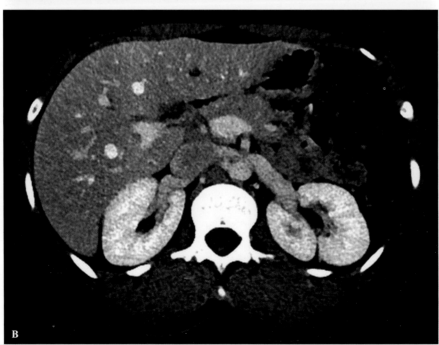

▲ 图 62-1　骨盆增强 CT 显示左侧子宫旁静脉多发扩张（A），左肾静脉行经主动脉和肠系膜上动脉时受压（B），导致患者出现肾静脉受压综合征（即"胡桃夹综合征"）

## 病例概要

肾静脉受压综合征（即"胡桃夹综合征"）导致盆腔淤血综合征（PCS）。

PCS 是女性慢性盆腔疼痛的排除性疾病。通常需要多学科（包括麻醉科、胃肠病科、普外科、产科及介入放射科等）联合诊治。PCS 患者可持续出现非周期性盆腔疼痛（时间＞6 个月），通常会因长时间站立、结束一天的工作或在进行性交时疼痛加剧（性交困难）。查体：盆腔器官有压痛，会阴、臀部或下肢静脉曲张等。通过影像学或腹腔镜检查大多可明确诊断。超声可见卵巢静脉扩张（＞4mm）、子宫肌层静脉结构扩张及病变静脉（通常是左侧卵巢）血流缓慢或逆向血流等。建议采用立位超声检查。MRI/MRV 是评价 PCS 的首选影像学检查方法，不仅可筛查静脉是否存在问题，还可排查其他病因。

## Top 3 鉴别诊断

- **原发性 PCS**：PCS 患者的疼痛症状被认为是卵巢和盆腔静脉曲张的结果，类似于下肢静脉曲张引起的疼痛。盆腔静脉的反流和高压的病因尚未明确。由于原发性 PCS 常见于经产妇女，有学者认为盆腔静脉血容量增加会导致瓣膜关闭不全。然而，瓣膜功能障碍似乎是主要的问题所在，这会导致盆腔血液积聚、血栓形成及对盆腔神经和结构造成影响。另一些学者则更关注于雌激素在削弱血管壁功能方面的作用。PCS 的主要治疗方法包括激素治疗、手术治疗［卵巢静脉结扎、子宫切除术（必要时，可加行卵巢切除术）］及经导管栓塞等。在经导管栓塞治疗中，可使用弹簧圈和硬化剂来处理功能不全的静脉（卵巢静脉和髂内静脉），术后约 80% 的患者长期疼痛的症状能得到改善。

- **动脉 - 静脉异常压迫**：此类病变较为罕见。邻近的动脉可能会在某些交叉点压迫相关静脉。在肾静脉受压综合征患者中，左肾静脉在经过肠系膜上动脉近端和主动脉之间时受压，导致左肾静脉及左侧卵巢静脉高压。患者可能出现血尿、左侧腹痛和（或）盆腔疼痛症状。当患者出现症状时，治疗方法包括左肾静脉受压段的支架置入和（或）异常左侧卵巢静脉的栓塞。左髂总静脉被右髂总动脉交叉压迫也可能导致髂静脉高压和盆腔充血。MRI/MRV 对排查这些异常作用明显。

- **盆腔 / 腹膜后肿物**：盆腔或腹膜后肿物也是引起盆腔疼痛的重要原因。在大多数情况下，通过先进的影像学检查可准确诊断盆腔或腹膜后肿物（如恶性肿瘤）。

## 诊断 / 治疗

肾静脉受压综合征导致 PCS。

## 注意事项

※ 在接受 PCS 弹簧圈栓塞治疗的绝经前妇女中，在治疗后能够正常生育的患者占 50%。与子宫切除术相比，对于有生育需求的患者而言，栓塞治疗是不错的选择。

推荐阅读

[1] Kim HS, Malhotra AD, Rowe PC, Lee JM, Venbrux AC. Embolotherapy for pelvic congestion syndrome: long-term results. J Vasc Interv Radiol. 2006;17(2 Pt 1): 289-297.

# 病例 63

## 病史信息

患者男，53 岁，短肠综合征，接受慢性全胃肠外营养，放置中心静脉导管。该患者既往有长期反复的腹股沟感染问题（图 63-1）。

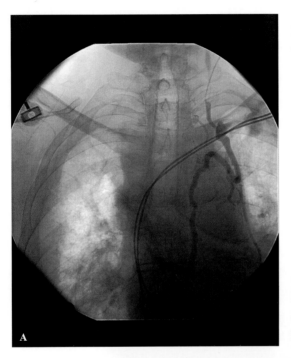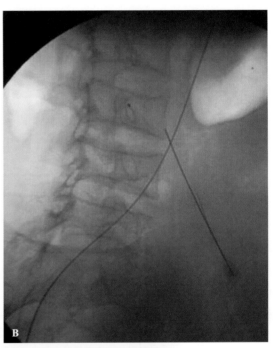

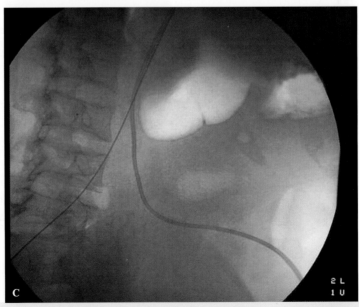

▲ 图 63-1　左颈内静脉数字减影血管造影（A）显示对比剂经侧支静脉进入奇静脉 - 半奇静脉系统。遂经腰下腔静脉入路放置隧道式中心静脉导管。从左髂总静脉放置 1 条导丝，将其置于肾静脉下方第 3 腰椎水平（B），以定位下腔静脉。最终成功放置隧道式中心静脉导管（C）

## 病例概要

上肢中心静脉通路慢性闭塞，中心静脉导管通路的选择。

## Top 3 入路选择

• **股静脉/腹股沟**：在上肢中心静脉通路位点用尽后，仍需长期静脉通路（存在移植或腹膜透析禁忌证的血液透析）的情况下，经腹股沟区导管置入是合理的。介入医师可在超声和透视引导下进行导管置入。需特别注意的是，应尽量将"隧道"放置在对患者日常生活活动影响最小的位置（如大腿外侧）。严格执行无菌护理并注重患者个人卫生，有利于减低术后并发腹股沟区感染的风险。一些人主张使用抗血小板或抗凝血药，以减少血栓形成。髋关节的活动也会导致导管打折等并发症的发生。各种隧道式股血管血液透析导管的对比研究表明，在慢性上肢中心静脉闭塞性疾病的情况下，经腹股沟区行股静脉置管是可行的抢救性选择，其导管平均有效时间约为 6 个月。

• **经腰部下腔静脉**：当无法经腹股沟穿刺置管时，经腰部下腔静脉入路也是长期静脉置管的一种选择。该技术操作多样，大多在透视引导下进行（可有或无超声辅助），也有一部分通过 CT 引导穿刺置管。应对准肾下段下腔静脉（约相当于第 2 腰椎至第 3 腰椎水平），并向头部倾斜 15° 左右，"隧道"侧向引导，"隧道"的出口位置沿腹侧表面（靠近髂前上棘）。

• **通过实体器官（经肝/经肾）**：当肾下水平下腔静脉闭塞时，另一种选择是经肾或经肝静脉通路。进入肾静脉或肝静脉的初始静脉通路是在超声引导下完成的，此技术比经腰部下腔静脉穿刺置管方法更容易。然而，并发出血的可能也更高，因为经实质性器官穿刺在一定程度上增加了潜在的并发症风险。虽然目前对于该入路尚未进行大型、长期临床研究，但其仍不失为一种急救选择。

## 其他选择

• **中心静脉闭塞的处理**：经腹股沟区入路，将表面处理装置（Bluegrass Vascular Technologies 公司）推送至上腔静脉残端，进入慢性闭塞血管。通过该装置由内向外穿刺右前胸壁的软组织，一旦导丝通过后，以标准方式置管。

• **开放手术放置**：如无经皮途径选择，可直接由胸外科医师进行右心脏开放建立中央静脉通路。但令人遗憾的是，由于存在多种严重的并发症，许多中心静脉闭塞的患者无法接受这种有创的方式。

## 诊断/治疗

经腰部下腔静脉入路行中心静脉置管。

## 注意事项

※ 不要轻易放弃上肢静脉！可通过血管成形术或支架成形术重建通路。扩张的侧支也可用于放置中心静脉导管。

### 推荐阅读

[1] Ebner A., Gallo S., Cetraro C., Gurley J., Minarsch L. Inside-Out Upper Body Venous Access: The first-in-human experiences with a novel approach using the Surfacer Inside-Out Access Catheter System. Endovascular Today 2013;85–88.

[2] Yaacob Y, Zakaria R, Mohammad Z, Ralib AR, Muda AS. The vanishing veins: difficult venous access in a patient requiring translumbar, transhepatic, and transcollateral central catheter insertion. Malays J Med Sci. 2011;18(4):98–102.

## 病史信息

患者女，39 岁，胆管癌（图 64–1）。

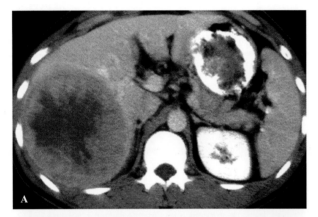
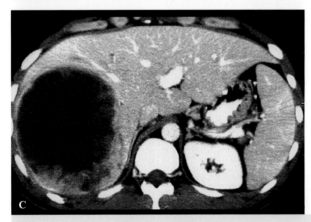
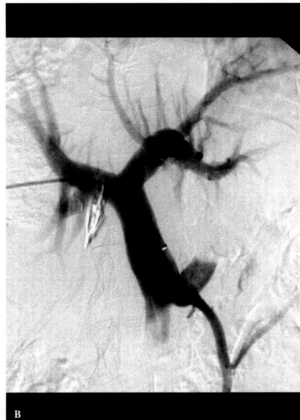

▲ 图 64-1　初诊肝脏增强 CT 显示右肝巨大肿块（A）。经皮穿刺活检确诊为胆管癌。肝左叶较小，在进行大范围右肝切除术之前，需通过介入治疗来增加残余肝脏的体积。因此，从右门静脉中段穿刺后，以弹簧圈栓塞右门静脉分支（B）。2 周后 CT 扫描显示肝脏左叶增大（C），并伴有大量病变组织坏死

## 病例概要

经皮门静脉途径的应用。

## Top 3 经皮门静脉途径的适应证

• **半肝切除术前应用**：对于巨大原发性肝细胞癌和胆道恶性肿瘤患者，临床通常行半肝切除，以获得最佳治疗；且在许多情况下，这也是唯一的治疗选择。其中高达 45% 的患者需接受扩大肝脏切除术。需要注意的是，术后残余肝脏（FLR）很重要，因为术后的主要并发症是肝衰竭。当 FLR 少于肝脏总体大小的 25%～40%（取决于基础肝功能）时，建议进行经皮部分门静脉栓塞术，以增加 FLR。经皮进入肝脏，直接穿刺病变肝叶 / 段。经导管栓塞将与肿瘤一并切除的肝段，栓塞材料通常为吸收性明胶海绵颗粒、弹簧圈或组织胶。未栓塞肝脏将在栓塞后 2 周左右达到最大体积。介入治疗的技术成功率接近 100%，主要禁忌证为门静脉高压（门体静脉压差＞ 12mmHg）。70%～85% 的患者在介入治疗后接受肝切除术。肝切除术应在经导管介入治疗后 2～6 周内进行。

• **门静脉修复**：门静脉高压可由门静脉闭塞性病变引起，这在肝移植患者中很常见。小型队列研究显示，经皮经肝血管成形术通常具有良好的效果，术后门静脉压力梯度可从约 14mmHg 降低至 3mmHg。应用类似的方法也可应用于有症状的门静脉血栓形成患者，进行经导管溶栓治疗。

• **胰岛细胞移植**：尽管通常倾向于全器官胰腺移植，但仍有一部分低血糖意识不清的糖尿病患者可从胰岛细胞移植中获益。在超声或透视引导下，通常选择右门静脉分支，最终将 4F Kumpe 导管定位在门静脉主干处。进行门静脉造影是为了确认位置和血流量。需测量门静脉的压力，因为门静脉高压（＞ 20mmhg）患者禁忌输液。输液大约需要 30min，同时应注意门静脉压力的变化。此过程可在一定程度上挽救患者生命，改善生活质量，并显著降低糖尿病的继发性并发症（如神经病变和肾病）。

## 其他适应证

• **静脉曲张栓塞**：在门静脉高压和静脉曲张的情况下，主要的治疗途径包括内镜下治疗和经颈静脉肝内门体分流术（TIPS），其他选择包括球囊阻断的逆行性静脉栓塞术（BRTO）等从全身交通静脉途径进行的介入治疗。如通过各种方法均不能进入曲张的静脉，可选择经皮经肝途径。

## 诊断 / 治疗

门静脉右支栓塞术后，残余肝脏增大。

## 注意事项

※ 经皮门静脉通路建立后，穿刺道栓塞是预防威胁生命的出血并发症的关键。常用的栓塞材料有弹簧圈、吸收性明胶海绵等，也有学者主张使用组织胶。

※ 门静脉栓塞术不是一种抗肿瘤手术，仅用于提高肝切除术的安全性。

※ 相对于 TIPS 而言，直接经皮进入门静脉系统的优势在于更容易进入小门静脉分支，但存在更高的出血风险。此外，经皮门静脉途径的穿刺道通常较小（＜ 8F）。

推荐阅读

[1] Loffroy R, Favelier S, Chevallier O, et al. Preoperative portal vein embolization in liver cancer: indications, techniques and outcomes. Quant Imaging Med Surg. 2015; 5(5):730–739.

[2] Saad WEA, Madoff DC. Percutaneous portal vein access and transhepatic tract hemostasis. Semin Intervent Radiol. 2012; 29(2): 71–80.

## 病史信息

患者男，52 岁，肾衰竭（图 65-1）。

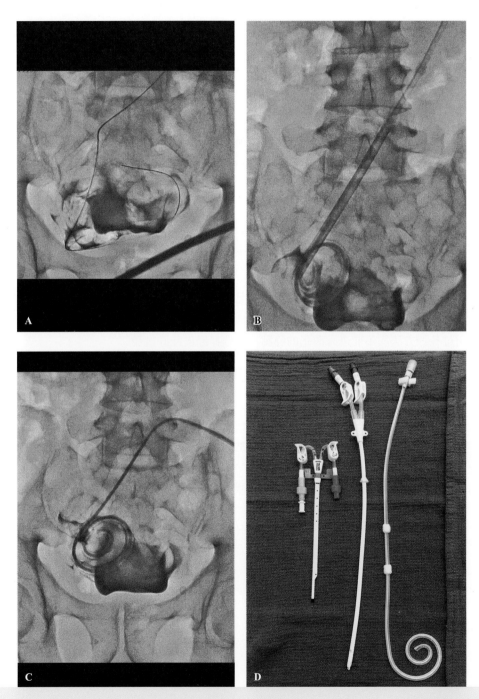

▲ 图 65-1 透视引导下经皮放置腹膜透析导管。超声辅助穿刺腹膜后，注入对比剂，以确认穿刺针的位置。将导丝送入盆腔（**A**）。建立"隧道"后，将导管通过剥离护套（**B**）输送到适当的位置（**C**）。肾脏替代疗法有多种可选择的导管，非隧道式静脉导管、隧道式静脉导管和腹膜透析导管均较为常见（**D**）

## 病例概要

肾脏替代治疗的通路选择。

## Top 3 治疗方案

• **外科动静脉造瘘**：血液透析过程中，血液被泵至透析机，血液和透析液被半透膜隔开，浓度梯度导致患者血清溶质和液体量发生变化。间歇性血液透析对大多数患者的效果很好，通常每周透析 3 次，每次持续 3～5h。这种方式需要高血流量的通路（因为目前大多数透析机的运行速度为 200～500ml/min），获得高血流量通路的方法之一是通过外科手术将动脉与相邻的静脉相连接。一般选择桡动脉、肱动脉和股动脉，从而形成动 - 静脉瘘。如相邻的静脉解剖结构不合适，则可使用人工血管移植物连接动脉和静脉，从而形成动静脉移植物通路（如前臂环形动静脉移植物通路）。如静脉结构闭塞，血流量变小，可通过一种解救装置（HeRO）来解决问题，透析的血液经该装置（即动脉端移植物与导管流出端的混合体）导出。这种装置可通过手术置入中心静脉。美国国家肾脏基金会已发布有关血管通路的明确指南（K/DOQI 指南或"肾脏疾病结果质量倡议"），建议对大多数即将发生肾衰竭的患者及早建立瘘管，即所谓的"瘘管优先"倡议。相对于放置人工血管移植物，建立瘘管的总体效果更好，并发感染的概率更小，且患者生存期更长。但高血流量相关并发症和目前技术的不成熟是其潜在的缺点。对于血液透析通路，建立瘘管和放置人工血管移植物可能均优于置入导管。

• **置入血液透析导管**：血液透析导管通常是通过超声和透视引导相结合的方式放置的。患者由于肾衰竭进展快等原因或不适合其他方法而接受血液透析导管置入。K/DOQI 指南建议，临床应尽量减少血液透析管道的使用（目标是使这种"置管透析"在全部透析中的比例 < 10%）。血液透析导管的优点包括可立即使用、易于插入及无须反复穿刺等。然而，较高的感染率、回路中较低的血流量、相关中心静脉闭塞以及对生活质量的影响（如洗澡不便）等限制了其应用。

• **腹膜透析**：在腹膜透析过程中，腹膜充当血液与注入的透析液之间的膜。腹膜导管有 1 个多侧孔环形尖端，该尖端位于腹腔，固定在腹直肌筋膜内，并从腹部皮肤穿出。腹膜透析可分为自动腹膜透析和持续非卧床腹膜透析。尽管通常是由外科医师通过剖腹术放置腹膜导管，但超声和透视引导下放置腹膜导管临床应用也越来越多。腹膜透析的并发症包括疼痛、出血、穿孔、渗漏、疝、胸腔积液、导管阻塞和生殖器水肿等。

## 诊断 / 治疗

影像引导下经皮置入腹膜导管用于腹膜透析。

## 注意事项

※ 通过肾脏替代疗法可行间歇性或持续性血液透析，但仅影响肾脏的非内分泌功能。肾脏科医师必须监测并纠正内分泌异常。

※ 隧道式血液透析导管可在放置后立即使用。人工血管移植物通常在 2～3 周后才能使用（尽管一些特殊的移植物材料可在 24h 后使用）。自体动静脉瘘管需要 8 周后待静脉"成熟"才能使用，以使该部位的伤口充分愈合。用于完全经皮动静脉造瘘的新技术正不断涌现（使用导管、磁性和射频能量）。

推荐阅读

[1] Santoro D, Benedetto F, Mondello P, et al. Vascular access for hemodialysis: current perspectives. Int J Nephrol Renovasc Dis. 2014;7:281–294.

## 病史信息

患者女，74 岁，肾脏衰竭，左前臂动静脉瘘（AVG）人工血管内血栓形成（图 66-1）。

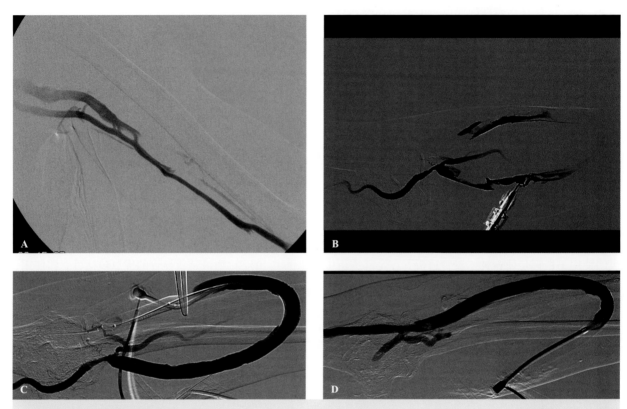

▲ 图 66-1　左前臂动静脉瘘人工血管内血栓形成，"流出静脉"端造影显示中心静脉直径正常、血流通畅（**A**）。使用纤溶药物后造影显示人工血管内仍可见充盈缺损（**B**）。溶栓和静脉吻合口成形术后，人工血管内血栓消除（**C**），"流入静脉"端狭窄解除（**D**）

## 病例概要

AVG 人工血管内血栓形成的治疗。

## Top 3 治疗步骤

• 通路 / 中心静脉检查与评估：首先应检查血管通路并评估中心静脉，尤其需注意有血栓形成的 AVG 人工血管通向中心静脉的流出道；同时应关注近端的流入道（动脉 – 人工血管移植物吻合端），其与原始通路重叠。通过原始通路将导丝送达中心静脉。经导丝留置导管，进行静脉造影，观察血栓形成的范围、大小和血流情况，并评估中心静脉是否有其他狭窄。这一步有助于确定是继续溶栓还是采取其他治疗手段（如放置血液透析导管）。

- **溶栓**：在确定 AVG 流出道血流通畅后，进行血栓清除。有多种方法可用于处理人工血管内的血栓，包括机械取栓、药物溶栓及两者相结合的方法。大多数应从低水平或全身抗凝开始，通常是静脉注射肝素。通过多侧孔导管泵入溶栓药物是有效的，但耗时较长。多种设备（如 AngioJet 血栓抽吸系统、Arrow-Trerotola 装置）可用于血栓的机械清除，并加快清除过程，但会增加一定的医疗成本。在去除移植物管道内的"红血栓"后，对于动脉吻合口处纤维化的"白血栓"，通常可使用 Fogarty 球囊（顺应性气囊）将其拉入人工血管移植物内或使其进入中心静脉循环 / 肺循环，从而重建 AVG 血流，顺利完成溶栓。

- **修复狭窄病变**：一旦溶栓完成，医师的注意力将转向修复残存的狭窄病变。如不能处理好这些病变，则可能在全身抗凝作用减弱后再次形成血栓。其中，静脉端吻合口狭窄是最典型的病变。AVG 人工血管通常使用直径 6mm 聚四氟乙烯（PTFE）移植物，因此大多选择 7mm 的球囊修复狭窄。对于血管成形术失败的病例，通常采用金属裸支架或覆膜支架进行修复，也有学者主张通过放置 FLAIR 血管内支架来治疗。

## 诊断 / 治疗

经皮介入治疗 AVG 人工血管内血栓形成。

## 注意事项

※ 在血栓形成前准确识别和及时处理有问题的 AVG 人工血管，理论上可提高 AVG 通畅率，缩短手术修复时间，并降低医疗费用。

※ AVG 临床溶栓成功率达 94%，6 个月一期通畅率为 40%，12 个月二期通畅率为 69%。

### 推荐阅读

[1] Guidelines and Standards Committee of the ACR. ACR-SIR Practice Parameter for Endovascular Management of the Thrombosed or Dysfunctional Dialysis Access. Amended 2014 (Resolution 39): 1-21. https://www.acr.org/-/media/ACR/Files/Practice-Parameters/Dysfunc-DialysisMgmt.pdf?la=en.

[2] Haskal ZJ, Trerotola S, Dolmatch B, et al. Stent graft versus balloon angioplasty for failing dialysis-access grafts. N Engl J Med. 2010; 362(6):494-503.

# 病例 67

## 病史信息

患者男，71 岁，右侧腰部疼痛进行性加重（图 67-1）。

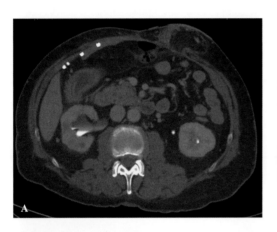

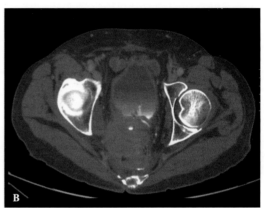

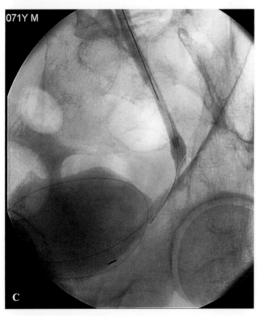

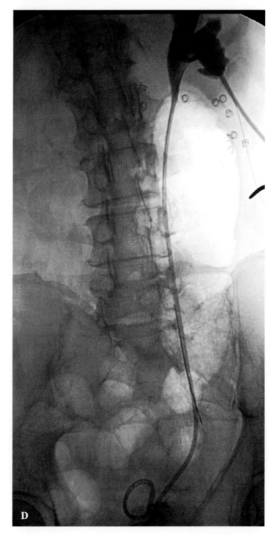

▲ 图 67-1　增强 CT 延迟期图像显示右肾积水（**A**）；同时可见前列腺肿瘤，右侧膀胱壁增厚，肿瘤侵犯右侧输尿管开口（**B**）。膀胱镜检查未能找到右侧输尿管开口，活检未确诊。因此，尝试经肾对右侧尿路收集系统进行减压。经右肾（患者取俯卧位）穿过输尿管 - 膀胱入口处对梗阻病变进行刷检（**C**），并放置右输尿管支架（**D**）

136

## 病例概要

泌尿系统梗阻。

## Top 3 鉴别诊断

• **肾结石**：肾结石是引起尿路梗阻的最常见原因。梗阻最常发生在输尿管膀胱交界处（UVJ）或输尿管肾盂交界处（UPJ）。通过 CT 可检出绝大多数结石，这些结石通常是高密度的。一般来说，直径 ≤ 4mm 的梗阻性结石可自行排出，直径 ≥ 8mm 的结石大多无法自行排出，直径在 4～8mm 的结石存在自行排出的可能。经皮肾造瘘术可用于缓解泌尿系统梗阻，其可在病情紧急的情况下使用或与方法联合应用于较大结石的治疗，具体方法应参照相关指南进行。通过后外侧入路进入下肾盏或中后肾盏，以最大限度地减少出血的风险；然后进行尿路扩张并放置猪尾导管（最常见的）。过多的介入操作可能会导致泌尿系统感染，从而引发脓毒血症，因此在确认结石位置时应尽量减少对比剂用量。

• **肿瘤**：移行细胞癌（TCC）起源于尿路上皮，是肾脏集合系统最常见的肿瘤。膀胱是最常见的受累部位，其次是肾盂和输尿管。当确定为上尿路病变时，应仔细评估膀胱是否有病变。危险因素包括吸烟、接触芳香胺和环磷酰胺等。CT 尿路造影有助于评估肾脏和整个集合系统。

• **血块**：由于外伤、结石或肿瘤（TCC 或 RCC）等，集合系统可能出现血块。通常表现为符合集合系统轮廓的多发性输尿管充盈缺损。如血块过大，可能会造成阻塞。治疗主要是针对出血病因进行处理。

## 其他诊断方面的考量

• **真菌感染**：真菌感染往往发生在免疫功能低下或留置导尿管的患者，输尿管或膀胱内的多处充盈缺损最常见。当菌团融合时，可能会发生阻塞。念珠菌是最常见的致病菌。

• **肾乳头坏死 / 脱落**：肾乳头坏死可能由多种病因引起，包括糖尿病、肾病、肾盂肾炎（特别是结核）、镰刀细胞病、泌尿系梗阻和肾静脉血栓形成等。坏死的肾乳头可能会脱落，并导致集合系统受阻。患有与肾乳头坏死相关的疾病，并伴有集合系统内的充盈缺损，有助于诊断。肾乳头坏死的表现包括继发于肾锥体内对比剂异常聚集的"龙虾爪征"和"球座征"。

## 诊断 / 治疗

肿瘤（前列腺癌）导致泌尿系统梗阻。

## 注意事项

※ 泌尿系统梗阻是需紧急处理的临床急症。

※ 肾结石是尿路阻塞的最常见原因，绝大多数结石影像学表现为高密度。

※ 一般来说，直径 ≤ 4mm 的结石可自行排出，无须干预；对于直径 ≥ 8mm 的结石，则需进行治疗。

※ TCC 是最常见的尿路上皮肿瘤。对整个集合系统进行影像学评估有助于诊断。

## 推荐阅读

[1] Barbaric ZL. Percutaneous nephrostomy for urinary tract obstruction. AJR Am J Roentgenol. 1984; 143(4):803–809.

[2] Zagoria RJ. Genitourinary Radiology: The Requisites. 2nd ed. Philadelphia, PA: Mosby Inc.; 2004.

## 病史信息

患者女，28 岁，不孕症（图 68-1）。

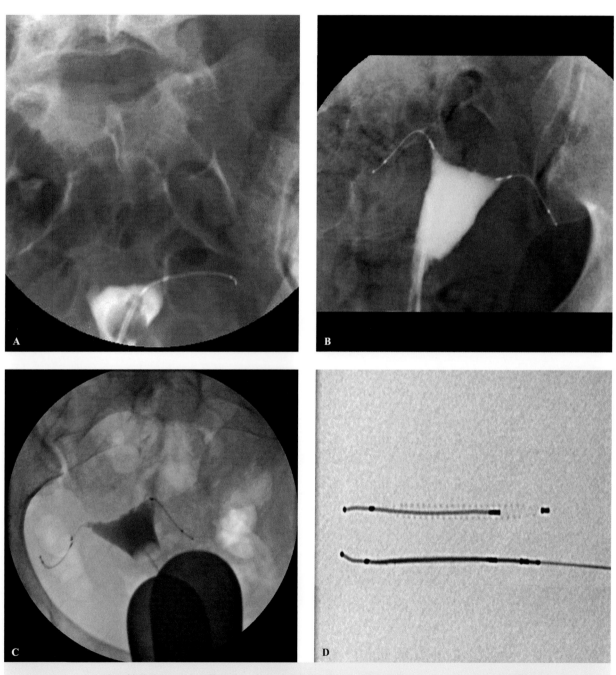

▲ 图 68-1 子宫输卵管造影显示输卵管闭塞，首先将线圈放置于左侧输卵管中（A），然后完成双侧放置（B）。几周后诊断性子宫输卵管造影（C）显示输卵管持续阻塞。X 线检查（D）显示压力线圈在前端展开，尾端输送于导管内，可见不透射 X 线的标记

## 病例概要

不孕症的介入放射学治疗。

## Top 3 处理选择

- **子宫输卵管造影**（HSG）：随着生殖医学的发展，HSG 在评估子宫和输卵管异常方面发挥着重要作用。适应证包括不孕症、反复自然流产、输卵管结扎后或输卵管结扎逆转后的评估，以及子宫肌瘤切除术前的评估。禁忌证包括妊娠及急性盆腔炎。HSG 应在患者月经周期开始后的 7～12 天进行，并建议患者在该时间段内避免性交。围术期使用非甾体类抗感染药物（术前 1h 应用）可能有助于改善疼痛症状。HSG 是将 HSG 球囊导管以无菌方式插入子宫颈口，然后对球囊充气。在透视引导下将水溶性对比剂（如 Sinografin、Isovue-300）经导管缓慢注入子宫内膜腔，并间断获得相关图像（先行定位成像）。注入对比剂的目的是使子宫内膜腔、输卵管显影明显。在正常情况下，对比剂会经输卵管弥散到盆腔内。球囊导管放气，对比剂进入阴道后，完成下子宫内膜的成像。HSG 常见的并发症包括疼痛、感染和出血等，且已有研究对与对比剂和对比剂灌注有关的罕见并发症进行了报道。HSG 有助于确定先天性子宫异常、息肉、平滑肌瘤、外科手术改变、局部粘连、子宫腺肌病、输卵管阻塞、峡部输卵管炎和输卵管积水等。

- **输卵管再通**：在一些不孕症患者中，输卵管造影可发现输卵管阻塞。通过专门的 HSG 通路导管，以 9F 鞘管和 5F 导管进行选择性置管，可解除梗阻。使用水溶性对比剂对输卵管口部进行注射灌注，可起到疏通输卵管的作用。如不能奏效，可用 3F 微导管配合 0.018 英寸（1 英寸 ≈ 2.54cm）导丝送入输卵管进行开通。在不孕症和双侧输卵管闭塞患者中，至少开通一侧输卵管的技术成功率接近 95%。开通后 1 年，其中约 60% 在无任何其他治疗的情况下妊娠。仅单侧输卵管梗阻的发病率较低，可能与导致不孕症的因素多样有关。输卵管妊娠率约为 4%。

- **输卵管栓塞**：对于无生育需求的患者，可在 X 线引导下经宫颈放置输卵管闭塞线圈（Essure 装置，Bayer 公司），以微创方式实现永久性节育，技术成功率约为 90%。

## 诊断 / 治疗

输卵管闭塞线圈（Essure 装置）的介入放置。

## 注意事项

※ 有证据表明，使用油性对比剂（如 Ethiodol）进行 HSG 在一定程度上可改善不孕症患者的生育能力（其中 55% 在使用油性对比剂进行 HSG 后 1 年受孕，而这一比例在使用水溶性对比剂进行 HSG 的患者中为 40%，在未接受 HSG 的患者中为 43%）。

推荐阅读

[1] McSwain H, Shaw C, Hall LD. Placement of the Essure permanent birth control device with fluoroscopic guidance: a novel method for tubal sterilization. J Vasc Interv Radiol. 2005;16(7):1007–1012.

[2] Simpson WL, Jr, Beitia LG, Mester J. Hysterosalpingography: a reemerging study. Radiographics. 2006; 26(2):419–431.

[3] Thurmond AS. Fallopian tube catheterization. Semin Intervent Radiol. 2008;25(4):425–431.

# 病例 69

## 病史信息

病例 1：患者男，41 岁，黄疸，溃疡性结肠炎，既往有胆管炎病史。

病例 2：肝移植术后黄疸（图 69-1）。

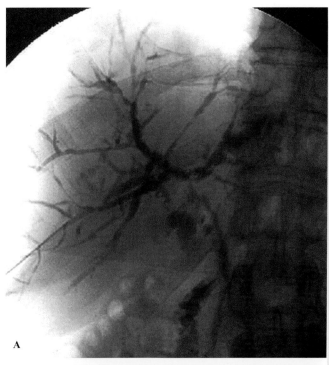

◀ 图 69-1 病例 1（A），经皮肝穿刺右下肝管行胆管造影显示肝内胆管多处狭窄并胆管扩张，影像表现与患者原发性硬化性胆管炎的病史相符。病例 2（B），相同穿刺入路的胆管造影显示胆汁湖、多发不规则狭窄和充盈缺损，影像表现提示肝动脉血栓引起的继发性硬化性胆管炎和胆管坏死

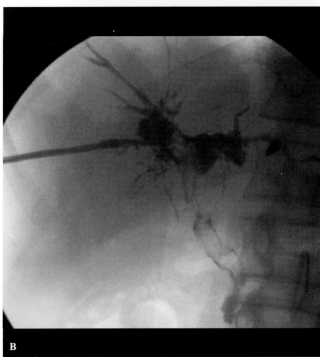

## 病例概要

多发不规则胆管狭窄。

## Top 3 鉴别诊断

- **原发性硬化性胆管炎（PSC）**：PSC 是一种罕见的、病因尚不完全明确的、免疫介导的疾病，可导致胆管弥漫性炎症和纤维化。好发于 40—50 岁男性，临床症状为疲劳和黄疸。约 70% 的 PSC 患者合并溃疡性结肠炎，而只有 5% 的溃疡性结肠炎患者合并 PSC。在 PSC 患者中，任何类型的胆管造影均可见纤维化狭窄区域伴间歇性扩张表现（呈"串珠样"），肝内胆管和肝外胆管均可受累。病程进展个体差异大，总体 10 年生存率约为 65%。

- **继发性硬化性胆管炎（SSC）**：SSC 病因多样。在诊断原发性硬化性胆管炎（PSC）前，需要排除 SSC 的这些病因。结石病、胰腺炎、感染、艾滋病和医源性因素等均为 SSC 的常见病因。医源性因素包括肝脏或胆囊手术中血管损伤、肝移植术后肝动脉血栓形成、经动脉化疗栓塞术及胆肠吻合术相关操作等。值得注意的是，复发性化脓性胆管炎（既往称为东方胆管病）作为可导致胆汁淤积、结石形成和胆管狭窄等一系列病变的一过性门静脉菌血症（即感染因素），也被归类为 SSC。

- **胆管癌**：恶性肿瘤是导致弥漫性、不规则性胆管狭窄的重要原因。胆管癌有多种表现，其中最常见的是单发孤立性肿块，也可能合并胆管内病变和肿瘤的扩散。值得注意的是，PSC 是胆管癌的危险因素，10%～15% 的 PSC 患者会发生肿瘤。

## 其他诊断方面的考量

- **原发性胆汁性肝硬化（PBC）/ 肝硬化**：肝实质纤维化可导致胆道改变，通常难以与早期硬化性胆管炎相鉴别。由于 PBC/ 肝硬化通常局限于肝内胆管，而 PSC 病变范围累及肝内胆管和肝外胆管，因此可从病变的分布范围上进行鉴别。

## 诊断 / 治疗

病例 1：原发性硬化性胆管炎。
病例 2：肝移植术后合并肝动脉血栓形成导致的继发性硬化性胆管炎。

## 注意事项

※ 研究表明，磁共振胰胆管成像（MRCP）的敏感度为 83%～100%，特异度为 92%～100%。与内镜逆行胰胆管造影（ERCP）相比，MRCP 通常是更为常规的初诊影像学检查手段，且安全性更高。

※ PSC 的最终结果是进展为肝衰竭 / 肝纤维化，并可导致胆管扭曲和整个肝脏萎缩（除尾状叶外）。70%～98% 的 PSC 患者肝尾状叶过度增生，不同于其他原因引起的肝硬化。在其他原因导致的肝硬化中，肝脏左叶通常不受影响或萎缩。

※ 肝内胆管憩室的存在是 PSC 的特异性表现。

推荐阅读

[1] Shanbhogue AKP, Tirumani SH, Prasad SR, Fasih N, McInnes M. Benign biliary strictures: a current comprehensive clinical and imaging review. AJR Am J Roentgenol. 2011;197(2):W295–W306.

[2] Steele IL, Levy C, Lindor KD. Primary sclerosing cholangitis—approach to diagnosis. MedGenMed 2007; 9(2):20.

## 病史信息

患者女，68 岁，无痛性黄疸（图 70-1）。

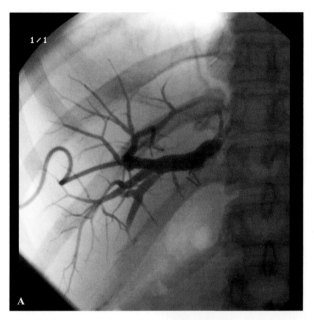
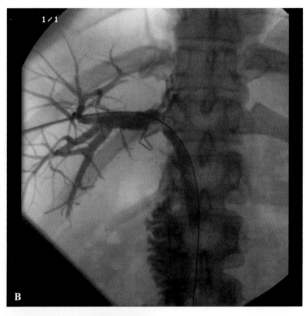
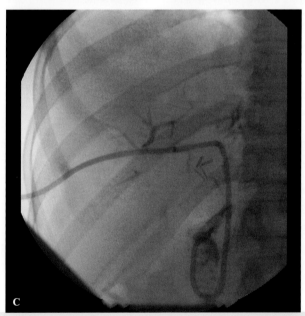

▲ 图 70-1　右侧入路胆管造影（**A**）显示胆管扩张和肝门圆形充盈缺损，伴胆管完全梗阻。以导丝和导管通过病变后再次行胆管造影（**B**）显示胆管完全梗阻由肝门周围胆管癌（**Klatskin** 肿瘤）引起。遂行内 - 外胆道引流（**C**），以缓解梗阻并改善黄疸

## 病例概要

中央胆道梗阻的病因分析。

## Top 3 鉴别诊断

• **胆总管结石**：胆总管结石占成年人梗阻性黄疸的 20%。内镜逆行胰胆管造影（ERCP）及磁共振胰胆管成像（MRCP）均可见充盈缺损和（或）梗阻及梗阻导致的近端胆管的扩张。超声检查尽管会受到肠管气体的干扰，仍然能够在一定程度上显示胆总管的扩张，并可能显示胆石症或胆总管结石。CT 检查可显示胆总管内不同密度的充盈缺损。牛眼征、靶心征或新月征均提示胆管内结石周围有一圈低密度的胆汁。

• **胆管癌**：胆管癌是第二常见的恶性原发性肝肿瘤，来自于胆管系统上皮。常见的发病部位主要有肝内、肝门周围（Klatskin 肿瘤）和肝外段。其中，又以肝门周围最为常见，病灶多位于左右肝管分叉处，临床诊断困难，唯一的发现可能是胆管狭窄和胆管壁增厚。多数患者预后较差，可手术切除肿瘤的病例占比 < 20%。

• **胰腺腺癌**：胰腺腺癌和壶腹癌导致的胆道梗阻占全部胆道梗阻的 20%～25%。胰腺腺癌起源于胰管，由于梗阻症状出现较晚，难以早期做出诊断。影像学检查的作用是显示肿瘤与周围血管的关系及用于评估根治性切除的可能性。胆总管或胰管同时扩张（"双管征"）为其典型的影像学表现。在 CT 图像上，可见胰头（60%）、胰体（20%）、弥漫性（15%）或胰尾（5%）血管减少。

## 其他诊断方面的考量

• **慢性胰腺炎**：慢性胰腺炎患者在全部胆道梗阻病例中约占 8%。反复的炎症、纤维化和炎性肿块会导致胆管狭窄或梗阻。胰腺导管狭窄和扩张交替出现，表现为"湖泊链"征象。胰腺钙化和萎缩均为其相关表现。

• **寄生虫**：蛔虫的成虫和支睾肝吸虫的虫卵均可导致胆道梗阻，后睾吸虫也有可能。药物治疗是主要的治疗方法。对于复杂的胆道梗阻患者，通过内镜下括约肌切开术和寄生虫摘除术可减轻症状。

## 诊断 / 治疗

肝门周围胆管癌。

## 注意事项

※ 胆总管结石是成年人梗阻性黄疸的常见原因；超声和 CT 可用于该病的诊断。

※ 胆管癌起源于胆管上皮细胞，其中位于肝门周围的病变又称为 Klatskin 肿瘤。

※ 胰腺腺癌表现为典型的"双管征"（胆管和胰管同时扩张）。

推荐阅读

[1] Federle MP. Diagnostic Imaging: Abdomen. Salt Lake City, UT: Amirsys, 2004.

[2] Han JK, Choi BI, Kim AY, et al. Cholangiocarcinoma: pictorial essay of CT and cholangiographic findings. Radiographics 2002; 22(1):173–187.

## 病史信息

患者女，71 岁，糖尿病，结石性胆管炎，接受经皮引流（左侧内 – 外胆道引流）治疗（图 71-1）。内镜逆行胰胆管造影（ERCP）未能成功，遂行经皮介入治疗。

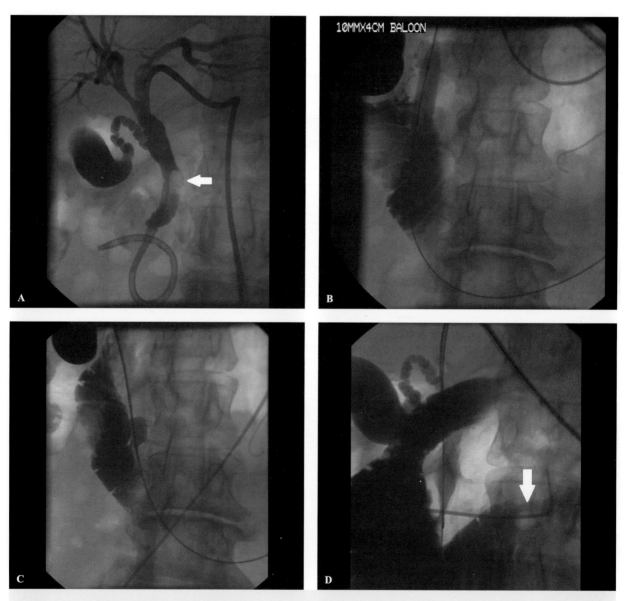

▲ 图 71-1 经皮胆结石取出术相关多重胆道造影。在抗生素和经皮引流清除感染后，早期胆管造影（**A**）显示胆总管处有 1 个中等大小、无嵌塞的充盈缺损（箭）。以直径 **10mm** 的球囊行括约肌球扩成形术（**B**）后，通过取石球囊经十二指肠取出胆管内的结石（**C**）。数次取石后，胆管内结石被清除干净（**D**），十二指肠的充盈缺损（白箭）与早期胆管造影表现相吻合

## 病例概要

胆道梗阻的经皮介入治疗。

经皮介入治疗可作为内镜操作失败或内镜检查禁忌患者的备选方案。

## Top 3 治疗方案

● **经皮胆道引流**：经皮治疗胆道梗阻的主要方法是放置引流导管。适应证包括明显的梗阻症状（如瘙痒、疲劳）和梗阻相关感染。引流方式包括外引流和内 – 外引流。外引流导管经肝穿刺置入，在胆道系统的"上方"留下猪尾环和侧孔，从而使阻塞的胆汁从外部溢出流入收集袋。考虑到在液体和电解质丢失及无胆汁的情况下易于发生肠道菌群异常等并发症，只有当无法进行内 – 外引流时才使用外引流。内 – 外引流导管有1个猪尾环，距环上 10～15cm 都分布有侧孔，以便使胆汁排出体外。胆汁可通过梗阻段以上进入引流导管，通过引流导管进入梗阻段以下，并将胆汁排泄入小肠内进行内引流。此外，可封堵内 – 外引流导管的体外引流端，从而使患者无须带引流袋，此时的引流相当于内引流。由于这种灵活性，内 – 外引流成为胆道梗阻的首选引流方式。大多数长期胆道引流导管应每隔 2～3 个月更换一次。

● **经皮胆管成形术**：经皮胆管成形术（经肝入路）可用于处理通过内镜无法治疗的胆道狭窄。其中，球囊扩张术是良性胆道狭窄的常用微创治疗方法。狭窄可为多发狭窄或单发狭窄，且狭窄位于以下区域：肝内、肝外胰上、胰腺水平、壶腹周围。狭窄的位置和原因是胆管成形术的重要影响因素。治疗成功定义为临床症状和实验室检查参数均得到改善，不需要进一步干预。良性狭窄的首次治疗成功率约为 60%，二次治疗成功率约为 90%（需要辅助的胆管成形术）。

● **经皮胆道支架或覆膜支架置入**：对于恶性胆道狭窄的治疗，通常需要置入支架或支架移植物。胆管成形术（经肝入路）为内镜治疗失败的胆道梗阻患者的备选治疗策略（可单独或联合使用）。对于预期寿命达 3～6 个月的恶性胆道狭窄患者，应考虑置入金属支架。相关 Meta 分析显示，并无足够证据表明覆膜支架与裸支架中的一种优于另一种。将支架移植物用于良性胆道狭窄的治疗，以及将更大直径的支架用于愈合纤维化阶段的病变等，在既往文献中已有报道。此外，相关研究仍在不断更新。

## 其他治疗选择

● **取石术**：对于胆总管结石患者而言，经肝球囊取石术和括约肌切开术可能有效。

## 诊断 / 治疗

透视引导下球囊取石术治疗胆总管结石。

## 注意事项

※ 每天的胆汁量排泄量为 250～800ml/d。胆汁的电解质组成：钠 135～145mEq/L，钾 5～10mEq/L，氯化物 90～115mEq/L，碳酸氢盐 30～40mEq/L。

※ 可通过静脉输入乳酸林格液补充胆液的损失，其他的治疗措施包括通过口服或喂养管回输流失的胆汁。

### 推荐阅读

[1] Gwon D, Laasch H U. Radiological approach to benign biliary strictures. Gastrointest Interv. 2015; 4(1):9–14.

[2] Kamiya S, Nagino M, Kanazawa H, et al. The value of bile replacement during external biliary drainage: an analysis of intestinal permeability, integrity, and microflora. Ann Surg. 2004; 239(4): 510–517.

## 病史信息

患者女，24 岁，近期接受腹腔镜胆囊切除及胆总管横切术，经胆总管空肠肠吻合术进行胆道修复。由于吻合口狭窄，放置了引流导管。术后第 3 天，患者出现黄疸和脓毒血症（图 72-1）。

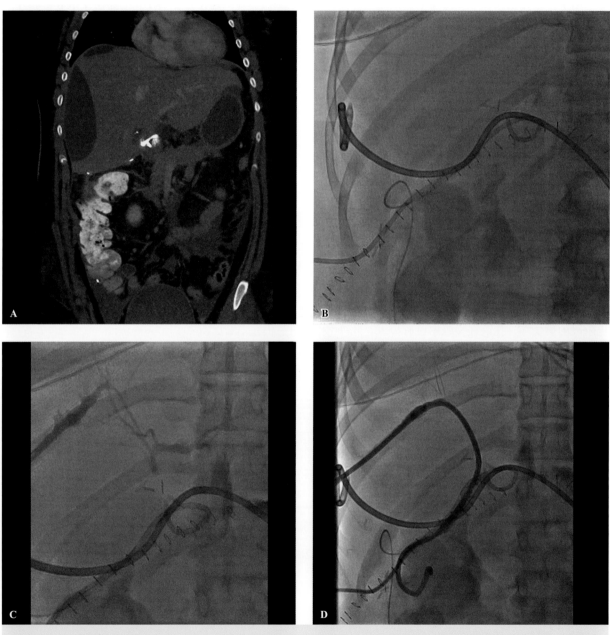

▲ 图 72-1 增强 CT 冠状位图像（**A**）显示右侧包膜下可见液体聚集在肝脏周围，考虑为胆汁瘤。需注意：原穿过吻合口的引流导管现位置低于手术部位。将经皮引流导管置入胆汁瘤内（**B**）后，右侧经肝入路进入胆道系统（**C**），可见胆汁漏出的位置（靠近针入口）和吻合口处的胆道狭窄（恰好在手术夹的头侧）。考虑到患者当前的脓毒血症，将内 - 外引流导管保留在适当的位置（**D**）

## 病例概要

胆汁瘤的微创介入治疗。

## Top 3 治疗方案

● **支持治疗 / 使用抗生素**：控制全身感染是帮助患者度过危险期的关键。广谱抗生素通常是必要的（如氟喹诺酮 + 甲硝唑 vs. 盘尼西林 +β 内酰胺酶抑制药）。如患者出现胆管炎和脓毒血症，通常需在重症监护室（ICU）进行全面支持治疗。此外，必须清除瘘口周围的感染。

● **胆汁瘤的引流**：在有胆汁渗漏的胆汁瘤（biloma）内经皮放置引流导管，对清除感染是必要的，有利于胆道损伤的愈合。通常可在超声或 CT 引导下完成治疗。

● **胆道系统引流**：处理胆道损伤的最后一个原则是降低胆道系统的压力。由于结石或手术所致狭窄（如手术夹）造成胆道阻塞会增加胆道系统的压力，促使胆汁流入胆汁瘤。甚至完整的括约肌也可能促进进一步的胆汁渗漏。因此，在最初的引流导管进入胆汁瘤后，在内镜引导下放置引流管通过括约肌是经典的做法。偶尔需要通过肝穿刺来进行外引流，首选内 – 外引流（可能采用胆管成形术）。

## 诊断 / 治疗

经皮治疗早期肝空肠吻合口闭塞合并胆汁瘤。

## 注意事项

※ 由自普外科、肝胆外科、放射科、胃肠科和介入科等多学科组成的团队有助于改善复杂胆汁瘤患者的治疗，以期减少长期并发症。

※ 胆囊切除术后，有 0.3%～2.7% 的患者发生胆汁瘤。胆汁瘤可由胆管损伤、囊管残端渗漏或 Luschka 膀胱下管渗漏进展而来。

推荐阅读

[1] Ahmad F, Saunders RN, Lloyd GM, Lloyd DM, Robertson GS. An algorithm for the management of bile leak following laparoscopic cholecystectomy. Ann R Coll Surg Engl 2007; 89(1):51–56.

# 病例 73

## 病史信息

患者男，68 岁，Whipple 术后出现黄疸（图 73-1）。

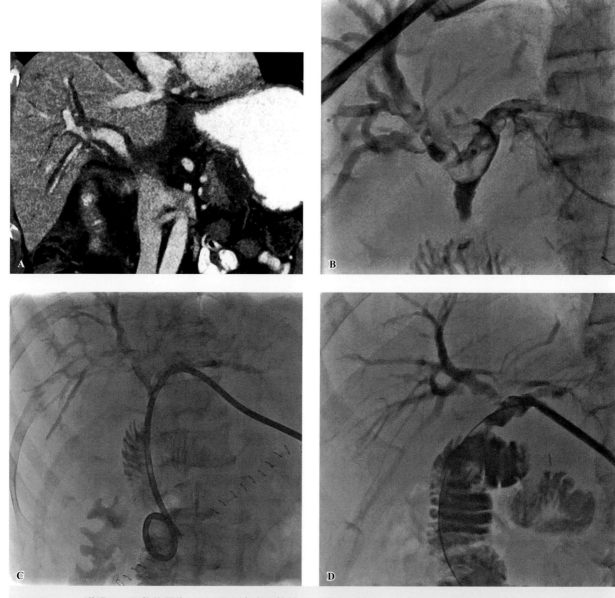

▲ 图 73-1　增强 CT 冠状位图像（**A**）显示中度胆管扩张，吻合口狭窄。左侧经肝入路进入胆道系统后，造影（**B**）证实严重吻合口狭窄（需注意：此处充盈缺损为血凝块）。放置左侧经皮内 - 外胆道引流导管（**C**）。几个月后，患者接受了扩大胆管成形术，胆道引流导管所在位置吻合口直径逐渐扩大。最终吻合口完全通畅（**D**）

## 病例概要

胆道吻合口良性狭窄。

## Top 3 治疗方案

- **交叉治疗**：内镜或经肝途径介入治疗胆道狭窄的第 1 步是使探头 / 导管到达并能过狭窄部位。尽管看起来很简单，但在某些情况下也是很困难的。内镜操作困难的病例可能具有以下特征：在肝移植供体手术及在肝管空肠吻合术后（对于内镜操作来说，距离太远）出现高位胆道系统闭塞性病变。当内镜操作失败时，经肝途径介入治疗是最好的选择。如何最大限度地发挥这种方法的作用主要取决于术者的耐心和对操作技巧的灵活运用（如对导管和鞘管的使用）。

- **胆管成形术**：球囊胆管成形术是通过狭窄部位后扩大吻合口的主要手段。有些人主张在进行简单的胆管成形术后放弃入路，但再狭窄是主要的问题（高达 45%）。另一些人主张在球囊充气后的愈合阶段，用支架（见下文）延长并逐步扩大吻合口。还有人提出了另一种方法：开始用 1 个 6mm 直径的球囊进行扩张，置入 8F 内 - 外引流导管，穿过吻合口；1 周后，重复进行 6mm 球囊扩张，置入 10F 引流导管；1 个月后，重复进行 6mm 球囊扩张，置入 12F 引流导管；再过 1 个月，用 8mm 球囊进行扩张，留置 14F 引流导管；在接下来的 6 个月里，每隔 2 个月重复进行 8mm 球囊扩张，保留至少 1 个 14F 引流导管或放置双导管横跨吻合口（即放置 1 个 14F 引流导管同时将 1 个 8F 引流导管放置在 14F 引流导管内，将 14F 引流导管撤至第 1 个侧孔处，2 个引流导管串联穿过吻合口）；6 个月后，将吻合口再次扩张至 8mm，但在肝内位置（吻合口上方）留下 1 条外部引流导管，以维持肝外通路；在最后 1 个月中，出现任何与狭窄复发有关的临床变化（如疲劳、恶心、发热、黄疸、肝功能恶化），均可打开外部引流导管，将患者送至血管造影室进行检查，并及时进行胆管成形术等处理。重复通过外引流进行胆道造影，如对比剂从胆道系统通过吻合口进入肠道，则拔除导管。虽然比较耗时，但这项技术最初成功率约 99%，其中 3 年主要通畅率达 91%。

- **支架**：如前所述，胆管成形术可早期开通狭窄病变，但愈合阶段发生再狭窄的风险高。留置引流导管有助于防止再狭窄的发生。然而，即使是 14F 引流导管，其直径也只有 4～5mm。治疗后增加吻合口残余直径的技术包括双导管放置（直径约 7mm）及可生物降解支架或可回收支架（通常直径为 8～12mm）置入等。

## 诊断 / 治疗

经肝入路介入治疗胆道吻合口良性狭窄。

## 注意事项

※ 据报道，双导管置入治疗肝移植相关狭窄的平均治疗时间为 23 个月。这是漫长的过程，在开始治疗前应与患者进行充分沟通。良好的护理知识宣教和鼓励有助于改善患者的身心健康。

推荐阅读

[1] Gwon DI, Sung KB, Ko GY, Yoon HK, Lee SG. Dual catheter placement technique for treatment of biliary anastomotic strictures after liver transplantation. Liver Transpl 2011;17(2):159–166.

# 病例 74

## 病史信息

患者女，53 岁，经皮介入治疗置入右侧胆道引流导管，经导管引流出大量血块和血性引流液（图 74-1）。

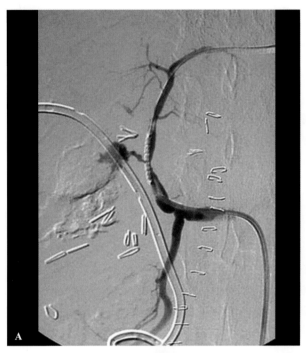
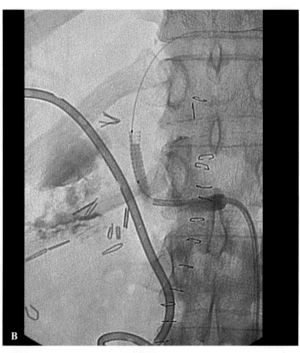
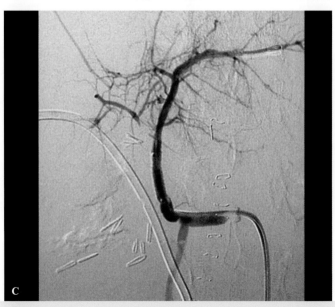

▲ 图 74-1　左肝动脉造影可见对比剂外溢，提示血肿形成，于血肿周围放置右胆道引流导管（**A**）。需注意：患者的右肝动脉已被替换。将覆膜支架放于肝左动脉渗血处并释放（**B**）。复查血管造影证实支架隔绝了出血，动脉内血流通畅（**C**）

150

## 病例概要

胆道出血。

## Top 3 鉴别诊断

- **医源性损伤**：随着经皮肝脏介入治疗病例的增多，医源性损伤已成为胆道出血最常见的原因（占比 > 70%）。可能导致胆道出血的介入诊疗操作包括经皮肝穿刺活检（经皮或经颈静脉）、肝肿块消融术、经皮经肝胆道造影术和经肝胆道引流导管置入等。有时，也涉及开放性手术。
- **创伤**：无论是穿透性的还是钝性的创伤，对于怀疑有胆道出血的患者均是重要而值得注意的因素。临床对多数钝性肝损伤可采取非手术治疗，给予液体复苏，并纠正酸中毒、低体温和凝血障碍等。而对于大多数穿透性创伤的患者，则需行腹部探查术并对血管损伤进行手术处理。也可通过腔内治疗来处理创伤后胆道出血。
- **其他**：罕见的胆道出血是由恶性肿瘤（如胆管癌、肝细胞癌或肝转移）、胆结石疾病或非结石性胆道炎症性疾病（如血管畸形、棘球绦虫、支睾肝吸虫和蛔虫）引起的。

## Top 3 治疗方案

- **胆管扩大**：对于胆道引流的患者，如在收集袋里发现血性引流液，可使用更大的引流导管有填塞效应，或通过改变导管位置使侧孔从管腔实质中移出，对于缓慢的静脉性出血能够有效止血。
- **腔内栓塞**：虽然动脉来源的胆道出血通常是偶发的，但患者常会出现典型而明显的症状。静脉出血通常与胆道引流有关，其临床意义一般并不太重要（门静脉高压除外）。临床上，高达 95% 的显著出血病例与动脉损伤有关。动脉造影为首选的诊断方法，而血管内栓塞技术往往是首选的治疗手段。
- **覆膜支架置入**：在动脉内横跨假性动脉瘤位置置入支架可有效控制出血，并维持肝动脉血流。这种技术受到血管尺寸和弯曲度的限制。在罕见的情况下，放置在胆道内的覆膜支架可缓慢地抑制出血，但持续的静脉出血常与进展的恶性肿瘤有关。

## 诊断 / 治疗

肝动脉内覆膜支架置入术治疗医源性胆道出血。

## 注意事项

※ 对于胆道出血的处理，首先是液体复苏和纠正明显的凝血障碍。
※ 止血后，应注意保证持续正常的胆道引流（由于存在胆道积血）。
※ 经肝胆道引流导管置入后，发生胆道出血的风险约为 2%。
※ 血管腔内技术治疗胆道出血技术成功率接近 100%。

推荐阅读

[1] Zaydfudim VM, Angel JF, Adams RB. Current management of hemobilia. Curr Surg Rep 2014;2:54.

## 病史信息

患者男，88 岁，合并多种严重疾病，临床症状：右上腹疼痛，发热（图 75-1）。

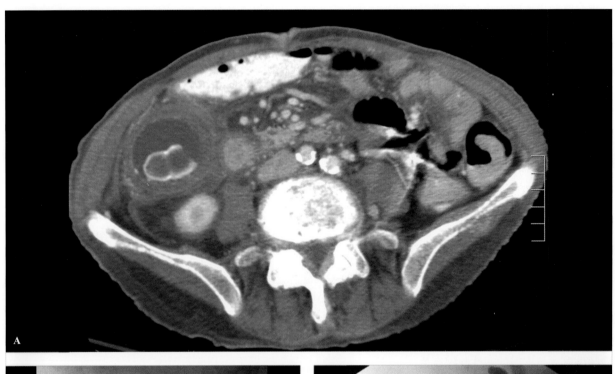

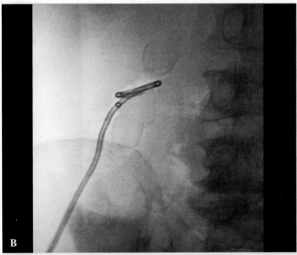
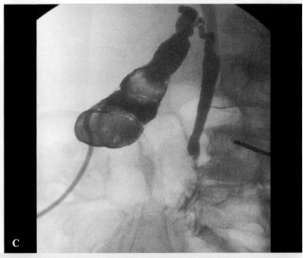

▲ 图 75-1　增强 CT 轴位图像（A）显示胆囊壁明显增厚，伴炎性脂肪沉积和胆结石。在超声和透视引导下，经皮放置胆囊引流导管（B）。该患者有胆囊切除术禁忌证。6 周后，患者临床症状的改善，再次进行胆道造影，希望能够移除胆囊引流管。胆囊造影显示巨大的胆结石，但胆囊管通畅（C）。对比剂可顺利进入胆总管和十二指肠

## 病例概要

经皮胆囊（PC）导管引流术。

## Top 3 适应证

- **非结石性胆囊炎**：非结石性胆囊炎是放置 PC 导管的经典指征。非结石性胆囊炎约占所有急性胆囊炎病例的 5%～10%。这些患者通常病情危重，需在重症监护室（ICU）接受治疗，通常在治疗初期就需要使用呼吸机，患者大多伴有败血症、外伤或严重烧伤史。美国麻醉学学会（ASA）分类为Ⅳ级和Ⅴ级。引流导管可在超声、CT 和（或）透视的联合引导下放置。可选择经肝入路或经腹腔入路。经肝入路发生出血的风险较高，而经腹腔入路发生胆汁泄漏和胆汁性腹膜炎的风险较高。PC 管放置技术成功率接近 100%。临床成功很难定义。在许多群体中，死亡率仍为 5%～10%。对于临床改善的患者可将 PC 导管管移除，移除一般在 4～6 周窦道成熟后实施。在引流拔除后出现胆囊炎的患者 < 5%。

- **结石性胆囊炎（延迟胆囊切除术）**：对于延迟出现结石性胆囊炎表现（> 24h）的患者或短期迅速出现 ASA 分级 > Ⅲ级以上的患者，放置 PC 导管比单纯手术或药物治疗更好。在纠正败血症后，可进行选择性腹腔镜胆囊切除术（最佳的间隔时间尚未确定）。按照这个治疗方案，可使 > 90% 的患者在 48h 内脓毒血症消退。最终是选择胆囊切除术，还是使用 PC 管作为后续的治疗，目前仍存在争议。

- **结石性胆囊炎（无法进行胆囊切除术）**：对于一些患者在未来无选择性胆囊切除术计划的患者，可放置 PC 导管进行治疗。此类患者通常有严重的慢性并发症。经过 6 周的 PC 导管引流后，进行胆管造影。如胆囊管通畅，患者的胆囊炎已消退，则将 PC 导管移除。复发仍是十分重要的问题，术后 1 年和 3 年患者胆囊炎复发率分别为 35% 和 46%。

## 诊断 / 治疗

结石性胆囊炎经皮介入治疗。

## 注意事项

※ 急性胆囊炎患者临床死亡率约为 3%；但在年龄 > 80 岁的患者中，这一比例则上升至 11%。

※ 危重的老年急性胆囊炎患者，死亡率为 14%～30%。

※ 对于 ASA 分级Ⅰ～Ⅲ级的急性胆囊炎患者，通常选择腹腔镜胆囊切除术；对于Ⅳ～Ⅴ级的患者，则常需进行 PC 导管置入。

推荐阅读

[1] Ha JP, Tsui KK, Tang CN, Siu WT, Fung KH, Li MK. Cholecystectomy or not after percutaneous cholecystomy for acute calculus cholecystitis in high–risk patients. Hepatogastroenterology. 2008; 55(86–87):1497–1502.

[2] Kirkegård J, Horn T, Christensen SD, Larsen LP, Knudsen AR, Mortensen FV. Percutaneous cholecystostomy is an effective definitive treatment option for acute acalculous cholecystitis. Scand J Surg. 2015; 104(4):238–243.

[3] Nasim S, Khan S, Alvi R, Chaudhary M. Emerging indications for percutaneous cholecystostomy for the management of acute cholecystitis–a retrospective review. Int J Surg 2011; 9(6):456–459.

## 病史信息

3 例因疼痛而进行关节内注射的患者（图 76-1）。

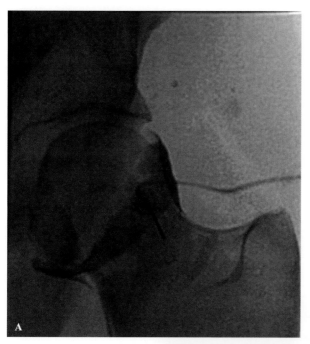

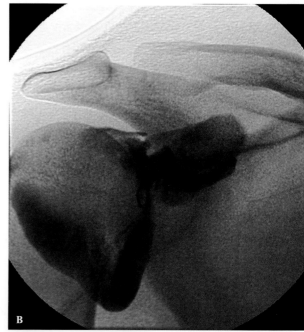

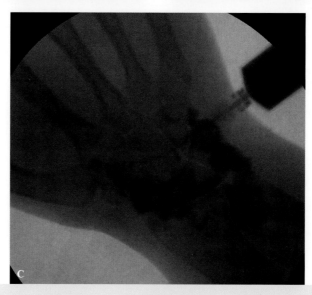

▲ 图 76-1　在左侧髋关节（**A**）、右侧肩关节（**B**）和右侧腕关节（**C**）内注射对比剂。这些关节造影均显示正常。对每个关节都有多种穿刺和注射方法，医师应学习和掌握这些方法

## 病例概要

关节内注射。

## Top 3 关节内注射原因

- **常规关节造影**：当患者关节存在持续疼痛和功能异常时，应进行关节造影。在传统的关节造影术中，将穿刺针直接插入受影响的关节，然后注射碘对比剂，以便观察关节解剖。关节腔穿刺可在透视或超声引导下完成。对比剂注射后，可在不同方位观察关节影像，还可在透视引导下进行动态评估（运动中的关节）。常见的关节造影部位包括肩部、肘部、手腕、髋部、膝盖和脚踝。

- **CT/MR 关节造影**：其与常规关节造影相似，但碘对比剂的浓度更低。将 CT/MR 对比剂注入受累的关节，用于成像。与 X 线检查相比，CT/MR 图像可更清晰地显示细节。关节注射可提高对关节病变［软组织异常、软骨病变（稳定与不稳定）］的检测及对游离体的显示。例如，髋关节平扫 MR 对髋臼盂唇撕裂的敏感度和特异度分别为 30% 和 36%。在关节内注射钆对比剂后，敏感度和特异度分别增至 90% 和 91%

- **治疗性关节内注射**：该技术有时与诊断性关节造影相结合。将治疗性物质注射至有症状的关节内，药物包括富含血小板的血浆、透明质酸、皮质类固醇或局部麻醉药等。

## 其他治疗方式

- **关节抽吸 / 关节穿刺术**：在关节疼痛的情况下，特别是疑似感染的患者，穿刺针的抽吸可提供重要的诊断信息，并且有助于治疗。关节穿刺术的适应证包括感染、晶体诱发的关节炎（crystal-induced arthritis）、关节内出血和不明原因的关节积液。

## 诊断 / 治疗

不同关节造影的关节内注射。

## 注意事项

※ 类固醇药物剂量：不同药物用于各关节内注射时，用量有所不同（表 76-1）。

表 76-1　不同类固醇药物在各关节内注射中的使用剂量

| 药　物 | 大关节 | 中等关节 | 小关节 |
| --- | --- | --- | --- |
| 醋酸甲泼尼龙（mg） | 20 ～ 80 | 10 ～ 40 | 4 ～ 10 |
| 醋酸曲安奈德（mg） | 10 ～ 15 | 5 ～ 10 | 2.5 ～ 5 |
| 倍他米松（ml） | 1 ～ 2 | 0.5 ～ 1 | 0.25 ～ 0.5 |
| 地塞米松磷酸钠（mg） | 2 ～ 4 | 2 ～ 3 | 0.8 ～ 1 |

推荐阅读

[1] MacMahon PJ, Eustace SJ, Kavanagh EC. Injectable corticosteroid and local anesthetic preparations: a review for radiologists. Radiology. 2009; 252(3):647–661.

[2] Masala S, Fiori R, Bartolucci DA, et al. Diagnostic and therapeutic joint injections. Semin Intervent Radiol. 2010;27(2):160–171.

## 病史信息

患者男，82 岁，终末期肾病伴胸背部疼痛（图 77-1）。

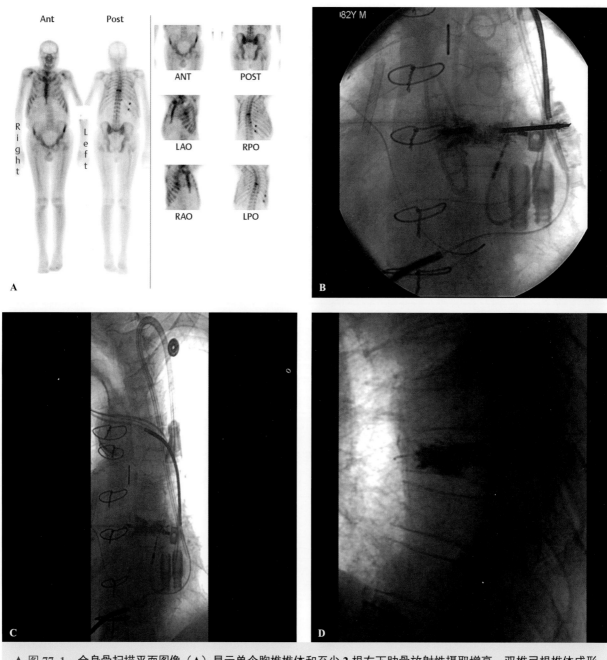

▲ 图 77-1　全身骨扫描平面图像（**A**）显示单个胸椎椎体和至少 **2** 根右下肋骨放射性摄取增高。双椎弓根椎体成形术的静态图像显示套管针位置和所注射骨水泥的分布（**B**）。治疗后，正位（**C**）和侧位（**D**）X 线检查证实受影响的胸椎（压缩性骨折部位）内骨水泥分布良好

## 病例概要

椎体压缩。

## Top 3 病因分析

- **骨质疏松症**：骨质疏松症是椎体压缩性骨折最常见的原因，可能存在"原发性"或"继发性"原因（由于使用类固醇药物或肾衰竭引起等原因）。骨折发生时可能没有明显的外伤或仅有很小的创伤。早期治疗包括口服止痛药、背部固定和活动调节。患者应避免完全卧床休息，因为这会导致心肺功能障碍。虽然这些骨折是稳定的，且通常无须手术即可治愈，但对于少数骨折病例仍需更具侵入性的干预（椎体成形术或椎体后凸成形术）。尚无研究明确证实椎体成形术或椎体后凸成形术的优越性。已有文献中提到的结果好坏参半，关于手术疗效、患者选择和手术时机尚存在争议。然而，椎体成形术或脊柱后凸成形术通常适用于那些因疼痛而丧失行动能力或经非手术治疗症状无改善的患者。
- **恶性肿瘤**：椎体的恶性肿瘤可导致病理性压缩性骨折，最常见的病变包括多发性骨髓瘤、淋巴瘤或转移性病变。临床治疗通常以药物治疗和化疗开始，后续可能需要放射治疗、椎体充填扩张术（伴或不伴相关的消融治疗）或外科手术。
- **良性肿瘤**：与恶性病变类似，脊柱良性病变也可导致压缩性骨折。常见的脊柱良性肿瘤为血管瘤和骨巨细胞瘤。

## 其他因素

- **高能创伤**：高能创伤可能导致爆裂性骨折，通常为胸腰椎骨折。这些骨折具有压缩性外观，常损伤后韧带复合体、后皮质、椎板或小关节，导致骨折不稳定。骨折不稳定的 X 线表现包括棘间或椎板间距离增宽、移位＞ 2mm、后凸＞ 20°、发生脱位、高度减少＞ 50%、关节突骨折。对于此类骨折病例，需请神经外科会诊，尤其是在患者神经受损的情况下。

## 诊断 / 治疗

椎体成形术治疗继发性骨质疏松症所致胸部压缩性骨折。

## 注意事项

※ 美国放射学会（ACR）发布的相关标准有助于指导椎体压缩性骨折的治疗。

※ 通过 MRI 或透视检查来确定压缩性骨折是否为引起疼痛的原因，有助于选择治疗方案及改善预后。

推荐阅读

[1] American College of Radiology. ACR Appropriateness Criteria: Management of Vertebral Compression Fractures. Last review 2013. Accessed June 25, 2018.

# 病例 78

病史信息

咳嗽（图 78-1）。

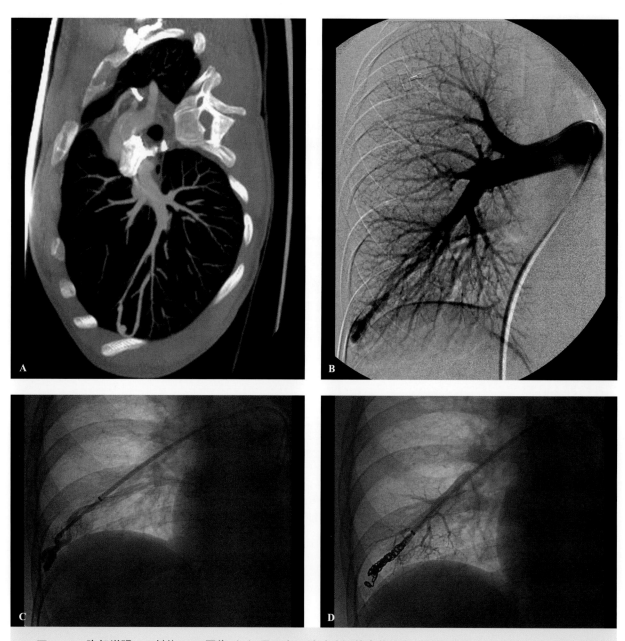

▲ 图 78-1　胸部增强 CT 斜位 MIP 图像（A）显示右下肺叶外侧基底节段有一圆形结节，并伴有增大的供血血管，与肺动静脉畸形相一致。右肺动脉造影（B）证实 CT 所见。将长鞘和导管置入病变位置（C），以弹簧圈栓塞供血血管。弹簧圈栓塞后血管造影（D）显示供给血管闭塞，动静脉畸形无显影（D）

## 病例概要

血管性肺部肿块。

## Top 3 鉴别诊断

• **动静脉畸形（AVM）**：AVM 指肺动脉和静脉之间存在异常连接，绕过了正常的肺毛细血管床。较大的 AVM 可能导致异常栓塞或高输出量心力衰竭。AVM 可能是偶发的，也可能与遗传性出血性毛细血管扩张症（Osler–Weber–Rendu 综合征）有关，这种情况下，病变通常是多发的。CECT 显示无钙化、均匀强化的结节，有一条或多条供血动脉和一条或多条引流静脉。血管造影显示动脉期可见肺静脉显影。对于> 3mm 的 AVM 及导致异常栓塞或心力衰竭的 AVM，应采用弹簧圈栓塞治疗。

• **支气管肺癌**：在美国，肺癌是最常见的癌症死亡原因。其中，腺癌是最常见的类型，鳞状细胞癌和小细胞肺癌与吸烟高度相关。直径< 5mm 的结节发生恶性的概率< 1%，直径> 7mm 的结节可观察是否强化；几乎所有强化程度< 15HU 的结节都是良性的。较大且有毛刺的结节和合并纵隔淋巴结病变者最容易癌变。对于更难以确诊的病例，PET 成像或活检有助于明确诊断及合理治疗。

• **血行转移**：肺是最常见的肿瘤转移部位，约 50% 的癌症患者在尸检时发现有肺转移。孤立强化的肺结节可能是来自多血管原发恶性肿瘤（如恶性黑色素瘤、肉瘤、类癌或肾细胞癌）转移的表现。甲状腺癌转移灶血管丰富，因而呈代谢旺盛状态，但通常表现为多发结节病变。

## 其他诊断方面的考量

• **肺类癌**：类癌是一种罕见的支气管神经内分泌细胞恶性肿瘤。患者年龄在 30—60 岁，患有慢性咳嗽并经常咯血。X 线检查可见边缘光滑的肿块，通常位于中心位置，伴或不伴有阻塞性肺炎。CT 检查可见位于中心的肿块，并且有明显病变增强。约 30% 的类癌有钙化。通常，有 1 个小支气管内成分和 1 个大支气管外成分组成，称为"冰山一角"征象。

• **肺动脉瘤**：肺动脉瘤相对少见，最常见的原因是肺动脉高压、肺部感染（假性肺动脉瘤合并结核）或血管炎。病变可能累及主要肺动脉分支或更远端的分支。在这些分支中，可能以明显增强的肺结节或肿块形式出现。

## 诊断

弹簧圈栓塞治疗肺 AVM。

## 注意事项

※ 动静脉畸形可零星发生，也可为多发，且与遗传性出血性毛细血管扩张症（Osler–Weber–Rendu 综合征）相关。

※ 肺肿瘤可能表现为富血管肿块，尤其是类癌。

※ 假性肺动脉瘤继发于肺结核引起肺部感染，易出血。

推荐阅读

[1] Gossage JR, Kanj G. Pulmonary arteriovenous malformations. A state of the art review. Am J Respir Crit Care Med. 1998;158(2):643–661.

[2] Gosselin, MV. "Carcinoid." STATdx, Amirsys, Salt Lake City, Utah. Accessed 27 Jun, 2008.

[3] Swensen SJ, Viggiano RW, Midthun DE, et al. Lung nodule enhancement at CT: multicenter study. Radiology 2000; 214(1):73–80.

# 病例 79

## 病史信息

患者男，44 岁，发热，左侧胸痛（图 79-1）。

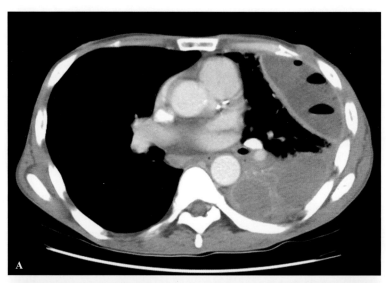

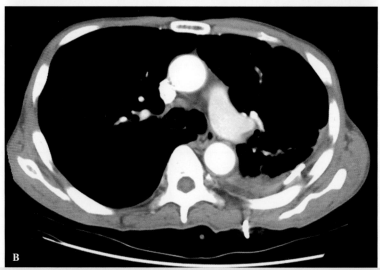

▲ 图 79-1　胸部增强 CT（A）显示胸腔多个包裹性积液，腔壁强化且腔内含有气体。放置胸腔导管后，患者临床症状改善，导管输出量减少。再次影像检查（B）显示胸腔导管仍位于左侧胸膜后间隙，部分胸膜持续增厚，但无明显残余积液

## 病例概要

胸腔积液。

胸腔积液可能是漏出性或渗出性的，可导致呼吸困难、胸痛、发热、寒战或体重减轻。漏出性积液是由于流体静压力的改变或胶体渗透压的变化扰乱了胸腔内液体流动平衡，最常见的原因是充血性心力衰竭或肝

硬化。渗出性积液是由毛细血管水平疾病引起的，最常见的病因包括肺炎和恶性肿瘤。胸腔积液的性质通常以 Light 标准来划分（表 79–1）。

表 79–1　胸腔积液性质的 Light 标准

| 性　质 | 大体观 | 白细胞计数（×10³/mm³） | pH | 蛋白（Pr，单位：g/dL） | 胸膜 Pr 与血清 Pr 的比值（即 $Pr_{胸膜}:Pr_{血清}$） | 乳酸脱氢酶（LDH，单位：U/L） | 胸膜 LDH 与血清 LDH 的比值（即 $LDH_{胸膜}:LDH_{血清}$） | 葡萄糖（mg/dl） |
|---|---|---|---|---|---|---|---|---|
| 漏出性 | 清液 | < 10 | > 7.2 | < 3 | < 0.5 | < 200 | < 0.6 | ≥ 60 |
| 渗出性 | 浑浊 | > 50 | < 7.2 | > 3 | > 0.5 | > 200 | > 0.6 | < 60 |

## Top 3 介入治疗

- **诊断性胸腔穿刺术**：治疗胸腔积液的首要步骤是确定病因。病史和体检十分重要，但积液样本可以更准确地定性。当样本检测显示为漏出性积液时，通常认为是"不复杂"病例，进行非手术处理。超声或 CT 引导下诊断性胸腔穿刺的成功率接近 100%，并发症包括气胸（< 5%）、血胸（< 1%）和罕见的扩张性肺水肿或肺损伤等。对于术后气胸，大多无须手术治疗。

- **治疗性胸腔穿刺术**：当有大量液体时，去除积液可缓解症状。当病因确定时，可先推迟胸腔穿刺术，当非手术治疗不能缓解才进行穿刺。例如，对于心力衰竭时出现双侧积液的患者，可先应用利尿剂进行治疗，因为约 75% 的积液可在 2 天内消退。但如果积液持续存在或患者在静息时仍出现呼吸急促，则需及时处理，可抽出 1～2L 液体。影像学检查用于引导大量胸腔积液患者胸腔穿刺术的作用尚有争议，但考虑到该技术的实用性，大多数人选择超声引导。一些数据表明，超声引导可提高治疗的安全性。例如，气胸发生率在无超声引导时为 20%～30%，而在有超声引导时则降至 0%～3%。通常，可将治疗性胸腔穿刺术与诊断性胸腔穿刺术相结合。

- **胸腔置管引流**：对于急性 / 亚急性胸腔积液患者，放置引流导管通常是治疗有症状的囊腔性积液时的选择方案。这些被认为是"复杂的"积液，病因包括感染、恶性肿瘤和血胸。肺炎旁积液的进展通常分为 3 个阶段：渗出期、纤维化脓期（中性粒细胞计数和纤维蛋白沉积较高，易于形成囊腔）和脓胸。在影像引导下将引流导管一端放置于封闭的积液中，用于引流。引流导管的通畅性十分重要。有研究报道，其临床成功率约为 80%。使用直径 < 14F 的引流导管与直径较大（22～34F）的引流导管进行治疗，具有相似的效果。腔内纤溶系统有助于难治性积液的治疗。在症状改善、引流量 < 50ml/d、引流液变得透明之前，应将引流导管一直置留在合适的位置。如发生反复胸膜感染，可能需要开放手术来引流。

## 诊断 / 治疗

胸腔引流导管治疗感染引起的囊腔性胸腔积液。

## 注意事项

※ 胸腔积液很常见。在美国，每年约有 150 万患者诊断为胸腔积液。

推荐阅读

[1]　Yu H. Management of pleural effusion, empyema, and lung abscess. Semin Intervent Radiol. 2011; 28(1):75–86.

# 病例 80

## 病史信息

患者女，82 岁，乳腺癌，反复发作的右侧症状性恶性胸腔积液（图 80-1）。

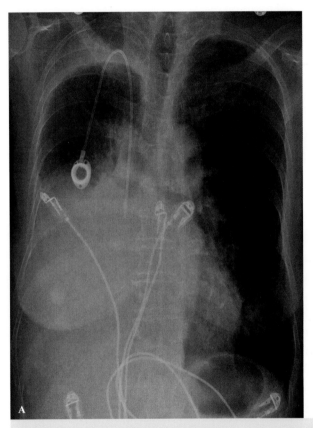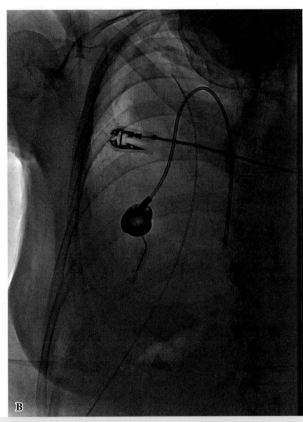

▲ 图 80-1　单次便携式胸部 X 线检查（A）显示右侧大量胸腔积液，经多次胸穿证实为恶性胸腔积液。由于胸腔积液病情进展迅速，且患者有呼吸困难症状，遂放置右侧隧道式胸膜引流导管（B）

## 病例概要

复发性胸腔积液的治疗选择。

## Top 3 治疗方案

● 反复胸腔穿刺术：复发性胸腔积液的早期治疗重点是处理原发病，并根据需要用引流导管来引流积液。例如，对于因充血性心力衰竭出现反复胸腔积液的患者，可通过最大限度地使用利尿药、改善心功能和调整饮食来预防或限制积液。反复胸腔穿刺术后，患者需经常到医院或诊所复诊。对于有凝血障碍或正在接受抗凝治疗的患者来说，反复胸腔穿刺术并不是理想选择。然而，当胸腔穿刺术的时间间隔＞ 2 周时，也可能是首选的治疗方案。

• **放置隧道式胸腔引流导管**（如 PleurX/Aspira 导管）：对于恶性胸腔积液、预期寿命有限的复发性积液或接受慢性抗凝治疗的患者，需每 2 周进行＞ 1 次胸腔穿刺，隧道式胸腔引流导管置入是一种很好的姑息性治疗选择，通常比反复胸腔穿刺更可取。有学者主张，在心力衰竭相关的复发性胸腔积液患者的治疗中优先采用隧道胸膜引流导管置入而非胸腔镜胸膜固定术（具有相似的疗效，且住院时间更短、手术并发症发病率更低）。此外，隧道式胸膜导管置入具有良好的胸膜固定率（30%～50%），平均胸膜固定术时间为 60～120 天。一旦连续 3 次引流量减少至 50ml 以下，每隔 3 天复查显示临床或放射学检查未见再形成积液，可拔除引流导管。隧道式胸膜引流导管置入有约 10% 的囊腔积液的形成率或导管功能障碍率，以及 10%～15% 的感染（如脓胸、蜂窝组织炎）发生率。

• **胸腔引流 + 胸膜固定术**：该方法是复发性胸腔积液的另一种治疗选择。虽然既往认为需要更大的引流导管，但近期数据表明，直径≤ 14F 的导管就已经足够了。胸膜固定术中注射的诱导胸膜粘连的药物主要包括滑石粉、四环素、多西环素和博莱霉素。大多数人更倾向于选择滑石粉。治疗过程中，患者通常需要住院 4～7 天，相关治疗费用不低，且具有一定的并发症发生率和死亡率。因此，对于预期寿命短的患者（例如，状态较差的晚期恶性肿瘤患者）来说，它可能不是最佳选择。

## 其他治疗选择

• **外科胸膜固定术**：开放或胸腔镜下胸膜固定术通常用于难治性疾病或肺部包裹或包裹的环境，否则无法实现胸膜固定。

## 诊断 / 治疗

隧道式胸腔引流导管置入术治疗复发性恶性胸腔积液。

## 注意事项

※ 恶性胸腔积液患者 30 天死亡率为 30%～50%，中位生存期为 3～12 个月。

※ 当有症状的复发性胸腔积液发生频率延长（少于每 2 周一次）时，反复胸腔穿刺术可能是治疗的最佳选择。

※ 对于复发性有症状的肝性胸腔积液患者，应选择 TIPS 治疗。

推荐阅读

[1] Omballi M, Kheir F. Treatment of recurrent non–malignant pleural effusions. Austin J Pulm Respir Med. 2014; 1(4):1016.

[2] Yu H. Management of pleural effusion, empyema, and lung abscess. Semin Intervent Radiol. 2011; 28(1):75–86.

## 病史信息

患者男，55 岁，既往患肝硬化，数天前首次腹腔穿刺后出现进行性反复腹胀（图 81-1）。

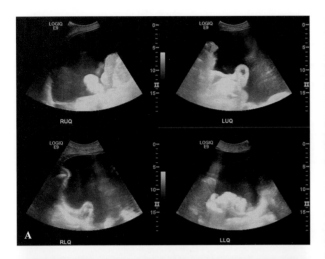

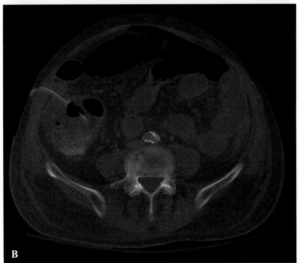

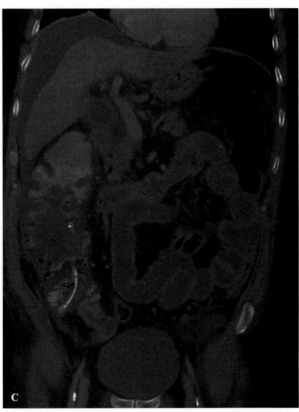

▲ 图 81-1　首次穿刺 1 周前超声检查（A）显示整个腹部有中等至大量单纯性腹水。穿刺后数日，患者出现反复腹胀。在未进一步进行影像学检查的情况下，放置腹部隧道引流导管。引流导管置入后，患者迅速发展为败血症。轴位（B）和冠状位（C）CT 显示引流导管位于盲肠内，盲肠和腹膜腔内均有导管侧孔。在轻度扩张的肠道之间仅有少量腹水。患者于 CT 检查当日死亡

## 病例概要

腹水的常规处理。

腹水的最常见原因是肝脏疾病，其他原因还包括心力衰竭或肾衰竭、炎性疾病（如肠道）、术后并发症或恶性肿瘤。

## Top 3 治疗方案

• **介入抽吸及内科治疗**：新发腹水的性质需及时确认。通常进行诊断性腹腔穿刺术，以全面评估腹水（如化学、微生物学和细胞学方面）并确定病因。在液体量较小的情况下，有时需要在超声或 CT 引导下进行液体抽吸。病因确定后，优化内科治疗（如利尿药、β 受体拮抗药的应用，以及改变饮食结构调整等）。诊断性腹腔穿刺术也可用于恶性肿瘤或疑似腹膜炎的诊断。

• **治疗性穿刺术**：大量腹水的患者可能会出现腹痛、腹胀、食欲减退或呼吸系统症状。通过治疗性穿刺往往可缓解大量腹水患者的症状。有经验的医师在超声引导下进行穿刺的技术成功率接近 100%，且并发症发生率低（＜1%）。在肝衰竭时大容量（≥ 5L）穿刺引流，是否进行胶体置换仍有争议。如有必要，每引流出 2～3L 腹水，应静脉内输注 12.5～25g 白蛋白。

• **引流导管**：在恶性腹水情况下，使用隧道引流导管可能比频繁穿刺更好，其技术成功率接近 100%。约 85% 的患者死亡前，引流导管仍可保持正常功能，导管平均留置时间可达 113 天。主要并发症是移位或脱管，可再放置新的引流导管。非隧道式引流导管放置简单，但在长期放置导管的情况下，并发症发生率高（约 30%）。

## 诊断 / 治疗

新发腹水，放置隧道式引流导管以处理患者腹胀症状。患者因隧道式引流导管误入盲肠而导致的脓毒血症死亡。

## 注意事项

※ 在肝硬化和腹水患者入院时进行诊断性或治疗性腹腔穿刺术，有助于降低死亡率（未穿刺患者死亡率约为 9%，穿刺患者死亡率则降至 7%）。

※ 除对有弥散性血管内凝血（DIC）或纤溶功能亢进的患者进行穿刺外，许多医师在患者出现国际标准化比率（INR）升高或肝硬化相关血小板减少的情况下也选择进行穿刺，而无须输血以纠正异常。对 DIC 患者的治疗需要使用血小板，有时还需要新鲜冰冻血浆。对于纤溶功能亢进的患者，则使用氨基己酸或静脉注射氨甲环酸来进行治疗。

※ 恶性腹水是一种不祥的征兆，患者的预期寿命通常仅为 1～4 个月。

※ 经颈静脉肝内门体分流术（TIPS）对肝脏疾病引起的腹水具有一定的疗效，但并不能延长患者的预期寿命。

※ 腹膜静脉分流术是治疗腹水的另一种选择，但 DIC、心力衰竭和分流道功能障碍限制了该技术的应用。

推荐阅读

[1] Tapping CR, Ling L, Razack A. PleurX drain use in the management of malignant ascites: safety, complications, long–term patency and factors predictive of success. Br J Radiol. 2012;85(1013):623–628.

# 病例 82

## 病史信息

患者女，37 岁，阑尾穿孔，迟发性盆腔疼痛，发热（图 82-1）。

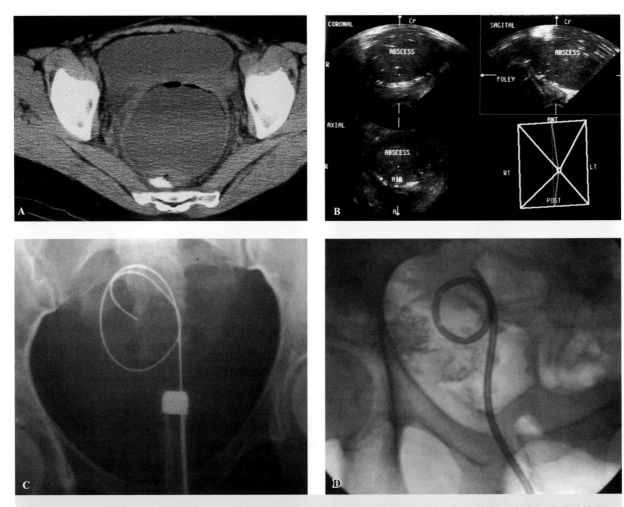

▲ 图 82-1 盆腔增强 CT 轴位图像（**A**）显示盆腔内有一囊性积液，其内存在气体，提示脓肿。考虑到病灶的位置，选择经阴道引流的方法。在三维超声（**B**）引导下进行穿刺，并在透视引导下将导丝送至积液内（**C**）。沿导丝送入 **8F 多用途引流导管（D）**

## 病例概要

盆腔深部脓肿（经腹入路无法探及）。

随着脓肿引流技术的不断改进，在患者暂无手术指征的情况下，大多数腹盆腔脓肿可通过经皮引流导管置入和抗生素来治疗。最常引起盆腔深部脓肿的疾病包括阑尾炎、憩室炎、肿瘤穿孔、炎症性肠病、输卵管卵巢脓肿和术后积液。CT 是诊断术后积液的首选检查方法。深部脓肿有时会与高位脓肿相连，此时可通过经腹前入路进行引流。如无法经腹部前壁引流，应考虑以下方法。

## Top 3 引流技术

• **CT 引导下经臀引流**：对于深部脓肿，可选择后入路经坐骨神经大孔进入病灶。了解骨盆解剖，对避免并发症十分重要。本质上，引流位置应尽可能靠近骶骨，以避开坐骨神经、骶丛和臀部血管。但这种引导方法的缺点包括护理困难、易发生术后疼痛（在成年人患者中高达 20%）及理论上存在臀部血管出血的风险。

• **超声引导下经直肠引流**：通过该方法可对盆腔深部脓肿（凹陷脓肿）进行引流。高频直肠探头提升了可视性。与超声探头相关联的针导向器的使用可进一步提高便捷性。穿刺针进入积液中，1 根金属丝卷曲进入脓肿腔内，并经导丝送入引流导管。这种经直肠途径也可用于前列腺或骶前脓肿引流。

• **超声引导下经阴道引流**：经阴道入路可用于紧邻阴道的脓肿引流，但不能用来引流骶前脓肿或骨盆上脓肿（因为可能会造成膀胱、肠道或血管损伤）。放置引流导管时，坚韧的阴道肌肉组织会增加患者的不适感，并使引流导管难以通过，使用 7～8F 亲水引流导管有助于解决这一问题。

### 诊断 / 治疗

经阴道盆腔脓肿引流。

### 注意事项

※ 调整 CT 机架的角度可提高盆腔积液的检出率。

※ 经腹入路通常是脓肿引流的首选途径。因此，在寻求替代进入的引流方法 [ 如肠道超声加压、膀胱 Foley 导管减压或使用"盐瘤"（注入生理盐水）推移靶组织，以避开穿刺路径 ] 之前，应尽可能通过前入路创造性技术来进行积液引流。

### 推荐阅读

[1] Harisinghani MG, Gervais DA, Hahn PF, et al. CT–guided transgluteal drainage of deep pelvic abscesses: indications, technique, procedure–related complications, and clinical outcome. Radiographics. 2002;22(6):1353–1367.

[2] Maher MM, Gervais DA, Kalra MK, et al. The inaccessible or undrainable abscess: how to drain it. Radiographics. 2004; 24(3): 717–735.

## 病史信息

患者男，61 岁，前列腺切除术后 2 周出现盆腔疼痛及尿频（图 83-1）。

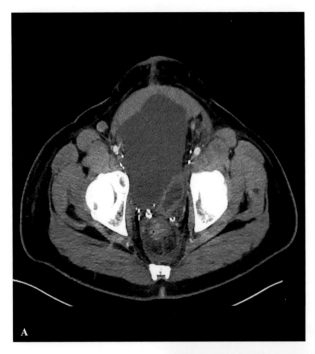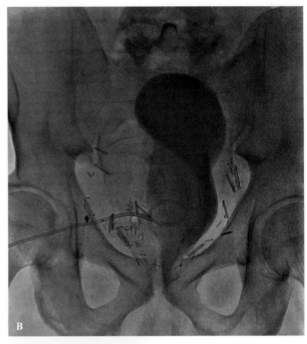

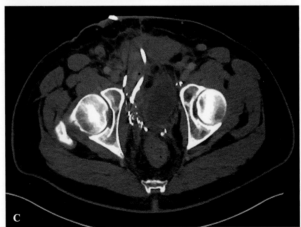

▲ 图 83-1　骨盆增强扫描 CT 轴位图像（A）显示膀胱前部和右侧大量积液，上覆软组织和皮肤凸起。在用超声和透视引导下，放置 10F 引流导管（B），对淋巴囊肿持续给予引流。数周后，复查 CT（C）显示盆腔积液较前明显减少。自引流导管中排出的积液也已明显减少，证实了 CT 所见

## 病例概要

前列腺切除术后盆腔积液。

## Top 3 鉴别诊断

• 血肿：血肿为局部血液异常积聚所致，其超声表现为花边样混合回声。CT 上，急性血肿呈高密度（70～90HU）。在不断扩大的血肿中可见对比剂外溢。在使用不同的设备和成像序列进行检查时，血液的 MRI 表现呈现多样化。大多数血肿患者为亚临床状态或仅有轻微症状，接受药物治疗即可。血肿不断扩大时，可能需要介入栓塞或外科手术治疗。对感染的血肿应当作脓肿来治疗。

• 脓肿：脓肿由脓液积聚而成。脓液中含有白细胞和细菌。术后脓肿的形成原因多样，可能为感染性的，也可能是无菌性的。尽管中空脏器中也存在气体，但出现在脓肿中的气体更具临床意义，其更强烈地提示感染。对于病灶直径 < 3cm 的脓肿患者，通常采用支持性药物和抗生素进行治疗。当出现顽固性脓肿时，可能需要对脓肿进行抽吸，这也有助于针对不同的病原菌选择抗生素的类别。当脓肿直径 ≥ 3cm 时，需放置引流导管，首选经皮引流导管。对无法通过其他方法治疗的病例，开放性外科引流可作为备选方案，但具有较高的并发症发生率和死亡率。

• 血清肿：血清肿是体内透明的蛋白质液体的异常积聚所致，被认为与邻近出血有关，多发生于近期组织切除或组织破裂（如创伤后或手术后）的部位。血清肿与血肿不同，因为积液中无红细胞。血清肿与脓肿的不同之处在于其通常是无菌的。影像学表现通常缺乏特异性。引流（或伴有硬化治疗）是经典的治疗方法，外科手术是难治性病例的备选治疗方案。

## 其他诊断方面的考量

• 淋巴囊肿：淋巴囊肿内含淋巴液。在盆腔外科手术中，当切除淋巴结时，淋巴囊肿很常见。患者的病史有助于诊断。超声和 CT 均可见淋巴囊肿呈多腔囊性肿块，有薄隔膜。经诊断性抽吸可确诊（液体中的肌酐水平与血清相似，细胞计数显示有多个淋巴细胞）。大多数淋巴囊肿可自行消退。对于病灶体积较大或有症状的淋巴囊肿患者，需通过外科手术或经皮引流（有或没有硬化治疗）来治疗。

• 尿性囊肿：尿液的局部异常积聚形成尿性囊肿，其最常见于盆腔和腹膜后。CT 或常规膀胱造影是诊断尿性囊肿的最佳影像学检查方法。静脉注射对比剂和延迟成像的尿路 CT 造影也有助于诊断。核医学检查则很少被用到。介入抽吸和肌酐水平检测（尿性囊肿患者肌酐水平升高）也有助于诊断。

• 胆汁瘤：胰腺和肝胆外科手术后，易患胆汁瘤。CT 检查诊断胆汁瘤具有较高的敏感度，肝胆显像（HIDA 扫描）则有助于提高特异度。胆汁抽吸可用于诊断性治疗。

## 诊断 / 治疗

经皮穿刺引流术治疗盆腔淋巴囊肿。

## 注意事项

※ 手术史和积液的位置有助于鉴别不同的术后盆腔积液，尤其是淋巴囊肿、尿性囊肿与胆汁瘤的鉴别诊断。

※ 介入抽吸是确定积液原因的最准确方法。实验室检查则包括细胞计数和鉴别、血培养、革兰染色、肌酐和总胆红素水平（如有必要）。

※ 有多种药物可用于淋巴囊肿和浆膜瘤的硬化治疗，首选乙醇。

# 病例 84

## 病史信息

患者男，55 岁，胰腺炎（图 84-1）。

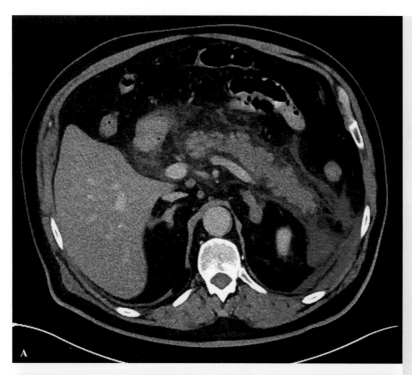

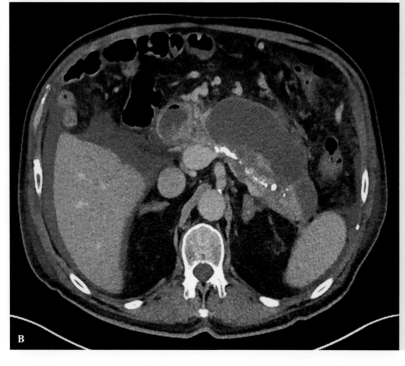

◀ 图 84-1 胰腺增强 CT（A）显示胰体和胰尾可见炎性积液，提示间质水肿性胰腺炎伴急性液体渗出，还可见左肾前旁间隙急性胰周积液。数年期间，患者曾多次胰腺炎发作。患者出现亚急性症状时，CT 检查（B）可见胰腺慢性病变和局部形成的假囊肿

## 病例概要

急性胰腺炎的表现（修订版亚特兰大分类标准）。

急性胰腺炎典型的临床表现是腹痛（上腹部放射到背部），实验室检查显示血清淀粉酶和脂肪酶水平明显升高（至少是正常值的3倍）。当患者血清标志物低于正常值的3倍时，可能需要进行影像学检查。

## Top 3 影像学检查结果

- **胰腺改变**

➤ 早期（发病≤1周）：在发病第1周，可从炎症进展至溶解或坏死和液化。急性胰腺炎的病情进展情况对临床治疗决策具有重要作用。如器官衰竭在48h内得到缓解，则被认为是轻症患者，死亡率为0%。炎症的定义是>48h仍有器官衰竭，或引起死亡。在此期间，影像学改变与临床严重程度可能并不一致。CT应用于严重胰腺炎的诊断或怀疑有急性胰腺炎并发症时，理想的评估时机为发病72h左右。当患者病情进展（突然发热、血细胞比容下降或出现败血症）时，应重复进行CT检查。

➤ 晚期（发病>1周）：胰腺炎病情可迁延数周或数月，表现为胰腺持续性坏死、感染和多器官衰竭。临床治疗取决于病情严重程度和增强CT或MRI表现(首选CT检查)。无菌性坏死患者的死亡率为5%~10%，而感染性坏死患者的死亡率为20%~30%。

- **相关性积液**：急性胰腺炎可分为间质水肿性胰腺炎（IEP）和坏死性胰腺炎（NP）。不同类型的病变具有不同的胰周积液表现。NP患者的积液中含有非液体成分（MRI显示明显）。任何积液都可以是无菌性的或细菌感染引起的。

➤ IEP：急性胰周积液（发病<4周），胰腺假性囊肿（两者均可见，发病≥4周）。

➤ NP：急性坏死性积液（发病<4周），囊壁坏死（两者均可见，发病≥4周）。

- **积液的处理（基于是否有感染）**：大多数急性胰周积液会自行（在数周内）消失，很少发生感染。假性囊肿是一种具有强化壁的纯液体积液，通常与胰腺导管系统连通。当这种连通关闭时，假性囊肿通常会自动消失。在发生感染或有症状（如肿块效应）时，有必要进行囊肿引流。如坏死区域有很高的感染风险，需在确认感染后予以切除。通常首选经皮穿刺引流（胰腺坏死切除术）。外科手术死亡率较高，如在发病最初的3天内手术，死亡率高达60%。如果引流失败，可采用内镜治疗或开放性外科清创术。

➤ 局部并发症：CT是诊断急性胰腺炎并发症的重要方法，应重点观察胆结石和胆管扩张、积液、假性动脉瘤形成（如脾动脉）和静脉血栓形成（如门静脉、脾静脉）等表现。

## 诊断/治疗

胰腺炎早期出现胰周积液，最终形成假性囊肿。

## 注意事项

※ 对于年龄40岁以上、无明显病因的新发胰腺炎患者，必须排除胰腺肿瘤。

※ 当怀疑坏死性积液导致严重感染时，建议通过腹膜后途径进行抽吸。假阴性率为10%，所以高风险患者可能需要重复抽吸。

推荐阅读

[1] Thoeni RF. The revised Atlanta classification of acute pancreatitis: its importance for the radiologist and its effect on treatment. Radiology. 2012;262(3):751–764.

## 病史信息

患者女，48 岁，左侧腰部疼痛（图 85-1）。

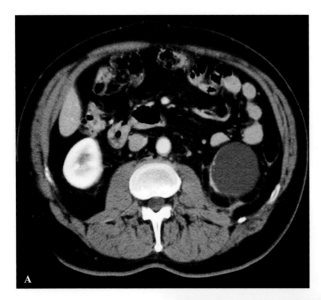

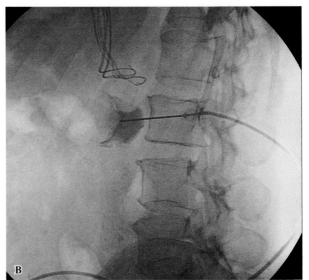

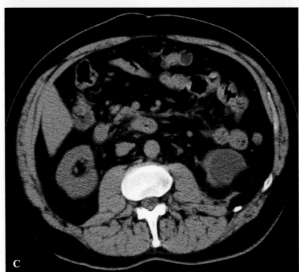

▲ 图 85-1　增强 CT 轴位图像（A）显示左肾下极可见 1 个直径约 5cm 的囊肿。介入抽吸后，患者症状缓解，但随后又复发。在超声和透视引导下，穿刺左肾囊肿（B）。再次抽吸后，造影证实囊肿与肾脏尿液收集系统不相连，遂行囊肿乙醇硬化治疗。数月后，CT 平扫（C）显示囊肿明显变小

## 病例概要

症状性肾囊肿的影像引导下介入治疗。

肾囊肿临床很常见，在 50 岁以上人群中发病率约 50%，大多数是在影像学检查中偶然发现。当引发感染、出血和病灶增大压迫周围组织结构时，患者可能会有相应的症状，需要进行干预。

## Top 3 介入治疗

• **抽吸**：影像引导下囊肿抽吸通常是症状性肾囊肿的最初干预措施。抽吸操作简便且安全性高，有助于确定囊肿是否为引起临床症状的原因（随着囊肿内液体的排出，症状会消失；如囊肿复发，则症状会再次出现）。在复杂病例中，囊液抽吸有助于鉴别感染与恶性肿瘤。但需注意，有时假阴性和穿刺隧道播散效应可能会影响结果。总之，抽吸通常是有效的，但术后囊肿复发率达 30%～100%。

• **放置引流导管**：影像引导下经皮放置引流导管同样操作简便，对于大部分放射科医师来说，是一种常用技术。当引流导管置入后，通常将导管置于囊肿抽吸处。持续负压可使囊腔内液体充分引流，理论上最终可使囊肿闭塞。通常在条件不适合硬化治疗时选择放置引流导管。该技术与单纯抽吸类似，术后囊肿复发率高。

• **硬化疗法**：通过破坏可分泌囊液的上皮层，能够克服囊肿复发的问题。硬化疗法类似于囊肿抽吸或引流术，也在引发临床症状的囊肿内放置引流导管。囊液被引流后，进行局部区域造影，确认囊肿不与尿路收集系统相通或确保导管周围无渗漏后，将硬化剂注射至囊肿内，硬化剂的用量约为囊液量的 50%。硬化剂注入后，嘱患者反复改变体位，以便使硬化剂与囊腔壁充分接触。有多种硬化剂可供选择，包括高渗盐水、倍他定、十四烷基硫酸钠、乙酸和乙醇。乙醇似乎是最有效和应用最多的。硬化疗法可一次完成，也可在 2～3 天分多次完成。在单次硬化治疗中，硬化剂注射后静置一段时间（20min 至 3h），然后吸出硬化剂，并立即取出针头或导管。在多期硬化治疗中，可将引流导管置于囊腔内进行抽吸，反复注射无水乙醇，直到停止产生积液。单次硬化治疗的治疗成功率（积液量减少）为 93%，患者症状缓解率为 90%。2 天治疗方案的囊肿完全消除率为 84%，3 天治疗方案的囊肿消除率为 97%。硬化治疗相关并发症少见，包括感染（发生率＜ 1%）、全身酒精中毒（无水乙醇用量≤ 100ml）及疼痛。理论上，使用其他药物（如十四烷基硫酸钠）来替代无水乙醇有助于使疼痛最小化。

## 诊断 / 治疗

乙醇硬化治疗症状性左肾囊肿。

## 注意事项

※ 在尝试囊肿硬化前，重要的是要确定病变不是恶性的。

※ 当经皮穿刺治疗不能缓解患者病情时，应考虑手术。

※ 肾囊肿抽吸和硬化治疗技术同样可应用于肝囊肿、淋巴囊肿、淋巴管畸形或其他简单的囊性病变。

### 推荐阅读

[1] Cheng D, Amin P, Ha TV. Percutaneous sclerotherapy of cystic lesions. Semin Intervent Radiol. 2012; 29(4):295–300.

[2] Lee J, Darcy M. Renal cysts and urinomas. Semin Intervent Radiol. 2011; 28(4):380–391.

## 病史信息

患者男，74岁，既往有肺癌（右肺病变）病史，现病变不断增长，PET检查可见气管隆嵴下淋巴结放射性摄取增高（图86-1）。

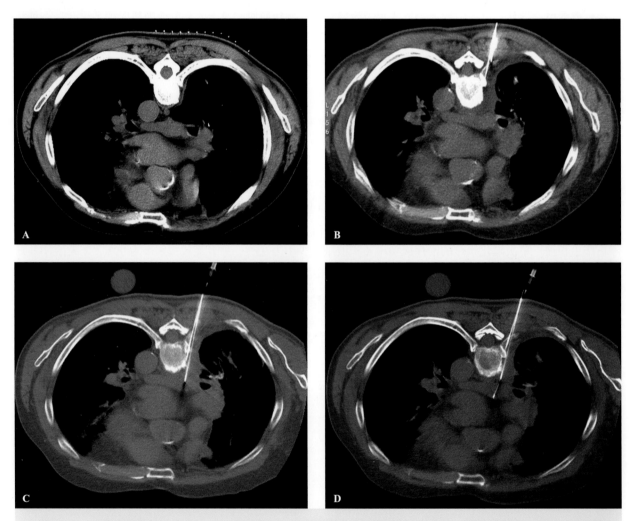

▲ 图 86-1　经胸穿刺活检术中胸部 CT 轴位图像（A）可见增大的气管隆嵴下淋巴结，建议经脊柱旁穿刺入路活检。避开肺组织，将 1 根穿刺针刺入椎旁软组织（B），注射生理盐水，在右侧椎旁软组织形成积液（C），然后将另一穿刺针穿入气管隆嵴下淋巴结。在无任何并发症的情况下完成淋巴结活检（D）

## 病例概要

CT 引导下经胸穿刺活检（TTNB）。

## Top 3 考虑因素

• **术前检查**：TTNB 的适应证包括孤立性肺结节 / 肿块、多发肺结节 / 肿块、纵隔肿块、支气管镜检查阴性的肺门肿块或未诊断的难治性浸润肿块（如感染或炎症）。应通过 CT 进行评估，在确定预先可能的诊断概率后决定是否进行活检。例如，对于 CT 提示恶性风险高的孤立性结节患者（恶性病变可能性 > 60%），建议进一步行 TTNB，以及早切除病变；而对于低风险（恶性病变可能性 < 5%）的孤立性结节患者，则建议持续随访（CT 扫描）。对 TTNB 可能诊断概率的预测最好由多学科肿瘤委员会进行。PET/CT 有助于肺结节 / 肿块的定位，可检出其他影像学检查未发现的远处转移（10%）、调整肿瘤分期（60%）并指导临床调整治疗计划（20%）。此外，有证据表明，对 PET/CT 提示放射性摄取异常的区域进行活检，可提高 TTNB 的诊断率。先进的影像学检查还将有助于确定活检的最佳方法（如 TTNB、支气管镜检查、纵隔镜检查）和TTNB 入路。

• **穿刺针的选择**：用于经胸穿刺活检的器械包括抽吸装置和切割装置。根据病灶大小、入路、所需病理信息类型和操作需要进行选择。大多数操作人员常使用同轴穿刺针系统，通过单一胸膜通道采集多个样本。细针抽吸（FNA）对恶性肿瘤的诊断准确率为 64%～97%，但对良性病变的诊断确诊率仅为 20%～50%。应用组织芯活检技术对恶性疾病的诊断准确率相对略高，且对良性疾病的确诊率提升至 52%～91%。此外，在非小细胞肺癌和淋巴瘤的分子和突变分析中，组织芯活检是必要的。CT 引导下纵隔病变活检准确率为 90%，胸膜病变准确率为 83%。组织芯活检诊断准确率方面的优势在一定程度上被较高的并发症(气胸和肺出血等)发生率所抵消。

• **进针路径**：先进的影像引导技术有助于确定 TTNB 进针路径。必须特别注意避免损伤软组织内的血管（如肋间动脉）及多个胸膜层中的动脉等，采取最直接、最稳定的路线到达病变，并警惕肺部疾病（如肺大疱）。调整患者体位和机架倾斜角度有助于安全进针。此外，注射生理盐水以形成"盐瘤"可推移穿刺路径中的重要组织结构，从而提高进针的安全性。

## 诊断 / 治疗

气管隆嵴下淋巴结 CT 引导下经胸穿刺活检。

## 注意事项

※ 进行 TTNB 时，患者应该保持侧卧位并尽量减少说话、移动和咳嗽。TTNB 术后 2h 内立即进行胸部 X 线检查，有助于发现并及时处理并发症（如气胸、血胸和肺出血）。

※ TTNB 术后气胸的发生率约为 25%（其中 50% 需放置胸腔导管），肺出血的发生率为 5%～25%，严重空气栓塞的发生率为 0.06%。

※ 对于症状性或扩张性气胸，通常可采用小口径（8～10F）胸腔导管进行治疗，且导管留置时间一般 < 24h。

※ 降低气胸发生率的方法包括技术上的改变（如针头与针芯的选择、使用同轴系统、采用细针穿刺等）、"血块补丁"和新型束带密封系统（如 BioSentry 设备）的使用。

※ TTNB 中的许多原则也适用于其他部位的影像引导下的经皮穿刺活检。

### 推荐阅读

[1] Lal H, Neyaz Z, Nath A, Borah S. CT–guided percutaneous biopsy of intrathoracic lesions. Korean J Radiol. 2012; 13(2):210–226.

[2] Winokur RS, Pua BB, Sullivan BW, Madoff DC. Percutaneous lung biopsy: technique, efficacy, and complications. Semin Intervent Radiol. 2013;30(2):121–127.

## 病史信息

患者男，57 岁，不明原因肝衰竭，且有不可纠正的凝血障碍（图 87-1）。

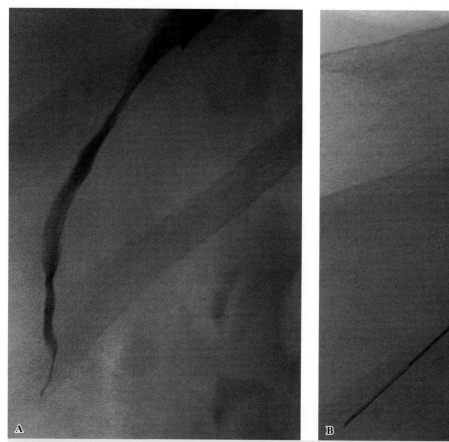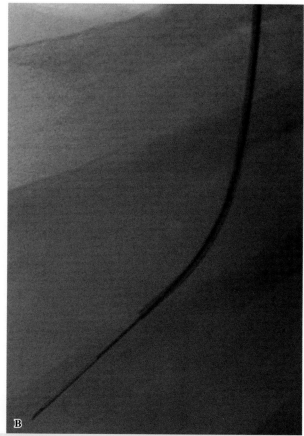

▲ 图 87-1　经颈静脉肝活检术前肝静脉造影（**A**）可见肝中静脉内的导管。将血管鞘和穿刺针推进至肝实质中进行取样（**B**）

## 病例概要

经颈静脉肝活检术。

## Top 3 考虑因素

• **适应证**：经颈静脉肝活检术主要适用于评估存在大量腹水、凝血障碍、肝紫癜和病态肥胖的患者。从本质上讲，当经皮穿刺存在禁忌证或必须经颈静脉穿刺［如即将进行经颈静脉肝内门体分流术（TIPS），需测量肝静脉压力，或计划对肾脏、心脏进行多器官活检］时，该方法是首选。

● 技术：经颈静脉肝活检术涉及许多介入医师熟悉的技术，具体操作与 TIPS 相似。在大多数情况下，首先在超声引导下穿刺右侧颈内静脉。使用 9F 血管鞘建立通道。通过血管鞘，将导管和导丝经右心房送入肝右静脉。当进入困难时，更换导丝或导管，在不同的呼吸阶段对导丝和导管进行操作，并将导管引向后外侧送至下腔静脉。一旦进入肝静脉，可进行静脉造影和压力测定。一旦准备好活检，将 7F 血管鞘和加硬套管穿过颈部鞘管，进入肝静脉的中部 1/3。然后将组织芯活检针穿过套管推进，套管提前指向肝右静脉，并获得活组织检查。一般说来，约 3 次取样足以定性分析病变。当遇到包膜侵犯的问题时，活检后应进行静脉造影，以排查并发症。完成上述操作后，移除鞘管，并通过手动加压和抬高入路部位来实现穿刺部位止血。活检后，患者取坐位或半卧位。并需对患者持续监测 4～6h。

● 成功率 / 并发症：经颈静脉肝活检术的技术成功率在 97% 左右。最常见的失败原因是血管鞘无法进入肝右静脉，选择肝中静脉进行操作有助于克服这一问题。经颈静脉穿刺活检术的并发症包括在心脏周围操作时心律失常及因包膜穿刺而出血等，并发症相关死亡率为 0.09%。

## 诊断 / 治疗

经颈静脉肝活检术。

## 注意事项

※ 经颈静脉肝活检术后出血可能很严重，甚至导致患者死亡，止血十分困难。根据需要，可首先进行液体复苏和输血。出血可能是由动脉损伤所致，因此动脉造影和栓塞可用于治疗（如假性动脉瘤的治疗）。未确定出血部位时，建议对肝右静脉分支进行经验性栓塞。

※ 经颈静脉活检术也可用于心脏和肾脏活检，且具有良好的效果（在肾脏疾病中，经颈静脉 / 经皮肾活检的诊断准确率均为 98%）。

推荐阅读

[1] Cluzel P, Martinez F, Bellin MF, et al. Transjugular versus percutaneous renal biopsy for the diagnosis of parenchymal disease: comparison of sampling effectiveness and complications. Radiology. 2000; 215(3):689–693.

[2] Keshava SN, Mammen T, Surendrababu N, Moses V. Transjugular liver biopsy: what to do and what not to do. Indian J Radiol. Imaging. 2008;18(3):245–248.

# 病例 88

## 病史信息

患者男，18 岁，右侧胫骨疼痛（图 88-1）。

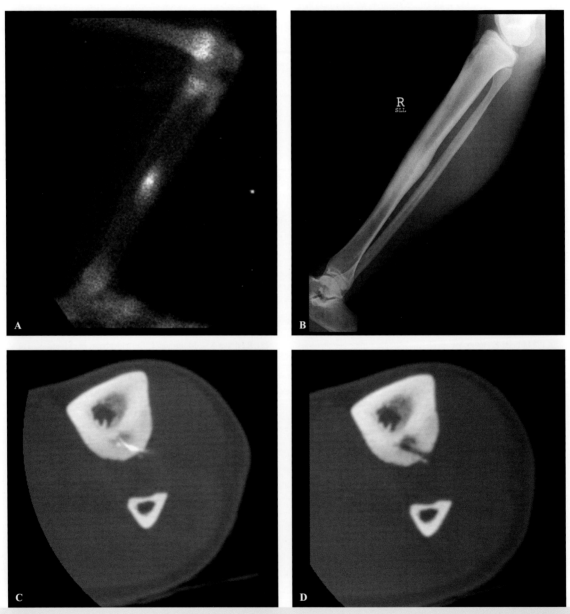

▲ 图 88-1　右小腿放射性核素骨显像显示胫骨放射性摄取增高（A），与 X 线（B）及 CT 检查所示骨样骨瘤的典型表现相符。在 CT 引导下，将射频针送至病灶内进行消融（C）。术后 CT 检查（D）清晰显示进针通道及病灶

## 病例概要

骨肿瘤经皮消融。

经皮消融技术已广泛应用于多种肿瘤（良性或恶性）的治疗。肝肿瘤（原发或继发性肝癌、血管瘤、腺癌）、肺肿瘤（原发或转移性病变）、肾肿瘤（肾细胞癌、嗜酸粒细胞瘤、血管平滑肌脂肪瘤）和骨肿瘤（骨转移或骨样骨瘤）均可以通过该技术来进行治疗。尽管目前的研究数据具有一定的参考价值，但临床肿瘤消融治疗中消融能量的选择仍主要根据术者的经验来选择。

## Top 3 消融方式选择

• 射频消融：该消融方法通过交替电流来影响组织离子震荡，在邻近电极部位产生摩擦热，以达到消融治疗目的。加热的程度受限于局部干燥程度和烧灼效果（这些变化会增加组织的阻抗），以及局部灌注和流通（散热片）对热传导的影响。温度＞50℃时，蛋白将会发生不可逆的破坏，最理想的目标温度是70℃。当消融温度≥100℃时，沸腾气泡和炭化会导致消融不完全。

• 微波消融：与射频消融类似，在微波射频中极性分子（主要是水）随不断改变的微波发生连续的重新组合，造成温度升高。与射频消融不同的是，微波能够通过所有的生物组织，不存在阻抗问题。由于这一优势，其可消融体积较大的肿瘤，甚至包括骨肿瘤、肺肿瘤或用来处理炭化的组织。据报道，微波消融是一种便捷、有前景的消融方法。

• 冷冻消融：在超低温环境下细胞的死亡不同于其在高热环境下细胞的死亡。冷冻消融过程中，细胞凋亡和冰晶形成都归因于在冰球内的冷冻消融。当局部温度降至约−20℃时，即可杀灭肿瘤细胞。冷冻消融过程中，从等温线边缘5～8mm范围（即冰球的边缘）开始，冷冻消融区内的肿瘤即发生凋亡。根据Joule-Thomson原理，氩气从供料管线内部进入膨胀室产生冷源，冷冻消融探针的温度可降至−160℃。多个探针可并行放置，从而产生比热消融范围更大的致死性冷冻消融区。

## 不同疾病消融治疗策略

• 肝肿瘤：肝肿瘤消融的主要形式为热消融（微波或射频消融）。对体积较大的肿瘤进行消融或需进行精确治疗时，可选择冷冻消融。

• 肾肿瘤：在肾肿瘤的消融方面，冷冻消融可用于邻近易受侵结构的内生型肿瘤，而热消融和冷消融均可用于治疗外生型肿瘤。相对于恶性肿瘤，消融治疗良性肿瘤并发出血的风险更小。

• 肺肿瘤：冷冻消融可用于治疗体积较大的肺肿瘤，同样适用于邻近胸壁或邻近心脏和大血管的肺肿瘤。在其他情况下，则建议选择热消融。

## 诊断 / 治疗

骨样骨瘤，使用射频消融设备进行局部组织的破坏和治疗。

## 注意事项

※ 介入医师应熟练掌握热消融或冷消融系统的使用。

※ 有数据显示，微波消融与射频消融具有类似的效果，甚至优于射频消融，且具有更快的消融速度和更加可控的消融范围。

※ 周围脏器受累情况、肿瘤的类型和并发症，均会影响射频消融的疗效和安全性。

※ 对于邻近易受侵结构的肿瘤，冷冻消融的精确度最佳。

推荐阅读

[1] Hinshaw JL, Lubner MG, Ziemlewicz TJ, Lee FT, Jr, Brace CL. Percutaneous tumor ablation tools: microwave, radiofrequency, or cryoablation—what should you use and why? Radiographics. 2014; 34(5):1344–1362.

## 病史信息

患者女，60岁，肾移植术后肌酐升高（图89-1）。

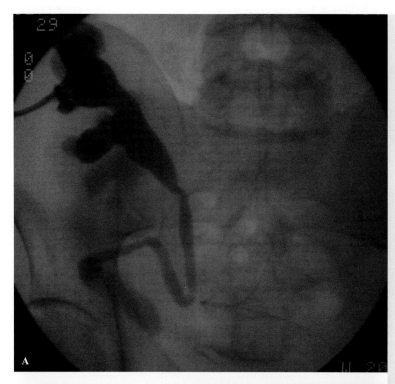

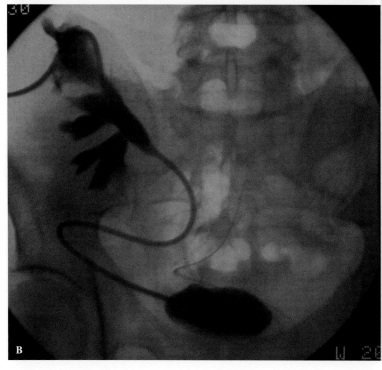

◀图89-1 右侧肾移植，在超声和造影引导下从前入路进入集合系统，造影可见中重度肾盂积水和输尿管膀胱连接处闭塞（A）。在集合系统内置入肾输尿管支架（B），支架式导管在吻合口阻塞部位上方和下方均有侧孔。术后对比剂顺利引流入膀胱

## 病例概要

肾移植失败。

## Top 3 鉴别诊断

- **急性肾小管坏死（ATN）**：ATN 是肾移植术后出现移植肾功能障碍的最常见原因。超声检查可见肾脏肿胀、增大，皮质髓质影像差异降低，阻力指数（RI）升高（RI 为 0.8～0.9 提示可疑 ATN，RI > 0.9 则需进一步检查，必要时进行肾活检）。绝大多数 ATN 患者的肾功能可在数天或数周内恢复，病变过程具有自限性。

- **肾动脉狭窄（RAS）**：RAS 主要是由血管吻合口狭窄所致，且其为移植肾衰竭的病因，也是肾移植最常见的血管并发症。超声诊断标准包括：吻合口血流湍流，收缩期血流峰值（PSV）> 250cm/s，肾动脉吻合口远端低平 / 迟缓波形。血管造影是诊断 RAS 的金标准，但需注意使用最小的对比剂剂量，也可使用 $CO_2$ 来替代常规对比剂。

- **尿路梗阻**：尿路梗阻是常见的肾移植术后并发症之一。进行输尿管膀胱吻合术时，由于输尿管血供紊乱造成输尿管狭窄。超声可探及肾盂积水。膀胱镜检查和逆行输尿管造影联合输尿管支架置入，有助于该病的诊治，必要时可经肾入路进行手术。

## 其他诊断方面的考量

- **移植排斥反应**：同种异体受体人群中，排斥反应发生率为 20%～30%。急性排斥反应多发生于术后第 1 周，慢性排斥反应可发生于术后数月或数年。其超声表现与 ATN 类似，病变早期 RI 可能正常。其他的阳性结果包括尿道上皮增厚，由于梗死而出现低回声区，以及坏死或出血所致肾周积液。慢性排斥反应中，移植物变小，回声增强，皮质变薄。移植排斥反应的影像学表现缺乏特异性，常需依靠活检确诊。与急性排斥反应患者相比，慢性排斥反应患者预后较差。

- **肾静脉血栓（RVT）**：RVT 是肾移植相对少见的并发症，但其属外科急症，早期明确诊断极为重要。RVT 通常由于机械性梗阻所致。移植肾缺乏静脉侧支，因此延误诊断将会导致静脉性梗死。超声可探及舒张期血流以一种"往复"的模式（to and fro）发生逆流。

- **环孢霉素毒性反应**：环孢霉素可引起肾脏小动脉收缩，从而导致肾灌注降低。超声发现缺乏特异性，RI 和肾脏大小可能变化不明显。肾血流量的减少可通过核医学显像来进行有效的评估。慢性或长期的毒性反应也可导致 RI 升高。

## 诊断 / 治疗

输尿管 - 膀胱连接处尿路狭窄或梗阻，导致肾移植失败。

## 注意事项

※ ATN 是肾脏移植后第 1 周移植肾功能不全的最常见原因，往往具有自限性。

※ RAS 是肾移植最常见的血管并发症，大多由肾动脉吻合口狭窄所致。

※ 急性移植排斥反应多发生于术后第 1 周，慢性排斥反应可发生于术后数月或数年。

推荐阅读

[1] Federle MP, Jeffrey Jr RB, Woodward PJ, et al. Diagnostic Imaging: Abdomen. Salt Lake City, UT: Amirsys; 2004.

[2] Urban BA, Ratner LE, Fishman EK. Three–dimensional volume–rendered CT angiography of the renal arteries and veins: normal anatomy, variants, and clinical applications. Radiographics 2001; 21(2):373–386, 549–555.

## 病史信息

患者男，74 岁，右肾癌，且右肾难以完整手术切除，外科引流出尿液（图 90-1）。

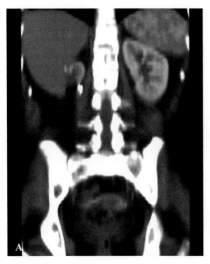
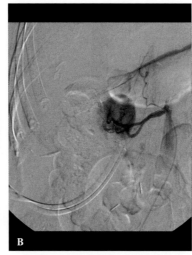
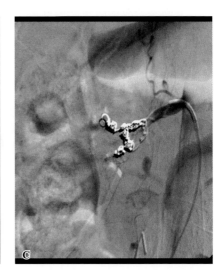

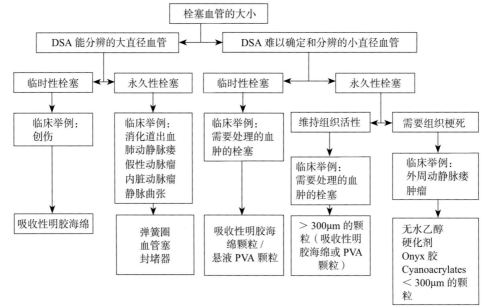

▲ 图 90-1　肾脏增强 CT 显示（A）肾切除术后右肾上极仍在原位。泌尿科医师考虑到患者很难进行近期手术，为避免进行二次手术，向介入医师询问是否可进行栓塞治疗。介入医师通过超选择性右肾主干动脉造影（副肾动脉在肾切除术中已经切除）不仅观察到残余的肾脏上极（B），还了解了肾上腺的血供情况。成功应用无水乙醇和弹簧圈栓塞残余的肾上极，并获得良好效果（C）。栓塞材料的选择，应根据栓塞血管的直径及栓塞的时效性等方面（D）来选择

引自 Lubarsky M, Ray CE, Funaki B. Embolization agents—which one should be used when? Part 1: large-vessel embolization. Semin Intervent Radiol. 2009;26（4）:352-357

## 病例概要

介入栓塞材料的选择。

## Top 3 栓塞材料选择

• **弹簧圈 / 血管塞**：弹簧圈和血管塞均为金属材质，能够以精确定位的方式在局部促使血栓形成，导致血管永久性闭塞。这些栓塞材料有不同的直径和形状可供选择。有些可进入导管并经导管释放，还有些可在完全释放前再次收回，这些都是比较安全的栓塞材料。弹簧圈和血管塞的释放方式与可解脱球囊相似。

• **栓塞颗粒**：栓塞颗粒主要由可透射线的聚乙烯醇（PVA）或三烷基明胶（trisacryl gelatin）组成，同样有不同型号可选。这些颗粒可作为小血管的永久栓塞材料。可根据血管的位置来选择颗粒的直径，从而更好地进行栓塞。吸收性明胶海绵、较大的脱脂棉或不同黏稠度的悬液均为非永久性栓塞颗粒，可根据栓塞的实际需要进行选择。

• **液体栓塞剂**：主要是以硬化剂的形式通过破坏血管上皮来实现栓塞（如无水乙醇或十四基硫酸酯钠盐），或在血管内聚合成阻塞血管的铸型来进行栓塞（如丙烯酸树脂基黏结剂或 Onyx 胶）。这些栓塞剂可造成永久性栓塞。液体栓塞剂的用量难以控制。栓塞剂的黏度和注射速率可通过其与碘油的混合比例来进行调控。血管内注射的速率是控制液体栓塞剂的另一个重要因素。使用球囊辅助或通过泡沫形式释放栓塞剂，有助于控制栓塞剂的用量。凝血酶也可作为液体栓塞剂使用。

## 栓塞策略

以下 3 个问题有助于指导特定临床情况下最佳栓塞策略的选择。

1. 栓塞血管直径是大是小（DSA 下是否能够很好地分辨出该血管并进行解剖定位）？

2. 永久栓塞还是临时栓塞？

3. 栓塞后，由原血管供血的组织是否仍具有活性？

关于特定情况下栓塞剂的选择，请参见图 90-1D。

## 诊断 / 治疗

使用无水乙醇和弹簧圈对肾切除术后残余肾组织进行永久栓塞。

## 注意事项

※ 理解每种栓塞剂特性和使用技巧，有助于在某些特定临床情况下进行合理选择。

※ 在很多临床病例中，栓塞材料的选择具有决定性的意义。

### 推荐阅读

[1] Lubarsky M, Ray CE, Funaki B. Embolization agents—which one should be used when? Part 1: large-vessel embolization. Semin Intervent Radiol. 2009;26(4):352-357.

[2] Lubarsky M, Ray C, Funaki B. Embolization agents—which one should be used when? Part 2: small-vessel embolization. Semin Intervent Radiol. 2010;27(1):99-104.

# 第三篇
# 特殊病例

## Aunt Minnies... because, sometimes, "it is what it is!"

3

# 病例 91

## 病史信息

患者男，59 岁，腹痛，低血压，体格检查：腹部搏动性包块（图 91-1）。

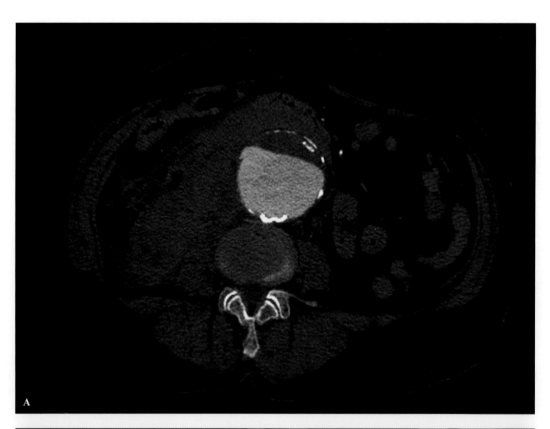

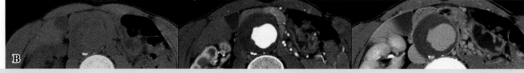

▲ 图 91-1　增强 CT 轴位图像（A）显示腹主动脉瘤（AAA），瘤壁不规则，破裂出血，腹膜后血肿。选取平扫、动脉和静脉期的图像（B），以完整观察病变，可见右侧、前外侧血管壁有新月状强化（即"模糊新月征"）。这一征象为 AAA 破裂的先兆

## 病例概要

腹主动脉瘤（AAA）破裂。

## Top 3 讨论要点

- 它是什么？ AAA 破裂指 AAA 瘤壁薄弱处扩张到一定程度而发生破裂并导致出血，可危及患者生命。
- 表现如何？ 症状明显的 AAA 破裂通常是致命的，总体死亡率约为 90%，其属于典型的外科急诊。患者症状主要包括低血容量性休克、背部疼痛、侧腹或脐周瘀斑（分别为 Grey Turner 征和 Cullen 征）。CT 表现为主动脉周围渗出、腹膜后血肿。对比剂外溢是 AAA 破裂影像学检查的直接征象。
- 如何处理？ 对于 AAA 破裂患者，常需内科及外科医师紧急会诊。一般情况下，为挽救患者的生命，急诊外科手术修复破裂 AAA 是必要的。在一些有条件的医学中心，血管腔内修复术也是不错的选择。

## 思维拓展

- 先兆破裂：准确识别即将破裂的 AAA（即先兆破裂）十分重要。与 AAA 破裂的表现不同，先兆破裂的 CT 表现更加微妙，包括瘤体快速增大、瘤腔扩张伴有血栓溶解，并可见模糊新月征、内膜不连续、穿透性溃疡等。
- 新月形高密度：附壁血栓内部或动脉瘤血管壁间的血液在 CT 图像中表现为新月形高密度，且通常是不对称的，常伴有邻近的腹膜后渗出。该征象的特异度为 93%。
- 血管壁钙化：AAA 瘤壁经常可见钙化斑块，环状钙化出现断裂是先兆破裂的重要征象。如有 2 个条状钙化与预期的动脉瘤壁形成不协调的角度（即钙化成角），也可能预示动脉瘤即将破裂。
- 主动脉脱垂：CT 检查显示主动脉后壁沿邻近椎体向下脱垂，周围脂肪组织模糊，这可能是由于动脉瘤后壁与周围组织结合比较薄弱所致，而非先兆破裂的征象。
- 穿透性溃疡：在这种情况下，动脉壁的破裂口已经通过血管内膜延伸至中膜。进一步进展可能导致主动脉壁间血肿或动脉瘤形成。
- 术后征象：即便已实施腹主动脉人工血管置换术或腹主动脉腔内修复术（EVAR），AAA 仍有再次破裂的可能。EVAR 术后破裂的发生率相比于人工血管置换术后更高。EVAR 术后不稳定征象包括支架移植物位移 > 5mm、支架移植物折曲、持续的瘤腔内瘘等。多数人工血管移植物［聚四氟乙烯（PTFE）材料］会有 20%～30% 的扩张度，这种扩张不属于治疗的失败。术后假性动脉瘤的发生率为 0.2%～15%，及早发现假性动脉瘤具有重要意义，对此类假性动脉瘤应积极采取干预措施，以避免其进一步发生破裂出血。

## 诊断 / 治疗

1. 破裂腹主动脉瘤。
2. 腹主动脉瘤先兆破裂。

## 注意事项

※ 目前已公布的 EVAR 术后 AAA 再发破裂的发生率为 0.4%～1.2%（可发生于术后 3 天至 85 个月）。然而，最新研究结果显示，采用改进的覆膜支架进行 EVAR，术后 AAA 再破裂的发生率较前明显降低。例如，DREAM 研究显示，EVAR 术后 10 年的随访中无再发破裂发生。

推荐阅读

[1] Wadgaonkar AD, Black JH III, Weihe EK, Zimmerman SL, Fishman EK, Johnson PT. Abdominal aortic aneurysms revisited: MDCT with multiplanar reconstructions for identifying indicators of instability in the pre– and postoperative patient. Radiographics 2015;35(1):254–268.

# 病例 92

## 病史信息

病例 1：患者男，79 岁，左肾穿刺活检术后第 1 天出现休克。

病例 2：患者男，81 岁，因消化道大出血而休克（图 92-1）。

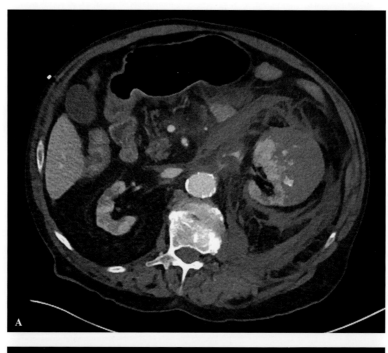

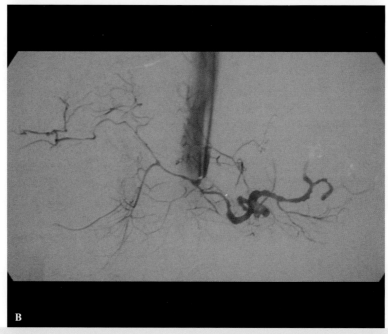

▲ 图 92-1　病例 1，腹部增强 CT 轴位图像（A）显示左肾包膜下血肿，后腹膜向外扩张，肾包膜下血肿内可见少量对比剂外溢，下腔静脉受压后明显变细。病例 2，主动脉血管造影（B）显示严重的全身血管痉挛

## 病例概要

低血压的 CT 和造影表现。

## Top 3 讨论要点

• 它是什么？在影像学上，有一组征象被称为"CT 低血压综合征"。主要表现包括"休克肠"、下腔静脉（IVC）瘪陷、主动脉直径变小、胰腺异常强化、胰周渗出、肝脏和脾脏灌注减低。这些征象常见于创伤后血容量降低，但也可见于其他原因导致的低血压。

• 表现如何？各种原因导致的低血压其 CT 检查均会表现出一系列征象。"休克肠"在增强 CT 中最为常见，表现为小肠壁增厚（肠壁厚度＞ 3mm），并伴有广泛的黏膜下水肿和黏膜强化。CT 检查也经常可见 IVC 瘪陷（肾静脉水平下腔静脉前后径＜ 9mm）、"晕圈征"（IVC 周围有低密度液性渗出）、主动脉直径变小、腹部 / 腹膜后实体器官异常强化（如"花斑脾"、胰腺 / 肝脏异常强化、肾图延迟和肾上腺强化）。血管造影可见血管直径缩小，脏器灌注改变。

• 如何处理？处理的关键是查找病因，与其他易混淆的相关疾病相鉴别。例如，"休克肠"需要与胃肠道外伤和胃肠道缺血坏死相鉴别，后者需急诊手术治疗，而不是简单的抗休克、扩充血容量。创伤所致的"休克肠"患者临床死亡率高（据报道，死亡率高达 70%）。

## 诊断 / 治疗

低血压的影像学表现。

## 注意事项

※"CT 低血压综合征"最常见于创伤后血容量降低，还与颅脑或脊柱损伤、心脏骤停、感染性休克、细菌性心内膜炎和糖尿病酮症酸中毒有关。

※ IVC 瘪陷征象在创伤所致低血压中较为常见，而在非创伤导致的"CT 低血压综合征"中较为少见（＜ 40%）。

※"CT 低血压综合征"较少见的征象包括"休克甲状腺"（甲状腺周围有低密度渗出）和"黑肾征"（儿童创伤患者肾脏无强化）。

※ 肠道损伤在影像学可表现为肠壁间弥漫性高密度，"休克肠"影像学表现为低密度水肿。

※ 与"休克肠"不同，肠道损伤和肠道缺血均无明显的黏膜强化表现。

推荐阅读

[1] Ames JT, Federle MP. CT hypotension complex (shock bowel) is not always due to traumatic hypovolemic shock. AJR Am J Roentgenol 2009;192(5):W230–W235.

# 病例 93

## 病史信息

患者女，38 岁，左下肢肿胀、疼痛（图 93-1）。

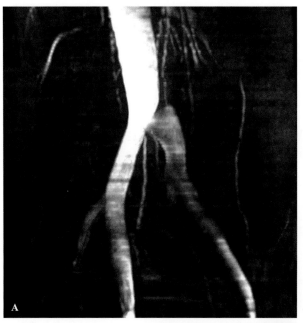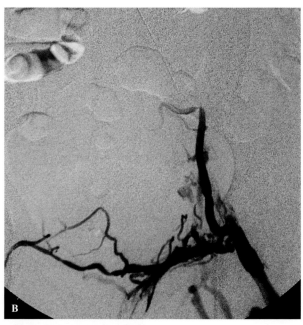

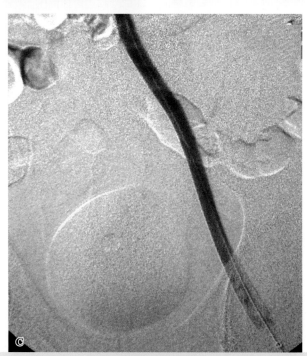

▲ 图 93-1  **MRV** 冠状位图像（**A**）显示左侧髂总静脉外压性狭窄（相邻的右侧髂总动脉压迫所致）。髂静脉处的低信号影像提示血栓。左股总静脉造影（**B**）显示左髂静脉闭塞，周围可见大量侧支循环。溶栓治疗和支架置入后，左髂静脉造影（**C**）显示髂静脉血流通畅，无残余狭窄，周围侧支循环消失

## 病例概要

右髂总动脉压迫左髂总静脉（May–Thurner 综合征）。

## Top 3 讨论要点

• 它是什么？ May–Thurner 综合征是由于右侧髂总动脉压迫左侧髂总静脉，从而引起左下肢肿胀及疼痛等临床症状（伴或不伴左下肢静脉血栓形成）。

• 表现如何？该病常见于 20—40 岁人群，患者以女性多见，临床表现为不明原因的左下肢肿胀，还可表现为左下肢静脉曲张、深静脉血栓形成、慢性静脉淤滞的皮肤改变诸如皮肤增厚、结痂、溃疡，甚至可出现股青肿（大量下肢静脉血栓形成，导致下肢动脉循环障碍，重症者可出现肢体坏死）。

• 如何处理？ May–Thurner 综合征常被临床所忽视。诊断髂静脉受压的病例首先应排除腹膜后或盆腔的肿瘤压迫。通常在髂静脉受压出现明显症状时，才考虑临床干预。一系列外科手术方法可用于 May–Thurner 综合征的治疗，但远期效果均不理想。相对来说，血管腔内治疗具有一定的优势，尤其对于较为年轻且合并有下肢深静脉血栓的患者。溶栓治疗后，再配合球囊扩张和（或）支架置入术，具有良好的效果。通过多种技术手段解除髂静脉受压狭窄并改善下肢静脉回流，可使患者下肢卧位静脉压下降（1～2mmHg），从而缓解临床症状。

对于年轻且病变影响下肢功能或伴有下肢炎症的 May–Thurner 综合征患者，在下肢静脉血栓发生的 14 天内，临床常通过药物溶栓或导管溶栓来治疗。随着血栓的机化，溶栓治疗效果也会降低（慢性血栓定义为持续 > 4 周的血栓）。在溶栓后或在 May–Thuner 综合征不合并下肢静脉血栓的情况下，球囊静脉成形术后支架置入是较为普遍的治疗方法。大多选用较大的支架（直径通常为 12～16mm）。据报道，在 1～2 年内，甚至长达 6 年的随访中，通畅率为 80%～100%（在出现下肢静脉血栓的 May–Thurner 患者中，通畅率略有下降）。溶栓和支架置入相关出血的发生率为 5%～15%，大多数出血发生在静脉穿刺部位或腹部。颅内出血很少见，发生率约为 0.2%。溶栓期间肺动脉栓塞的发生率约为 1%，但由于存在这种风险，一些介入医师提倡在溶栓治疗前放置下腔静脉滤器。

血管开通后，通常需全身抗凝（持续时间视患者情况而定）。此外，接受支架置入治疗的患者，应接受双重抗血小板治疗（如阿司匹林和氯吡格雷，持续 3～6 周，以防止支架早期闭塞）。

## 诊断

May–Thurner 综合征。

## 注意事项

※ May–Thurner 综合征又称为髂静脉受压综合征、Cockett 综合征和髂 – 下腔静脉受压综合征。
※ 在左下肢静脉功能不全的患者中，May–Thurner 综合征的发生率为 2%～5%。

推荐阅读

[1] Cil BE, Akpinar E, Karcaaltincaba M, Akinci D. Case 76: May–Thurner syndrome. Radiology 2004;233(2):361–365.

## 病史信息

患者男，38 岁，右手慢性疼痛，右手皮肤颜色间断苍白（图 94-1）。

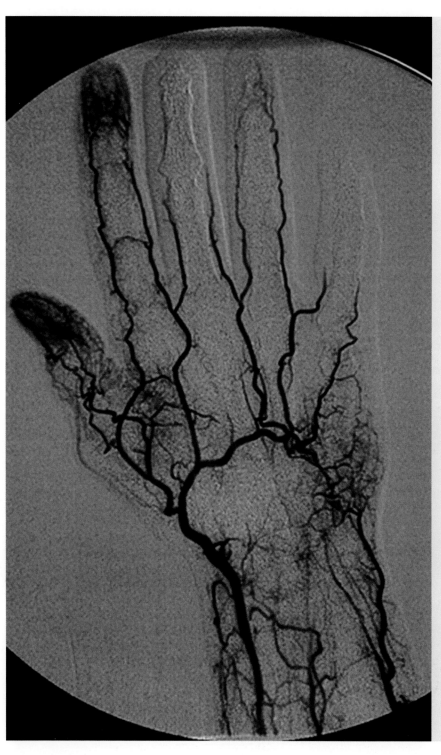

◀ 图 94-1　DSA 显示右手指动脉内多发充盈缺损，以第 3 指至第 5 指较显著。尺动脉远端闭塞，周围侧支循环形成

## 病例概要

小鱼际捶打综合征。

## Top 3 讨论要点

• 它是什么？小鱼际捶打综合征患者由于尺动脉远端靠近钩状骨处长期反复创伤导致尺动脉损伤变性，最终出现尺动脉夹层、狭窄闭塞或假性动脉瘤形成。尺动脉损伤可导致远端栓塞，影响手部远端尺侧指动脉血供。

• 表现如何？多数小鱼际捶打综合征患者因手或手指疼痛而就诊，其中一些患者被误诊为过劳综合征。该病常见于 40 岁左右男性，患者从事的劳动大多与手部小鱼际部重复性创伤有关。重复的钝挫伤会导致动脉内膜损伤、血管痉挛，促使血小板聚集。持续的损伤还可累及动脉壁全层，导致动脉瘤形成。尺动脉局部血栓形成后可导致远端指端动脉栓塞，由于手部动脉循环的差异性较大，不同患者手部缺血所致的临床表现各异。有些患者症状轻微，但也有些则比较严重。最常受累的部位是食指、中指、无名指和小指（手掌尺侧），通常表现为疼痛、麻木、发凉或周期性指端变色（类似于 Raynaud 综合征除去红斑期）。在体格检查中，通常会发现鱼际下软组织出现胀肿，特别是在惯用手掌的局部。在动脉瘤形成过程中很少有搏动性肿块。最严重的情况是患者可能会出现手指组织缺失。通过多普勒超声可诊断本病，但血管造影仍是金标准。血管造影表现包括尺动脉扭曲（通常在损伤部位）、动脉瘤形成、尺动脉闭塞、远端指动脉闭塞和血栓形成。

• 如何处理？治疗方式取决于患者的临床症状和血管病变程度。物理治疗包括戒烟、避免反复创伤刺激、手部保暖，避免诱发因素（如受凉）等。药物治疗包括钙离子通道阻断药、抗血小板聚集药、抗凝血药和己酮可可碱（降低血液黏度）等。对于急性重度缺血患者，则可能需要手术治疗，包括尺动脉结扎术（必须有完整的手掌动脉弓），病变动脉切除 + 端端吻合或病变段切除后采用人工血管移植物重建血管。由于血管损伤及临床表现各不相同及研究样本较小等原因，手术治疗相较非手术治疗的优势尚不确定。

## 诊断 / 治疗

小鱼际捶打综合征。

## 注意事项

※ 小鱼际捶打综合征引起的手部症状可能与其他疾病相混淆，如 Raynaud 综合征、结缔组织病相关的 Raynaud 现象、创伤（包括冷 / 热损伤）、血管炎、血栓闭塞性脉管炎或其他动脉来源的栓塞。

※ 虽然小鱼际捶打综合征在一般人群中很少见，但已有研究显示，该病在需要长期锤击工作的汽车修理师中的发生率约为 14%。

推荐阅读

[1] Ablett CT, Hackett LA. Hypothenar hammer syndrome: case reports and brief review. Clin Med Res 2008;6(1):3–8.

# 病例 95

## 病史信息

患者男，41 岁，右手疼痛，可见蓝指综合征表现（图 95-1）。

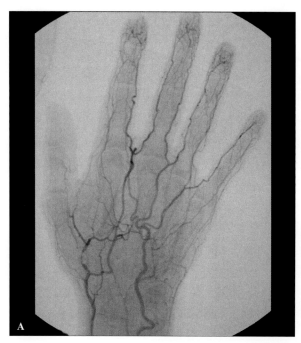

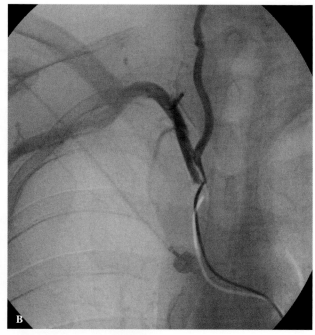

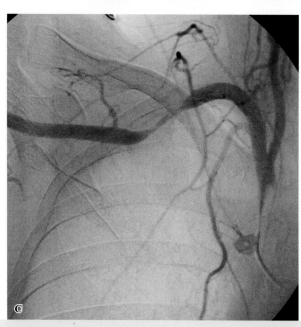

▲ 图 95-1　**DSA（A）**显示右手拇指动脉及食指桡侧动脉闭塞，桡侧动脉远端移行为掌深弓处局部狭窄。患者上肢处于中立位时，胸廓出口部位造影（**B**）显示锁骨下动脉显影正常，但当其上肢外展并旋转时，造影（**C**）可见右锁骨下动脉严重狭窄

## 病例概要

胸廓出口综合征。

## Top 3 讨论要点

• 它是什么？胸廓出口综合征是指由于臂丛、锁骨下动脉、锁骨下静脉在胸廓出口处受压导致的一组临床症状。"胸廓出口"定义为第 1 肋上缘、锁骨头后方、斜角肌前方的区域，包括斜角肌间隙、肋锁间隙和胸小肌后间隙。臂丛神经受累最为常见（95%），其次是锁骨下静脉（4%）和锁骨下动脉（1%）。压迫可能是由于解剖结构（如颈肋、第 7 颈椎横突过长、斜角肌异常）或创伤后改变（如第 1 肋或锁骨骨折后的过度增生）。

• 表现如何？典型病例多为 20—40 岁女性。症状多在患者手臂持续抬高和外展时出现（如将手举过头顶挥舞手臂时）。多数症状与臂丛神经受压有关，可导致尺侧分布区域的疼痛和感觉异常或呈神经放射状分布（或颈部、耳部、上胸和背部）的类似症状。神经压迫一般很难诊断和治疗。静脉受压可导致血栓形成，表现为手臂肿胀、发紫和疼痛。动脉受压亦可导致血栓形成，还可导致动脉瘤及远端缺血或栓塞，表现为局部疼痛、皮温减低、皮肤苍白、感觉异常等。多普勒超声、MRA、CTA 和传统血管造影各有优势，可相互补充，以便获得更充分的解剖信息。

• 如何处理？如何治疗取决于病因和临床症状的严重程度。对于有神经压迫症状的患者，通常采用非手术治疗：物理治疗、药物治疗（抗炎药和肌肉松弛药）。对于静脉血栓形成的患者，通常需要抗凝治疗和经导管溶栓。胸廓出口外科减压手术可能也是必要的；动脉压迫严重时，多表现为急性血栓形成，需紧急进行腔内治疗或外科手术以恢复血流，且需全身抗凝。在血流恢复后或排除其他血栓性疾病的情况下，可能需要进行胸廓出口外科减压手术（如颈肋或第 1 肋切除，前斜角肌切除）。对于伴有动脉瘤的患者，可同期切除动脉瘤。支架置入并不是动脉狭窄的最佳选择，但可作为外科减压手术后再次狭窄的处理方法。

## 诊断 / 治疗

胸廓出口综合征（动脉受压型）。

## 注意事项

※ 胸廓出口综合征患者的症状可在休息或上肢处于中立位时发生，外展并旋转时加重。

※ 胸廓出口综合征血管受压最常发生于肋锁间隙，其次是斜角肌间隙，神经压迫同样常发生于这两个间隙，而胸小肌后间隙很少。

※ 胸廓出口综合征的发生率为 0.3%～8%。

※ 在胸廓出口综合征患者中，15% 为双侧患病，因此对此类患者的双侧肢体均应筛查。

推荐阅读

[1] Eliahou R, Sosna J, Bloom AI. Between a rock and a hard place: clinical and imaging features of vascular compression syndromes. Radiographics 2012;32(1):E33–E49.

## 病史信息

患者女，22 岁，遛狗造成左上臂牵拉伤，出现左上肢肿胀（图 96-1）。

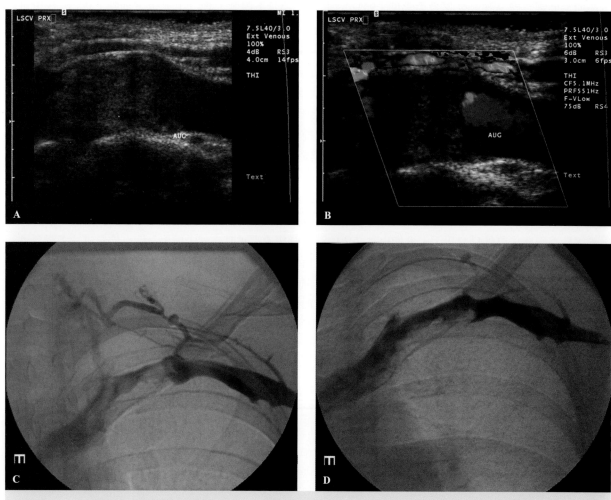

▲ 图 96-1 左侧锁骨下静脉二维灰阶超声（**A**）及彩色多普勒（**B**）均可探及血管内异常回声，静脉扩张且内无血流信号。常规静脉造影（**C**）显示左锁骨下静脉不规则充盈缺损，血流受限，周围侧支代偿血管显影。药物溶栓治疗次日造影复查（**D**）显示血流明显改善，周围侧支循环消失（彩图见书末彩插部分）

## 病例概要

Paget–Schroetter 综合征。

## Top 3 讨论要点

• 它是什么？ Paget-Schroetter 综合征是胸廓出口综合征的亚型之一，手臂突然受到牵拉(包括向后过伸、外展)，进而牵拉锁骨下静脉，导致血管内皮的微损伤，并激活凝血系统。胸廓出口解剖异常的存在增加了血栓形成的可能性。血液淤滞及创伤后活动受限也会增加血栓形成的风险。创伤和血栓形成的反复循环导致内膜增生、炎症和纤维化性狭窄或闭塞。

• 表现如何？ 该病多见于喜好运动的年轻男性。通常在体育活动（如体操、游泳、摔跤）后出现急性或亚急性手臂疼痛和肿胀（通常是优势侧手臂），不常见的症状包括手臂沉重、发红和发绀。如血栓脱落，有导致肺栓塞的风险。在体格检查中，沿上臂和胸壁可见扩张的侧支静脉（Urschel 征）。早期可通过多普勒超声进行筛查，应用 CTV 或 MRV 可更全面地进行评估，为临床进行胸廓出口减压手术提供更多的影像学参考信息。

• 如何处理？ 由于该病临床少见，尚无治疗方面的共识。大部分专家提倡溶栓治疗，对有持续症状的患者进行手术减压，对有后遗症和残疾的患者可采取抗凝和肢体抬高等措施。经导管溶栓 24~48h 后，进行胸廓出口减压术。对于减压术后残余狭窄，可通过血管腔内治疗技术来处理，主要包括静脉成形术和（或）支架成形术。全身抗凝的必要性尚存在争议，通常用于高凝状态或血栓复发的患者。

## 诊断

Paget–Schroetter 综合征。

## 注意事项

※ 10%~20% 的上肢深静脉血栓可能是由于 Paget-Schroetter 综合征引起的。

※ 长期置管是上肢深静脉血栓形成的最常见原因。

※ 高凝状态是上肢静脉血栓形成的重要危险因素（如 Leiden V 因子突变、蛋白 S/C 缺乏）。

推荐阅读

[1] Alla VM, Natarajan N, Kaushik M, Warrier R, Nair CK. Paget–schroetter syndrome: review of pathogenesis and treatment of effort thrombosis. West J Emerg Med 2010;11(4):358–362.

[2] Demondion X, Herbinet P, Van Sint Jan S, Boutry N, Chantelot C, Cotten A. Imaging assessment of thoracic outlet syndrome. Radiographics 2006;26(6):1735–1750.

# 病例 97

## 病史信息

偶然发现（图 97-1）。

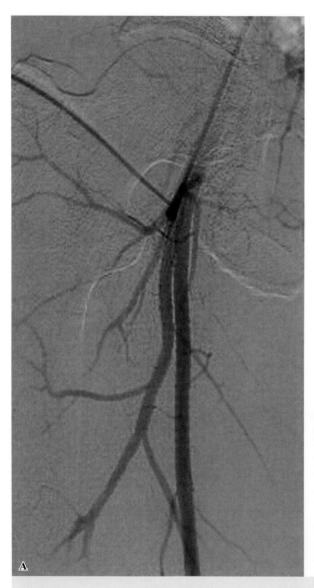
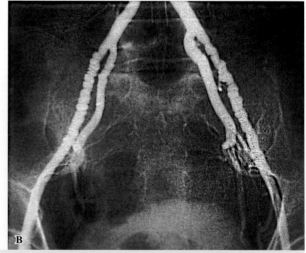

▲ 图 97-1　DSA（A）显示股浅动脉和股深动脉近端管腔通畅，管壁内有规则、光滑的小波动，与驻波类似。髂动脉造影（B）显示双侧髂外动脉管壁有多发、不规则狭窄，并伴有扩张，提示纤维肌发育不良

## 病例概要

驻波与纤维肌发育不良（FMD）的鉴别。

## Top 3 讨论要点

• 它是什么？在血管造影中，驻波表现为多个、连续间隔、非狭窄、内膜光滑管腔起伏的现象，以股浅动脉和肾动脉常见，颈动脉少见。既往认为驻波是由于动脉内插管或对比剂注射引起的，但在不涉及插管的基础放射学研究（如 MRA）中也发现了驻波，提示可能存在其他原因。近年研究显示，驻波可能是由动脉内的血流状况（搏动性血流流入与流出之间的平衡）所介导的一种物理现象。

• 表现如何？驻波现象多出现在无相关疾病的患者中，医师需认识到这种征象并不是病理性的。

• 如何处理？认识驻波现象的重点是区分病理性动脉疾病，特别是肌纤维增生型 FMD，这种亚型会产生不规则的扩张和狭窄，而驻波表现为平滑、规则、非狭窄的"血管壁波纹"。此外，在使用血管扩张药后，驻波现象通常可改善或消失，而 FMD 则无改善。

## 诊断 / 治疗

驻波（又称基波）。

## 注意事项

※ 驻波现象虽然罕见，但在外周动脉造影中发现率可达 3%。

推荐阅读

[1] Peynircioglu B, Cil BE, Karcaaltincaba M. Standing or stationary arterial waves of the superior mesenteric artery at MR angiography and subsequent conventional arteriography. J Vasc Interv Radiol 2007;18(10):1329–1330.

## 病史信息

患者男，63 岁，腹主动脉修复术后发生胃肠道大出血，并伴有低血容量性休克（图 98-1）。

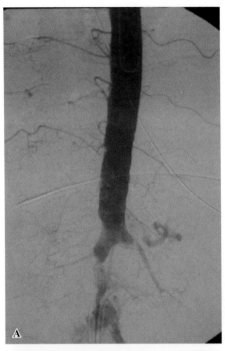
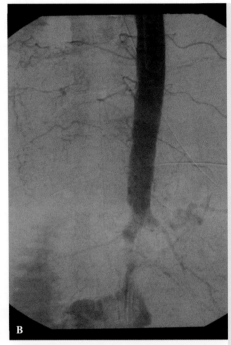
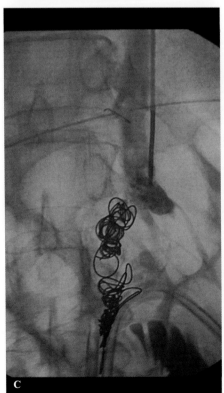
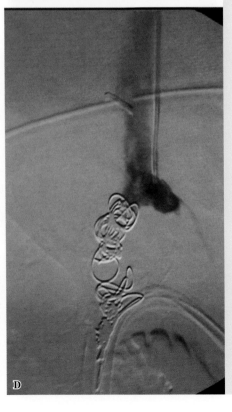

◀ 图 98-1　由于双侧股动脉搏动消失，经左上肢动脉入路行主动脉造影，早期（A）显示主动脉–双股动脉旁路移植血管闭塞，并可见对比剂外溢，后期（B）显示对比剂进入十二指肠，考虑为主动脉–十二指肠瘘。由于患者已严重休克，故采取必要方法止血，给予弹簧圈栓塞（C）后，主动脉–十二指肠瘘栓塞成功（D）。尽管医师尽了很大努力，但遗憾的是，患者最终还是在术后不久死亡

## 病例概要

主动脉肠瘘（AEF）。

## Top 3 讨论要点

• 它是什么？　AEF 是主动脉与邻近肠道之间的异常沟通，多为主动脉瘤侵及邻近肠道所致。继发性 AEF 与主动脉重建手术有关，原发性 AEF 的病因包括动脉粥样硬化性动脉瘤、创伤、肠道或血管炎症以及梅毒、结核等感染引起的霉菌性动脉瘤。

• 表现如何？　AEF 最常见的临床症状是胃肠道出血（呕血、黑粪、急性腹痛，甚至引发败血症或低血容量性休克）。当临床怀疑 AEF 时，增强 CT 是首选的影像学检查方法，其典型表现为主动脉周围或主动脉壁内的气泡影、主动脉和肠道之间的脂肪层（最常见的是主动脉前、十二指肠周围）消失或被血肿充填。外科手术后主动脉周围的气体通常会在 3~4 周内消失，术后移植物周围积液可在 2~3 个月内吸收。尽管许多主动脉移植物感染的征象与 AEF 相似，但对比剂外溢和胃肠道出血病史仍可提示继发性 AEF 的诊断。

• 如何处理？　对 AEF 进行临床干预是必要的。当出现较小的"先兆出血"时，需限期（约 20%）或紧急手术。早期对症处理手段包括补液、使用血液制品、复苏。术前开始使用广谱抗生素，并持续到术后 6 周。开放手术的主要目的是明确诊断、控制出血、修复肠缺损、控制感染和重建血管。对于无法接受开放手术的患者（如既往有放射治疗史的患者或循环不稳定的患者），血管腔内治疗可作为一种选择，但无法彻底解决感染问题和修复肠道。

## 诊断 / 治疗

弹簧圈栓塞治疗 AEF。

## 注意事项

※ 继发性 AEF 发病率明显高于原发性 AEF。胃肠道出血、既往有主动脉手术史（外科修复比腔内修复更多见）均为 AEF 的重要危险因素。

※ 原发性 AEF 患者，如不接受手术治疗，死亡率接近 100%；术后患者死亡率约为 30%（感染性动脉瘤死亡率超过 50%），术后并发症发生率约为 40%。

※ 虽然外科手术的短期并发症发生率高于腔内治疗，但患者出院后的生存时间更长。

推荐阅读

[1] Xiromeritis K, Dalainas I, Stamatakos M, Filis K. Aortoenteric fistulae: present–day management. Int Surg 2011;96(3):266–273.

## 病史信息

患者男，43岁，高血压，醛固酮增多症，双侧肾上腺结节（图99-1）。

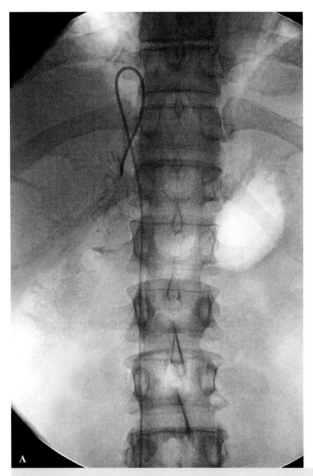 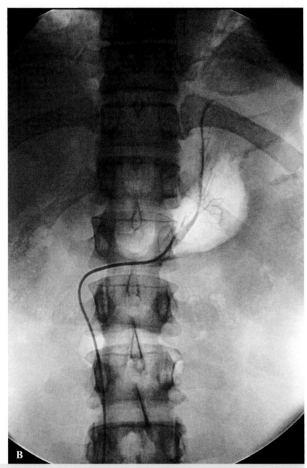

▲ 图99-1 右（A）和左（B）肾上腺静脉选择性插管。造影显示右肾上腺静脉变异较大，其长度较短，与下腔静脉直接相连。左肾上腺静脉汇入左肾静脉

## 病例概要

经导管肾上腺静脉取血。

## Top 3 讨论要点

- 它是什么？肾上腺静脉取血是一种有创操作。在透视引导下，经外周静脉分别插管至左侧及右侧肾上腺引流静脉，并抽取血样，送往实验室进行对比分析（如皮质醇和醛固酮）。

- 为什么这样做？当患者出现高血压时，肾上腺静脉取血的目的是明确肾上腺增生、继发性醛固酮增多症、原发性醛固酮增多症。单侧肾上腺静脉取血检出醛固酮水平升高（通常来自功能性腺瘤）时，可通过切除病变肾上腺来治疗，治愈率在 50%～80%（血压恢复正常），其余 20%～50% 的患者血压也有所改善。对于生化检查提示嗜铬细胞瘤但通过影像学检查无法确定解剖来源的患者、Cushing 综合征患者、雄性激素水平过高的患者，也可通过肾上腺静脉取血来辅助诊断及鉴别。总之，肾上腺静脉取血可用于确定激素水平是否升高或用于明确是单侧还是双侧肾上腺病变，以指导治疗（选择手术或药物治疗）。

- 怎样做？经右侧股总静脉入路进入静脉系统，置入血管鞘，使导管分别进入左侧及右侧肾上腺静脉。左肾上腺静脉位于左肾静脉的头侧方向，一般认为其更易于插管取血。右肾上腺静脉短小，直接汇入下腔静脉的后外侧。完成插管后造影确认，并分别经导管直接抽取血样用于实验室检测皮质醇和激素水平（通常为醛固酮）。通过肾上腺静脉取血皮质醇与外周血皮质醇水平的比值，可验证导管放置位置是否正确（正常情况下该比值＞ 3∶1）。通过双侧肾上腺静脉血中醛固酮皮质醇的比值，可确定病变来源，如其中一侧的比值是另一侧的 4 倍，则确定病变侧肾上腺（产生过量醛固酮）。也有学者建议在促肾上腺皮质激素刺激下进行肾上腺静脉取血。

## 诊断 / 治疗

肾上腺静脉取血，以确定继发性高血压是否由肾上腺病变引起。

## 注意事项

※ 术前 CT 对定位肾上腺静脉非常重要，可提高肾上腺静脉取血的成功率。

※ 原发性醛固酮增多症在高血压患者中的发病率为 5%～10%。

※ 据报道，肾上腺取血的技术成功率达 97%。在"推荐阅读"的文献中，可查阅到静脉插管和避免并发症的方法。

※ 肾上腺静脉取血的并发症发生率在 4%～10%，主要并发症包括肾上腺破裂和出血，且通常与静脉插管和静脉造影有关。因此，操作时轻柔推注对比剂非常重要。

推荐阅读

[1] Daunt N. Adrenal vein sampling: how to make it quick, easy, and successful. Radiographics 2005; 25 Suppl 1: S143–S158.

## 病史信息

患者男，76 岁，右上肢活动时眩晕，左上臂收缩压 90mmHg，右上臂收缩压 135mmHg（图 100-1）。

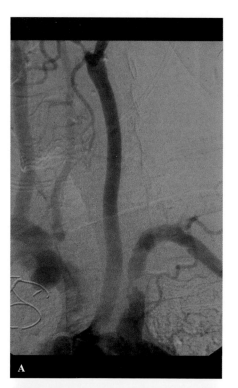

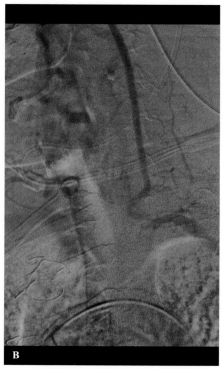

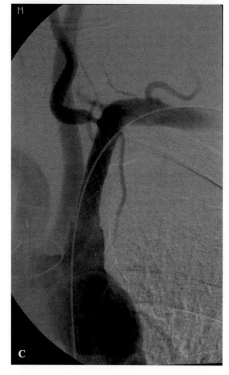

▲ 图 100-1　主动脉弓造影（A）显示左侧锁骨下动脉近端局部重度狭窄。延迟 DSA（B）显示左侧椎动脉出现逆向血流并流向前臂方向。于狭窄处置入支架后造影复查（C）显示左侧锁骨下动脉和左侧椎动脉均可见良好的顺行血流，狭窄消失

## 病例概要

锁骨下动脉盗血综合征。

## Top 3 讨论要点

• 它是什么？锁骨下动脉盗血综合征是指由于锁骨下动脉近端狭窄或闭塞而引起的椎动脉血流动力学改变，通常是反向血流。典型的锁骨下动脉闭塞通常发生在椎动脉起源的近端。当锁骨下动脉近端发生闭塞时，同侧上肢的血供将通过椎动脉"窃血"来补偿，这会影响椎–基底动脉血液循环的稳定性。这种血流动力学改变易在手臂运动和（或）头部向患侧急转向时发生。闭塞可由多种病因引起，其中以动脉粥样硬化最为常见。较少见的病因包括动脉炎（如大动脉炎）和动脉夹层。

• 表现如何？锁骨下动脉盗血综合征临床发生率为 0.6%～6.4%，但仅有 5% 的患者出现神经系统症状。根据上肢血压可对锁骨下动脉盗血综合征进行分级：1 级，双上肢压力差 20～30mmHg；2 级，双上肢压力差 30～40mmHg；3 级，双上肢压力差 41～50mmHg；4 级，双上肢压力差 > 50mmHg。双上肢压力差与临床神经系统症状间似乎成线性相关性［例如，1 级患者（双上肢压力差 20～30mmHg）出现神经症状的概率为 1%，而 4 级患者（双上肢压力差 > 50mmHg）出现神经症状的概率为 40%］。神经症状可能是由后循环缺血所致（包括阵发性眩晕、复视、共济失调和晕厥等），或与因手臂缺血而导致的锁骨下动脉盗血有关。动脉粥样硬化引起的锁骨下动脉闭塞患者多为男性（男女比例 2：1），且多数患者年龄 > 50 岁。由大动脉炎引起的盗血则多发于女性，其中 90% 的患者在 30 岁左右发病。影像学检查包括床旁超声和非侵袭性血管造影（CTA 或 MRA）。

• 如何处理？根据患者神经系统症状的严重程度和并发症，1%～2% 的锁骨下动脉盗血综合征患者需要干预（只有 20% 有症状的患者需要干预）。干预手段主要包括经皮腔内血管成形术（PTA）、支架成形术或血管旁路术（如颈动脉–锁骨下动脉旁路）。PTA 和支架成形术是治疗血管狭窄或闭塞的常用手段，具有较好的长期通畅率（术后 1 年为 98%，术后 5 年为 82%）。然而，PTA 术后 3 年，只有约 65% 的患者血管仍保持通畅。放置支架可更好地开通血管。开放式旁路手术可能具有更好的远期效果（据报道，10 年血管通畅率高达 95%）。

## 诊断 / 治疗

经皮支架置入治疗锁骨下动脉盗血综合征。

## 注意事项

※ 当锁骨下动脉近端狭窄或闭塞时，接受乳内动脉–冠状动脉旁路移植的患者窃血也会导致心绞痛的发作（冠状动脉–锁骨下动脉盗血综合征）。

※ 锁骨下动脉盗血综合征大多发生于左侧，其发病率为右侧的 4 倍多。

推荐阅读

[1] Osiro S, Zurada A, Gielecki J, Shoja MM, Tubbs RS, Loukas M. A review of subclavian steal syndrome with clinical correlation. Med Sci Monit 2012;18(5):RA57–RA63.

# 病例 101

## 病史信息

患者男，53 岁，既往有左肾切除术史，临床表现为胸腹疼痛、肾衰竭。CTA 检查提示 Stanford B 型夹层延伸到腹部（图 101–1）。

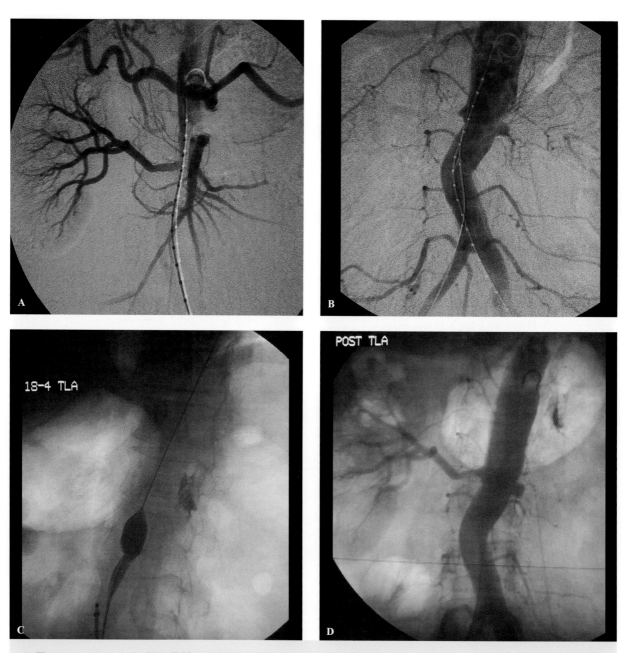

▲ 图 101-1　DSA（A）显示导管从左侧股总动脉进入假腔，血流经假腔供应腹腔干、肠系膜上动脉和右肾动脉。经右侧股总动脉进入真腔，造影（B）可见大部分主动脉和髂动脉显示良好。从真腔穿刺至假腔后送入导丝，沿导丝送入直径 18mm 球囊扩张内膜进行开窗术（C），经真腔造影（D）显示血流快速流入右肾。需注意：左侧肾切除术后残留肾动脉残端显影，肠系膜动脉晚期显影

## 病例概要

主动脉夹层内膜开窗。

## Top 3 讨论要点

• 它是什么？ 主动脉夹层患者可能会发生不适合药物治疗的并发症，一旦出现这种情况，主动脉开窗术是一种重要的治疗选择。开窗是指在主动脉真腔和假腔之间建立新的通道，目的是减少假腔内压力。开窗后，真腔和假腔之间的压力达成新的平衡，恢复真腔及其分支血流，缓解腹腔脏器缺血症状，并阻止内膜继续向远端撕裂。

• 为什么这样做？ 在对主动脉夹层患者实施外科手术或腔内修复术后，仍有约 1/3 的患者出现分支动脉闭塞。尤其是当内膜片覆盖在分支动脉开口处、假腔撕裂至分支动脉内或假腔扩大真腔受压并阻碍真腔内的血流时，会发生这种情况。其他急性缺血可能是由于血栓形成、栓塞或分支动脉血供起源于假腔所致。既往存在分支动脉狭窄的患者，缺血症状可能会因急性夹层形成而加重。主动脉任何分支血管（如冠状动脉、颈动脉、头臂动脉、锁骨下动脉、腹腔干动脉、肠系膜上下动脉、肾动脉，下肢动脉或其他动脉分支）均可能受到影响。因此，当出现夹层累及肠系膜动脉导致肠缺血、累及肾动脉导致肾功能不全或肾性高血压、累及脊髓动脉导致截瘫、累及肢体动脉导致静息疼痛或跛行时（包括上肢），需要临床干预。

• 怎样做？ 主动脉开窗术有多种办法，这通常取决于主动脉夹层的解剖形态（如真腔和假腔的相对位置、可用入路）及医师的临床技能和经验。目前鲜见有关不同开窗技术对比分析的临床试验，开窗操作方面的相关经验仍有局限性。幸运的是，开通真腔和假腔之间通道的技术通常与其他血管内技术大同小异。能否制订详细的术前计划对开窗是否成功至关重要，高质量的增强 CT 图像可提供非常有价值的影像学信息，包括受影响的器官、整个主动脉及血管入路（如股总动脉）。据报道，有一种开窗技术需要同时进入真腔和假腔，在其中 1 个腔内打开圈套器，然后从另一腔内通过穿过内膜片将导管和导丝送入圈套器，利用圈套器将导丝引出体外；沿导丝将球囊（直径 15～20mm）送至内膜开窗处，扩张球囊获得可控大小的窗口，这样就完成了主动脉夹层内膜开窗术。在血管内超声引导下，可使开窗更加便捷、安全。脏器严重缺血时，狭窄或闭塞动脉内支架置入是动脉快速恢复血流的重要手段。

## 诊断 / 治疗

主动脉夹层内膜开窗术。

## 注意事项

※ 对于未经治疗的主动脉夹层患者而言，在发病后 48h 内，病程每迁延 1h，其死亡率就会累计增加 1%～2%。

※ 开窗术用于治疗主动脉夹层的总体技术成功率（血运重建）＞ 90%。

※ 由于脏器动脉受累所致的多器官衰竭是主动脉夹层患者死亡的主要原因（约占 1/3）。因此，累及内脏动脉是夹层预后不良的重要因素之一。

推荐阅读

[1] Hartnell GG, Gates J. Aortic fenestration: a why, when, and how–to guide. Radiographics 2005;25(1):175–189.

## 病史信息

患者女，53 岁，血尿，高输出量性心力衰竭（图 102-1）。

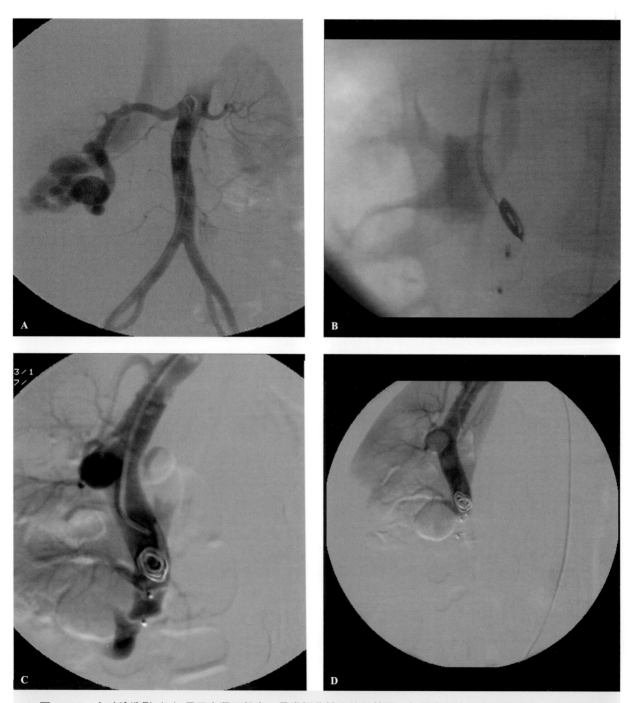

▲ 图 102-1　主动脉造影（**A**）显示右肾下极有一异常扭曲扩张的血管团，与异常粗大的肾静脉沟通，右肾动脉相对于左侧明显增粗，右肾静脉、下腔静脉提前显影。以血管塞、弹簧圈（**B** 和 **C**）选择性栓塞动静脉瘘（**D**），保留肾上极

## 病例概要

肾动静脉畸形（AVM）。

## Top 3 讨论要点

• 它是什么？肾动静脉异常沟通包括简单的动脉与静脉直接沟通［即动静脉瘘（AVF）］及复杂的一支或多支供养动脉与一支或多支引流静脉形成的血管团（即 AVM）。AVF 通常是由创伤、肿瘤或医源性引起的，而 AVM 则是一种少见的先天性疾病。

• 表现如何？约有 3/4 的肾 AVM/AVF 患者表现为血尿，有时大量出血甚至危及患者生命。通过 AVM 病灶的大小并不能预测出血的严重程度，因为即使是很小的畸形（尤其是肾盏附近的畸形）也可能会发生破裂，从而导致严重出血。其他症状包括收集系统中血栓形成导致的尿路阻塞和高血压等。高输出量性心力衰竭是一种晚期表现。病灶也可在 CT 轴位图像上偶然发现。

• 如何处理？根据临床症状及对患者的影响来确定如何进行治疗。当出血危及患者生命时，应采取紧急措施，外科手术包括部分或完全肾切除术。但开放手术也存在并发症和相关肾单位丢失的问题。经皮肾动脉栓塞术在肾 AVM/AVF 的治疗中同样发挥了重要作用。栓塞材料包括弹簧圈、组织胶和无水乙醇。有时，需要在动脉和（或）引流静脉内预置球囊阻断，在球囊辅助下栓塞病灶较大且高流量的畸形。

## 诊断 / 治疗

以弹簧圈栓塞治疗肾 AVM。

## 注意事项

※ 肾 AVM 临床非常罕见（发病率 0.04%），常表现为血尿。

※ 肾 AVM 的诊断需依靠 CT 或 MRI 检查。对于不明原因的持续性血尿患者，筛查肾 AVM 十分必要。

※ 腔内治疗（包括使用弹簧圈或液体栓塞剂）被认为是肾 AVM/AVM 安全有效的治疗方式，且相对于开放手术并发症发生率更低。

推荐阅读

[1] Hatzidakis A, Rossi M, Mamoulakis C, et al. Management of renal arteriovenous malformations: a pictorial review. Insights Imaging 2014;5(4): 523–530.

## 病史信息

患者女，38 岁，腹部疼痛，肝衰竭（图 103-1）。

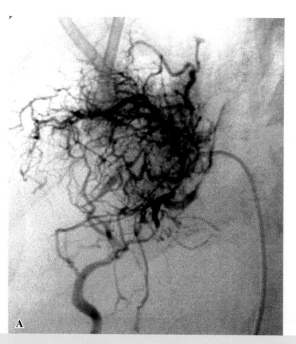
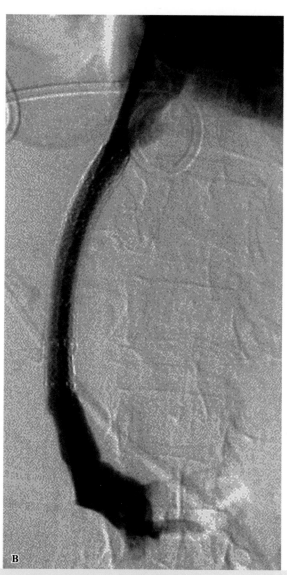

▲ 图 103-1　在 DSA 引导下，将导管送至肝静脉内，造影（A）显示正常肝静脉被蛛网状的血管所取代。此为严重肝静脉阻塞的影像表现，考虑 Budd-Chiari 综合征，遂行经颈静脉肝内门体分流术。术后造影（B）显示门静脉和下腔静脉之间有一通畅的分流道

## 病例概要

Budd–Chiari 综合征。

## Top 3 讨论要点

• 它是什么？ Budd–Chiari 综合征为肝静脉回流系统异常受阻所致（流出道阻塞），阻塞可发生在肝内肝静脉任何水平，并延展至下腔静脉，甚至右心房入口。高凝状态是引发 Budd–Chiari 综合征最常见的原因，肝窦阻塞、肿瘤也是重要的病因。肝静脉流出道阻塞导致肝窦压力增高、门静脉高压和肝脏灌注减少，从而导致肝细胞坏死和肝衰竭。肝细胞坏死继发肝纤维化 / 肝硬化，进一步加重了门静脉高压。

• 表现如何？ Budd–Chiari 综合征的典型表现包括腹痛、腹水及肝大。该病多见于女性和年轻人，临床可见一系列肝衰竭症状［黄疸、肝性脑病和（或）静脉曲张］。Budd–Chiari 综合征患者可能有轻度至暴发性肝衰竭或经历与肝硬化相关的慢性过程。症状的严重程度取决于肝静脉流出道残余通畅程度。影像学检查有助于诊断。

• 如何处理？ 通过影像学检查和肝脏穿刺活检均可对 Budd–Chiari 综合征进行诊断和评估（区分不同程度的病变）。活检不仅有助于确定肝衰竭的原因，还可用于预测患者的预后。一旦确诊，治疗应针对解决肝窦淤血及缓解门静脉高压来进行。对于症状轻微、活检证实无明显肝坏死者，可给予抗凝、β 受体拮抗药和利尿药。虽然大多可减轻患者症状，但有时病情可能会进展。因此，需采用其他治疗方案（如肝静脉血管成形术或经导管溶栓、开放手术或经颈静脉门体静脉分流及肝移植等）。经颈静脉肝内门体分流术（TIPS）比外科分流术具有更广泛的适应证、更少的并发症，并可有效降低肝窦压力。

## 诊断 / 治疗

TIPS 治疗 Budd–Chiari 综合征。

## 注意事项

※ 约 75% 的 Budd–Chiari 综合征患者有凝血功能异常。

※ Budd–Chiari 综合征患者实验室检查特征包括血清蛋白 C 和蛋白 S 缺乏、抗凝血酶Ⅲ缺乏、凝血因子Ⅴ Leiden 突变，以及阵发性夜间血红蛋白尿和抗磷脂抗体综合征。

※ 其他凝血异常情况包括妊娠、口服避孕药和女性产后早期。

推荐阅读

[1] Cura M, Haskal Z, Lopera J. Diagnostic and interventional radiology for Budd–Chiari syndrome. Radiographics 2009;29(3):669–681.

# 病例 104

## 病史信息

患者男，66 岁，肺癌，面部肿胀（图 104-1）。

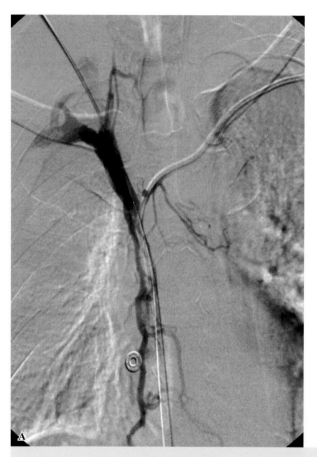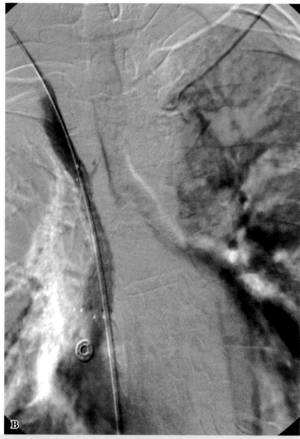

▲ 图 104-1　DSA（A）显示上腔静脉闭塞，并可见左侧植入的静脉港导管。拔除静脉港及导管，放置上腔静脉支架。造影（B）显示上腔静脉通畅，血流顺利回流入右心房

## 病例概要

上腔静脉阻塞综合征。

## Top 3 讨论要点

• 它是什么？上腔静脉阻塞综合征是一组多种原因（如恶性肿瘤、上腔静脉置入装置、纵隔纤维化）导致上肢和头部静脉无法回流至右心房而引起的一系列临床症状。根据病因不同，其治疗方法也有所不同。

• 表现如何？上腔静脉阻塞导致的一系列临床症状，通常是逐渐加重的过程，可从症状轻微直至危及患者生命。典型的临床症状是呼吸困难、面部肿胀、头颈部充血、咳嗽或上呼吸道症状。症状的严重程度取决于病因（如急性血栓形成）、阻塞程度和侧支静脉代偿情况。侧支代偿则取决于阻塞部位与奇静脉的对应关系。当奇静脉前梗阻时，血流通过肋间静脉进入奇静脉系统。如奇静脉发生阻塞，上腔静脉与下腔静脉之间的沟通则是通过胸腔内的小静脉来实现的（如乳内静脉经上腹壁静脉进入髂静脉，最终进入下腔静脉）。当奇静脉后梗阻时，血液从上肢流出，经奇静脉 – 半奇静脉系统，经下腔静脉回流至心脏。最有效的侧支途径是"奇静脉前阻塞"时的侧支循环，即便血管完全闭塞患者也可能无明显症状。

• 如何处理？治疗应针对特定的病因及预期目标制订个体化的治疗方案，以缓解症状。对于症状轻微者，可采取药物治疗和物理治疗（如营养支持、使用类固醇和利尿药、采取头部抬高体位）。最终治疗目标是解除梗阻。根据病因，可将上腔静脉病变分为外源性压迫（或肿块效应）、管腔狭窄和血栓形成。外源性压迫通常是由恶性肿块压迫所致，可通过放射治疗或化疗针对肿瘤进行治疗，也可通过血管内支架置入来治疗（特别适用于需要快速缓解症状或在放射治疗后复发的患者）。患者症状通常在支架置入后 72h 消失。当管腔内血栓形成时，通常选择机械祛栓或药物溶栓，也可能需要进行相关的血管成形术或支架置入。

## 诊断 / 治疗

支架成形术治疗晚期恶性肿瘤所致上腔静脉阻塞综合征。

## 注意事项

※ 在美国，每年约有 15 000 例新发上腔静脉阻塞综合征患者。

※ 对上腔静脉阻塞综合征的治疗，应考虑到气道的影响，必要时请麻醉科医师会诊。

※ 支架成形术治疗上腔静脉阻塞综合征的技术成功率为 95%～100%。据报道，上腔静脉阻塞支架置入术后 17 个月通畅率为 85%～91%，此类患者通常需要多次干预。

推荐阅读

[1] Cohen R, Mena D, Carbajal–Mendoza R, Matos N, Karki N. Superior vena cava syndrome: a medical emergency? Int J Angiol 2008;17(1):43–46.

[2] Grant JD, Lee JS, Lee EW, Kee ST. Superior vena cava syndrome. Endovascular Today 2009;8:72–76.

# 病例 105

## 病史信息

患者女，33 岁，2 周前因胸痛于急诊室放置了中心导管，胸痛复发再次就诊。胸部平片发现了问题所在（图 105-1）。

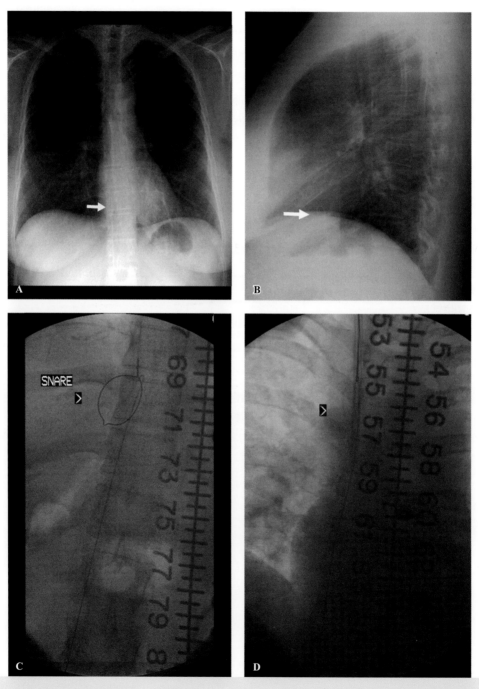

▲ 图 105-1　胸部 X 线检查前后位（A）和侧位图像（B）显示在下腔静脉走行区域有一处线形导丝影（箭）。经右侧颈内静脉穿刺入路置入血管鞘，在导丝的近端（C）送入抓捕器，成功抓取到导丝并通过鞘管将其拉出血管系统（D）

## 病例概要

血管内异物取出。

## Top 3 讨论要点

• 它是什么？部分医疗器械或其他物体可能由于意外等原因留置在患者体内。在血管内时，这些异物最可能是由于上述医疗器械操作或使用不当、器械故障或特定的患者或解剖因素导致的并发症（如锁骨下静脉导管打折导致导管断裂）。在血管系统中，常见的异物包括导管或护套碎片、线圈、导丝、腔静脉滤器和支架等。

• 为什么这样做？令人惊讶的是，大多数血管内异物患者并无症状，这可能与发现及时并迅速取出有关（如在外科手术/介入操作过程中发现异物存留，同期给予取出）。疼痛是血管内异物患者最常见的症状（约占20%）。需要特别注意的是，血管内异物有可能引起严重并发症（如心源性栓塞）。然而，何时取出这些异物，需充分评估病情，要考虑到异物所造成的潜在伤害及取出过程相关的潜在伤害。例如，在动静脉瘘栓塞过程中，1个弹簧圈发生移位，误栓肺动脉小分支，不取弹簧圈可能是明智的选择；然而，在假性动脉瘤栓塞过程中，1个相似的弹簧圈意外栓塞了远端肠系膜动脉分支，可能会导致肠缺血坏死，应立即将其取出。医师须谨慎制订治疗方案，尽量避免发生危险的情况。

• 怎样做？术前应充分评估异物的位置、潜在的危险和损害及成功的可能性，然后制订计划。常见的异物取出步骤是选择取出装置、确定进入血管的入路、如何套取异物及如何更好地复位或移除异物（如使用鞘管或直接切开）。在早期，通常使用1根5F导管和1根0.018英寸的导丝，将其自制成取出装置，导丝在导管的顶端形成1个可调节的圈套器。目前市场上有多种商品化的取出装置，有不同的尺寸和设计。有学者提出可使用活检钳来钳取异物，但需特别谨慎，因为可能无意中抓到并损坏血管壁或心脏瓣膜。在使用经导管异物取出装置（如在导管头端放置圈套器）时，有一个适当大小的血管鞘可能有助于异物取出。有时，把移位的器械重新复位就可以了；但也有时，需把异物移到更合适的位置，然后切开取出才是最好的选择。术中医师和助手可能需要互换位置，以便抓取异物。器械的使用经验和对潜在并发症的了解是成功取出血管内异物的关键。

## 诊断/治疗

导丝异常留置在下腔静脉，抓捕器取出。

## 注意事项

※ 经皮腔内取出血管内异物的技术成功率＞80%，并发症发病率低，应该是大多数患者的一线选择。

※ 处理血管内异物最好的方法是预防。根据弹簧圈和支架的大小选择合适的导丝、导管和血管鞘十分必要。

推荐阅读

[1] Woodhouse JB, Uberoi R. Techniques for intravascular foreign body retrieval. Cardiovasc Intervent Radiol 2013;36(4):888–897.

# 病例 106

## 病史信息

患者女，48岁，双侧肾盂–输尿管连接部狭窄修补后出现双侧肾盂积水。双侧放置肾造瘘管。泌尿科医师要求进行 Whitaker 测试，以确定是否存在梗阻及近端集合系统是否扩张（图 106-1）。

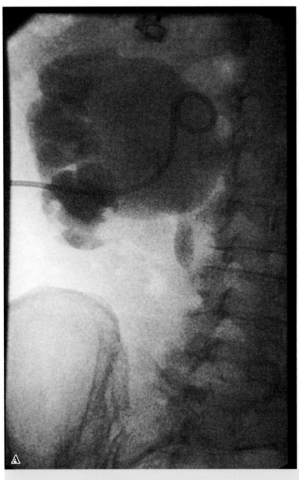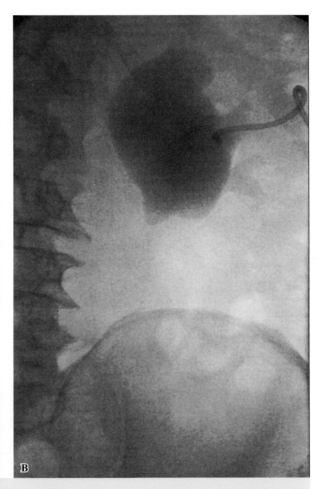

▲ 图 106-1 患者取俯卧位，双侧经皮肾造瘘术。左肾顺行性置管，造影（A）显示骨盆水平以上输尿管、肾盏重度扩张。右肾顺行性置管，造影（B）表现与左肾相似，但肾盏扩张较小。将导尿管放入膀胱，并进行双侧 Whitaker 试验（经皮肾盂穿刺灌注测压法）。开放压力梯度（上尿路压减去膀胱压）：左侧为 5cmH₂O，右侧为 3cmH₂O（1cmH₂O≈0.098kPa）。对双侧均以 5ml/min 流率注入生理盐水。5min 后，左侧开放压力梯度为 25cmH₂O，右侧开放压力梯度为 6cmH₂O。10min 和 20min 后，右侧开放压力梯度始终保持在 10cmH₂O 以下

216

## 病例概要

肾积水患者 Whitaker 试验（经皮肾盂穿刺灌注测压法）。

## Top 3 讨论要点

- 它是什么？ Whitaker 测试是用来从影像学鉴别阻塞性尿路病的动态测试。

- 为什么这样做？ Whitaker 测试最初是用于上尿路扩张矫正手术后评估远端是否存在残留梗阻或局部增生导致的狭窄，其也可以用以评估其他原因（如梨状腹综合征）导致的尿路梗阻性疾病，以及用于评估术后尿路引流导管是否可安全拔除。

- 怎样做？ Whitaker 测试始于顺行肾盂造影，通过穿刺上尿路收集系统或经肾盂置管。近端通路连接至流体泵和压力计。膀胱留置导尿管，并连接至压力计。计算绝对上尿路压力及其与膀胱之间的压力梯度。然后，以 5～10ml/min 的恒定流率注入生理盐水，保持尿路流通。分别于灌注生理盐水 5min、10min 和 20min 后，计算开放压力梯度（上尿路压减去膀胱压）。非梗阻的尿路不会形成明显的压力梯度，上尿路压与膀胱压之差始终 < 15cmH$_2$O（1cmH$_2$O≈0.098kPa）。当存在尿路梗阻时，开放压力梯度将 > 22cmH$_2$O。开放压力梯度在 15～22cmH$_2$O 则被认为是"模棱两可的测试结果"或提示"部分受阻"。多数研究人员认为开放压力梯度 ≥ 23cmH$_2$O 即造成肾单位损伤，因此临床定义相关梗阻的阈值也设定为这一压梯度值。

## 诊断 / 治疗

Whitaker 试验结果显示左侧输尿管肾盂交界处梗阻，右上尿路非梗阻性增宽。

## 注意事项

※ 影像学所示的扩张并不等同于梗阻。梗阻是一个动态的过程。当影像学检查不能明确时，通过 Whitaker 试验可进行动态评估有助于确认是否存在梗阻。

※ 尽管 Whitaker 试验对疑似尿路梗阻的检查有所帮助，但对于上输尿管扩张明显的患者（容量 > 70ml），Whitaker 试验可能不太准确。

推荐阅读

[1] Johnston RB, Porter C. The Whitaker test. Urol J 2014;11(3):1727–1730.

## 病史信息

患者女，28 岁，遗传性出血性毛细血管扩张症（HHT），超声造影检查阳性（图 107-1）。

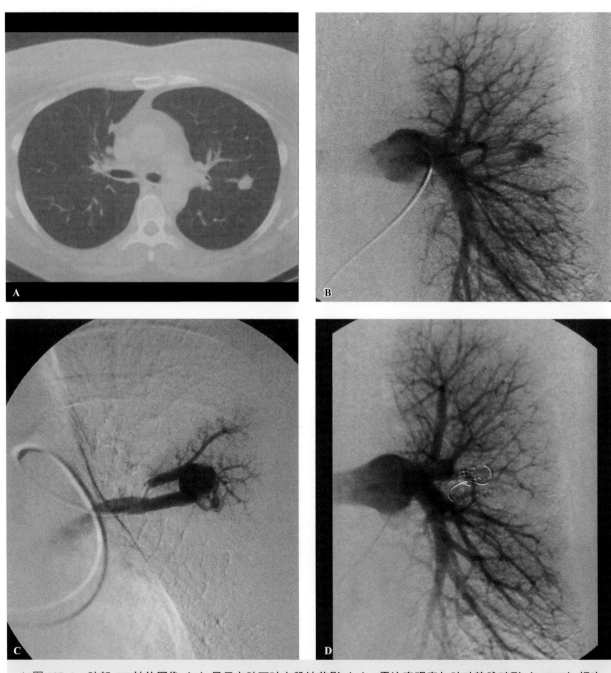

▲ 图 107-1　肺部 CT 轴位图像（A）显示左肺下叶上段结节影（A）。需注意观察与肺动静脉畸形（pAVM）相吻合的相关血管。左肺血管造影（B）证实为 pAVM。超选择至供血动脉（C）并以弹簧圈进行栓塞。栓塞后左肺血管造影（D）证实供血动脉远端闭塞，pAVM 未再显影

## 病例概要

HHT（又称 Osler–Webel–Rendu 综合征）

## Top 3 讨论要点

- 它是什么？ HHT 是一种罕见的遗传性多器官血管发育异常，局部病变处动脉与静脉之间绕过毛细血管系统形成异常沟通。皮肤和黏膜上的小病变称为毛细血管扩张。内脏较大的病变称为动静脉畸形。HHT 在某些特定人群中发病率较高，如荷属安的列斯群岛或法国人，但总体发病率约为 0.01%。已知 Endoglin 及 *ALK–1* 基因突变可导致这种疾病，但外显率是可变的。目前并不是所有引起 HHT 的基因突变都是已知的。

- 表现如何？ 以下 4 项中至少存在 3 项，则可诊断为 HHT（即"库拉索标准"）：①鼻出血；②多发性毛细血管扩张；③内脏动静脉畸形；④有 HHT 家族史或存在可能由 HHT 引起的症状（如家族成员死于脑脓肿）。约 90% 的 HHT 患者可见鼻部、皮肤或黏膜毛细血管扩张，且通常会引起反复出血，但很少会造成严重甚至危及生命的出血。HHT 还可累及其他器官，包括肺、脑、脊髓、肝、小肠、大肠和胃。临床症状通常是由出血、高输出量性心力衰竭或反常栓子引起。例如，肺动静脉畸形（pAVM）患者可表现为出血（咯血等）、右至左分流［导致低氧血症、呼吸困难、发绀和（或）红细胞增多］或反常栓子（短暂性脑缺血发作或脑脓肿等）。

- 如何处理？ 一旦确诊 HHT，应予以足够重视。考虑到鼻出血是常见表现，鼻内凝血可作为主要的外科治疗措施。对于有症状的 pAVM 患者，或当供血血管直径＞ 3mm 时，建议行经导管栓塞治疗。经导管栓塞最常见的方法是在供血动脉中置入弹簧圈或血管塞，以促进畸形闭合。介入栓塞也可用于肝、胃肠道和脑的动静脉畸形的治疗。

## 诊断 / 治疗

以弹簧圈进行栓塞，治疗 HHT 患者的 pAVM。

## 注意事项

※ 高达 70% 的 pAVM 患者患有 HHT。

※ 在 HHT 患者中，30% 表现为 pAVM，10% 表现为脑动静脉畸形。

※ 诊断 HHT 时，应通过超声造影和（或）MR（平扫或增强扫描）筛查 pAVM 和脑动静脉畸形。

※ 父母患有 HHT 的无症状儿童应被视为高风险人群。

※ 对于疑似或确诊为 HHT 患儿，应在其出生后 6 个月内通过脑部 MRI 筛查脑动静脉畸形。

※ 对于 pAVM 患者，术前需应用抗生素，预防与手术（如牙科手术）相关的感染（菌血症）。需要有空气过滤器的Ⅳ级洁净房间。此外，HHT 患者应该避免潜水，以免发生减压病。

推荐阅读

[1] Olitsky SE. Hereditary hemorrhagic telangiectasia: diagnosis and management. Am Fam Physician 2010;82(7):785–790.

# 第四篇
# 介入放射解剖学
## IR Anatomy

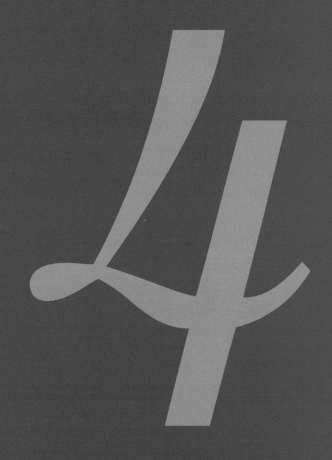

## 病史信息

患者女，58 岁，双下肢跛行，股动脉脉搏减弱（图 108-1）。

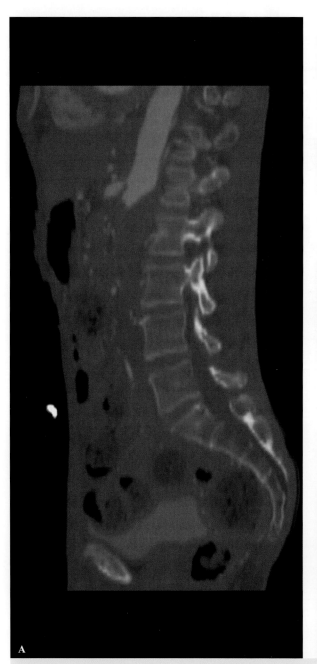
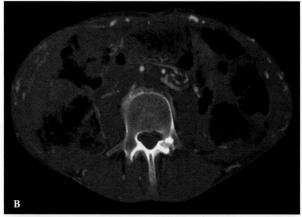
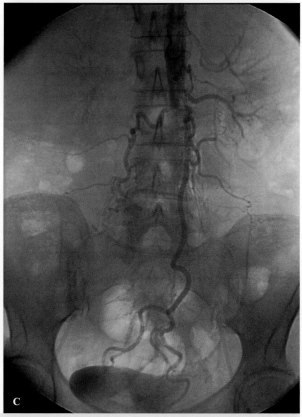

▲ 图 108-1　主动脉 CTA 矢状位（**A**）和轴位图像（**B**）显示腹主动脉中段起始部闭塞。需注意观察粗大的腹壁侧支循环。左肱动脉入路前后位主髂动脉血管造影（**C**）证实腹主动脉中段起始部闭塞。增粗的代偿性腰动脉和肠系膜下动脉形成主要侧支循环，有助于重建髂外动脉的血流，最终供应下肢

## 病例概要

主动脉闭塞的侧支循环。

## Top 3 侧支循环通路分类

- **体循环 – 体循环侧支**：这些侧支动脉起源于共同的胚胎背动脉，这种共同的起源使得主动脉闭塞后形成侧支交通。在发育过程中，这些动脉分开并形成肋间动脉、腰动脉、髂腰动脉和臀上动脉。在主动脉闭塞时，常见的体循环 – 体循环侧支交通路：①胸降主动脉 – 肋间动脉 – 深部旋支 – 髂外动脉通路；②腹主动脉 – 腰动脉 – 髂腰动脉 – 髂内动脉 – 髂外动脉通路。侧支的形成取决于患者的解剖条件及主动脉闭塞的平面及长度。

- **内脏 – 内脏或内脏 – 体循环侧支**：这些侧支动脉起源腹侧的共同胚胎结构（成对的腹侧胚胎动脉）。最终，这些血管会发展成腹腔干动脉、肠系膜上动脉和肠系膜下动脉。侧支循环的形成取决于患者特异性解剖及主动脉阻塞的情况。当闭塞发生在腹腔干动脉与肠系膜上动脉之间时，血流可通过胃十二指肠动脉或胰腺背动脉连接腹腔干和肠系膜上动脉。少数患者可能存在直接连接动脉（Buhler 弓）。更远端的主动脉（特别是肠系膜上动脉以下）闭塞时，典型的侧支通路：①主动脉 – 肠系膜上动脉 – 边缘动脉 – 直肠上动脉 – 髂内动脉 – 髂外动脉通路；②主动脉 – 肠系膜上动脉 –Riolan 弓 – 肠系膜下动脉 – 主动脉通路；③主动脉 – 肠系膜上动脉 – 边缘动脉 – 直肠上动脉 – 骶骨中动脉 – 主动脉分叉通路。此外，还存在一些其他可能性，但总体上侧支循环是按照常见的胚胎学分类形成的。

- **其他少见途径**：Winslow 侧支循环并不常见，起源始于胸主动脉近端，本质上是体循环 – 体循环侧支。因此，造影医师必须高度警惕，必要时应移向头端直至主动脉弓部进行造影。通过 Winslow 侧支循环，主动脉闭塞远端血流自锁骨下动脉经乳内动脉、腹壁下动脉，最终汇入股总动脉。认识 Winslow 侧支非常有必要，有助于减少腹腔或胸腔手术出血或避免牺牲这条侧支导致下肢缺血恶化。其他主动脉闭塞不常见的侧支通路包括经由肾动脉和性腺动脉发展而来的侧支循环。

## 诊断 / 治疗

伴有内脏 – 体循环侧支和经 Winslow 侧支的主动脉闭塞。

## 注意事项

※ CTA 检查有帮助疑似主动脉闭塞患者的术前计划制订，对＞ 50% 狭窄的敏感度为 95%，特异度为 96%。

※ Winslow 侧支循环途径既往被认为只在主动脉缩窄患者中出现，但现在看来，其同样可见于成年主动脉闭塞患者。

推荐阅读

[1] Hardman RL, Lopera JE, Cardan RA, Trimmer CK, Josephs SC. Common and rare collateral pathways in aortoiliac occlusive disease: a pictorial essay. AJR Am J Roentgenol 2011;197(3):W519–W524.

[2] Prager RJ, Akin JR, Akin GC, Binder RJ. Winslow's pathway: a rare collateral channel in infrarenal aortic occlusion. AJR Am J Roentgenol 1977;128(3):485–487.

# 病例 109

## 病史信息

进行性语言障碍（图 109-1）。

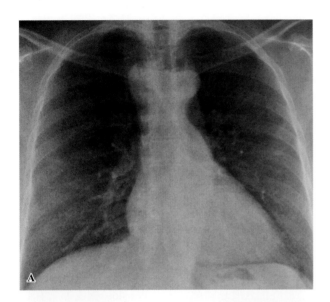

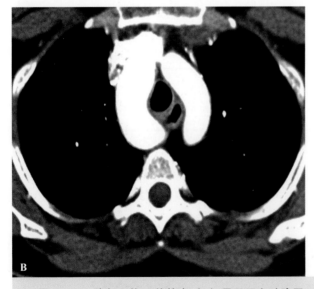

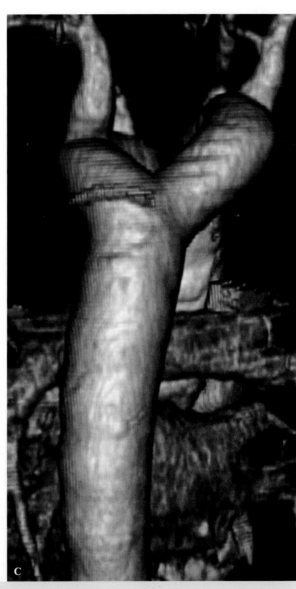

▲ 图 109-1　胸部正位 X 线检查（**A**）显示双主动脉弓。增强 CT 轴位图像（**B**）显示双主动脉弓左右部分。需注意的是，由于远端部分占位效应，食管内充满空气。CTA 3D 成像（**C**）可更好地显示血管环的形态（彩图见书末彩插部分）

## 病例概要

血管环及血管索。

## TOP 3 鉴别诊断

• **迷走右锁骨下动脉**：左主动脉弓伴迷走右锁骨下动脉的发生率为 0.4%～2%。其为右锁骨下动脉与颈总动脉之间的主动脉段胚胎期发育异常引起的变异。迷走右锁骨下动脉作为主动脉最后一个分支，85% 在气管和食管后方走行至右胸，15% 在气管与食管之间穿过。大多数病例无症状，但仍有部分患者出现吞咽困难。

• **双主动脉弓**：双主动脉弓占胸腔血管环的 40%，是由左右第 4 分支弓的持续存在引起的，很少合并先天性心脏病。主动脉弓在气管的两侧穿过，在食管后方和气管前方汇合。血管环会产生气管或食管压迫，并可能导致气道受损和吞咽困难。影像学检查可见比左弓更高、更粗大的右弓。特征性的食管造影表现为反 S 形食管，正位图像可见双侧食管受压，侧位图像可见后方受压。血管造影则可见右弓发出右锁骨下和右颈总动脉，左弓发出左锁骨和右锁骨下动脉。

• **右位主动脉弓伴迷走左锁骨下动脉**：右位主动脉弓伴迷走左锁骨下动脉是右位主动脉弓伴血管环最常见的分支类型。迷走左锁骨下动脉作为主动脉弓的最后一个分支，起源于 Kommerell 食管后憩室，其在总人口的发病率为 0.05%～0.1%，该血管环包括左侧韧带动脉。右位主动脉弓是由于胚胎期右背主动脉持续存在且左背主动脉异常退化而形成的。血管环环绕气管或食管，并可能导致食管受压和吞咽困难。心脏缺陷（如法洛四联症）的发生率为 5%～10%。影像学表现包括右位主动脉弓部瘤的存在，下段气管向左轻微偏移以及气管的后凹。食管造影可能发现食管右侧凹痕和食管后凹痕。轴位平扫成像和血管造影均可见右位主动脉弓及起自 Kommerell 憩室的迷走左锁骨下动脉。需要注意的是，不要将 Kommerell 憩室误认为是假性动脉瘤。

## 其他诊断方面的考量

• **肺动脉吊带**：约 5% 的胸腔血管环与肺动脉吊带有关。左肺动脉起自右肺动脉后方，并在气管和食管之间到达左肺门，左肺动脉在远端气管和近端右主支气管周围形成一个索带。肺动脉吊带可能伴有支气管气管树畸形及心血管异常。胸部 X 线检查可能表现为纵隔肿块，需通过 CT 或 MR 检查进一步明确诊断。

## 诊断 / 治疗

双主动脉弓。

## 注意事项

※ 大部分迷走右锁骨下动脉在食管后方通过，并且是无症状的。
※ 双主动脉弓在食管后方和气管前方汇合。
※ 右位主动脉弓合并迷走左锁骨下动脉可形成完整的动脉环，引起气管 / 食管压迫。
※ 肺动脉吊带（左肺动脉起自于右肺动脉后方）在气管和食管之间通过。

推荐阅读

[1] Castañer E, Gallardo X, Rimola J, et al. Congenital and acquired pulmonary artery anomalies in the adult: radiologic overview. Radiographics 2006;26(2):349–371.

## 病史信息

接受肝血管造影及化疗栓塞的 3 例患者（图 110-1）。

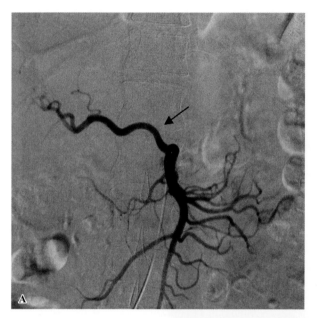
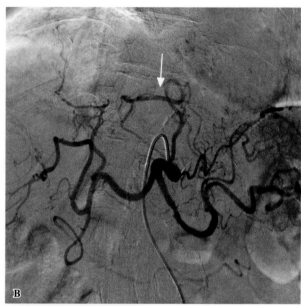
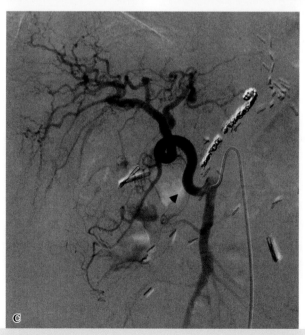

▲ 图 110-1　**DSA** 显示异位肝右动脉（黑箭）起自于肠系膜上动脉（**A**），异位肝左动脉（白箭）起自于胃左动脉（**B**），异位肝总动脉（箭头）起自于肠系膜上动脉（**C**）

## 病例概要

肝动脉解剖变异。

一般情况下，肝动脉由腹腔干发出，与脾动脉，胃左动脉组成腹腔干的三大分支。肝总动脉发出胰十二指肠动脉后延续为肝固有动脉，最后肝固有动脉分成左、右肝动脉。变异动脉是对原本正常位置的动脉缺失后的替代，副动脉是为器官提供额外供应或作为正常位置的动脉的"附件"。

## TOP 3 解剖变异

• **肝右动脉解剖变异**：最常见的异位肝右动脉是其作为肠系膜上动脉第 1 分支起自于肠系膜上动脉。肝右动脉的其他异常起源包括腹腔干、肝左动脉、十二指肠或主动脉。

• **肝左动脉解剖变异**：肝左动脉大多起自于肝总动脉或肝固有动脉，但仍有 12% 的肝左动脉起源于胃左动脉。肝左动脉的其他异常起源包括直接起自于腹腔干或胃十二指肠动脉。

• **肝总动脉解剖变异**：肝总动脉异常起源较为少见，但种类繁多。正常肝总动脉多起自于腹腔干（约占85%）。约有 3% 的肝总动脉直接起源于主动脉，与起源于胃左或肠系膜上动脉的比例相近，还有极少数起自于右肾动脉。

## 诊断 / 治疗

肝动脉解剖变异。

## 注意事项

※ 普通人群中，约 60% 具有正常的肝动脉解剖结构，约 20% 存在肝左动脉起源异常，约 15% 存在肝右动脉起源异常，约 4% 存在肝总动脉起源异常。

※ 肝左动脉和肝右动脉同时缺失的概率为 1%。

※ CTA 和 MRA 均为显示异常肝脏解剖结构的主要影像学检查方法，也是血管腔内治疗和外科手术前检查和评估的重要手段。

推荐阅读

[1] Covey AM, Brody LA, Maluccio MA, Getrajdman GI, Brown KT. Variant hepatic arterial anatomy revisited: digital subtraction angiography performed in 600 patients. Radiology 2002;224(2):542–547.

# 病例 111

## 病史信息

患者男，65岁，右前叶上段（Ⅷ段）肝细胞癌（HCC），经动脉化疗栓塞（TACE）术后1个月随访影像学检查发现肿瘤内侧残留强化影（图111-1）。

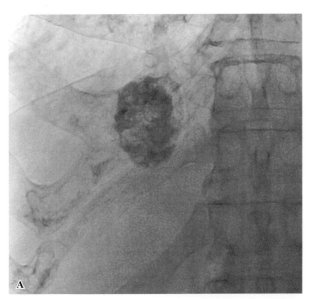
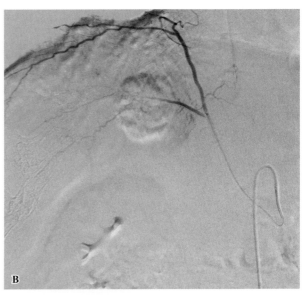
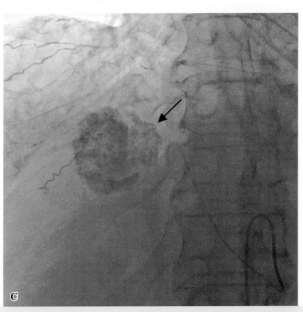

▲ 图 111-1　第二次经动脉化疗栓塞（TACE）术中，右上象限（A）清晰可见肝Ⅷ段肿瘤外侧 2/3 有碘化油沉积。造影（B）显示右膈下动脉为残余肿瘤的供血动脉。第二次 TACE 术后，透视（C）显示肿瘤的内侧出现碘化油沉积（黑箭），表明栓塞完全

## 病例概要

HCC 的肝外供血动脉。

怀疑 HCC 由肝外副动脉供血的因素：①肿瘤呈外生性生长；②肿瘤侵袭邻近器官；③肿瘤与肝韧带、肝裸区域相邻；④ CT/MR 可见肝外动脉扩张；⑤化疗栓塞后肿瘤周围碘油沉积缺损；⑥周围局部复发；⑦ TACE 术后肿瘤标志物持续升高。

## Top 3 肝外供血动脉

• **右膈下动脉**：右膈下动脉是 HCC 肝外供血最常见的责任血管。据报道，在约 3000 例接受多次 TACE 治疗的 HCC 患者中，25% 可见病灶由右膈下动脉供血。膈下动脉可能共同或分开起源于腹腔干或主动脉。少数膈下动脉起自于肾动脉、胃左动脉、肝动脉或网膜动脉。

• **网膜动脉**：网膜动脉由胃网膜右动脉或胃网膜左动脉（分别位于胃十二指肠或脾脏动脉）发出，通常是一条直径 2～3mm 血管。网膜动脉向 HCC 供血较为少见，血管造影可见管腔明显异常增粗的网膜动脉。在接受 TACE 的 HCC 患者中，约 6% 可见肿瘤由网膜动脉供血。

• **肾上腺动脉**：在约 5% 接受 TACE 治疗的 HCC 患者中，可见肿瘤肝外供血血管为肾上腺动脉。供血 HCC 的肾上腺动脉可能来自下膈下动脉、主动脉外侧，或者来自同侧肾动脉上方。

## 其他供血动脉

• **罕见的 HCC 肝外供血动脉**：除以上肝外供血动脉外，还在 TACE 过程中发现有其他罕见的 HCC 肝外供血动脉，这种情况的概率＜ 2%。罕见的 HCC 肝外供血动脉包括肋间动脉、胆囊动脉、乳内动脉（右侧发生率大于左侧）、左膈下动脉、肾动脉、肠系膜上动脉分支、左右胃动脉及腰动脉。

## 诊断 / 治疗

右膈下动脉肝外供血的肝细胞癌。

## 注意事项

※ 当 HCC 病灶位于肝Ⅶ段且位置较高、紧靠隔膜时，右膈下动脉选择性血管造影是确保 HCC 完全栓塞的重要步骤。当 HCC 病灶位于肝Ⅱ段或Ⅲ段且紧贴横膈左侧Ⅲ时段，应行左膈下动脉造影。

※ 高质量的经导管造影或 MRA 对 TACE 术前方案的制订具有至关重要的作用，有助于介入医师为每一例 HCC 患者量身定制的栓塞方案。

推荐阅读

[1] Kim HC, Chung JW, Lee W, Jae HJ, Park JH. Recognizing extrahepatic collateral vessels that supply hepatocellular carcinoma to avoid complications of transcatheter arterial chemoembolization. Radiographics 2005;25(Suppl 1): S25–S39.

## 病史信息

患者男，53 岁，亚急性呼吸困难（图 112-1）。

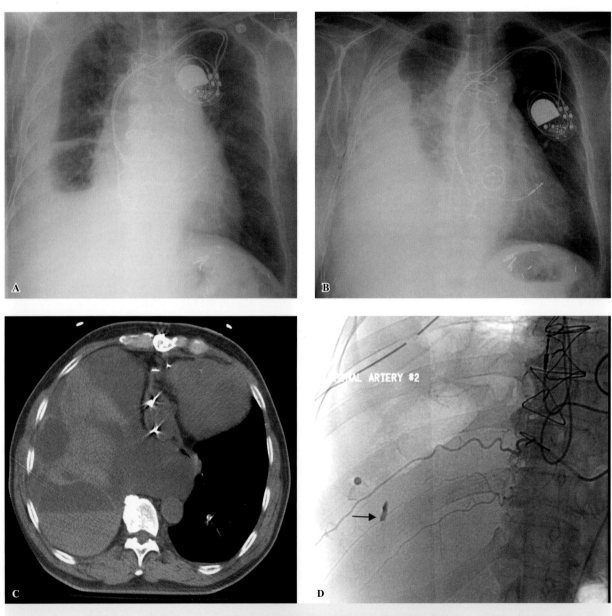

▲ 图 112-1　胸部正位 X 线检查（A）显示中度右胸腔积液，急诊行床旁右胸腔穿刺术，抽出约 1000ml 液体。该患者进展为呼吸困难、低血压和心动过速。再次胸部 X 线检查（B）显示右胸腔大量积液，胸部 CT（C）证实了这一点。综合考虑患者胸腔积液和血细胞比容的变化，诊断为血胸，并放置胸腔引流导管。肋间动脉造影（D）可见右肋间动脉分支对比剂外溢（箭）。需注意：该动脉是在伴行肋骨的上方

## 病例概要

介入医师必须掌握的重要胸部动脉分支解剖。

## TOP 3 胸部动脉分支解剖

- 支气管动脉解剖结构：对因肺部肿瘤或支气管扩张而发生大量咯血的患者进行介入栓塞治疗时，常会超选择至支气管动脉。支气管动脉常与支气管伴行，通常起源于主动脉外的气管隆嵴水平，通常在第 5 胸椎或第 6 胸椎水平附近。最常见的支气管动脉解剖为左侧 2 支和右侧 1 支（在尸体研究中约占 40%），其次为双侧单支支气管动脉（21%）和双侧 2 支支气管动脉（20%）。由两侧各 1~4 支动脉组成的其他形式支气管动脉解剖，每种形式的发生率 < 10%。异位支气管动脉（非起于第 5 胸椎上缘至第 6 胸椎下缘之间的主动脉）的发生率高达 20%，且其可能起源于主动脉、锁骨下动脉、胸廓内动脉、甲状颈椎干和冠状动脉。

- Adamkiewicz 动脉解剖结构：脊髓腹侧面下部的动脉（自第 8 胸椎至脊髓圆锥）为下部脊髓的腹侧面（运动功能）供血。Adamkiewicz 动脉是其中最常见的供血动脉，起源于第 9 胸椎和第 12 胸椎之间的左肋间动脉，沿脊髓的腹侧面向内侧上升，在连接脊髓前动脉时急转。在肋间和支气管动脉栓塞过程中，须警惕并尽量避免与非目标血管栓塞或 Adamkiewicz 动脉损伤相关的严重并发症。

- 肋间动脉相对于肋骨的位置：既往认为肋间动脉总是沿其相关肋骨的下方走行。因此，在肺穿刺活检、胸腔穿刺术或胸导管放置等操作时，大多数医师选择在肋骨上缘进行胸腔穿刺，但这不能完全防止出血并发症的发生。因为肋间动脉甚至沿肋骨上表面紧密延伸的分支可能会出现弯曲。尽管医师已经使用了正确的介入操作方法（顺利越过了肋骨上缘），但是对术后疑似出血的患者仍应进行仔细的评估。

## 诊断 / 治疗

由于迷走胸肋上动脉导致胸腔穿刺术后血胸。

## 注意事项

※ 肋间动脉在距离脊柱 3cm 内仅有 17% 受到上肋骨的保护，而在距脊柱 6cm 或更远时有 97% 受到上肋骨的保护。

*推荐阅读*

[1] Helm EJ, Rahman NM, Talakoub O, Fox DL, Gleeson FV. Course and variation of the intercostal artery by CT scan. Chest 2013;143(3): 634–639.

[2] Walker CM, Rosado–de–Christenson ML, Martínez–Jiménez S, Kunin JR, Wible BC. Bronchial arteries: anatomy, function, hypertrophy, and anomalies. Radiographics 2015;35(1):32–49.

# 病例 113

## 病史信息

患儿女，5 岁，肺动脉高压（图 113-1）。

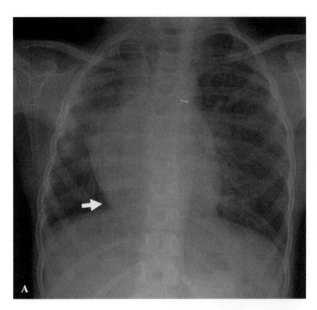
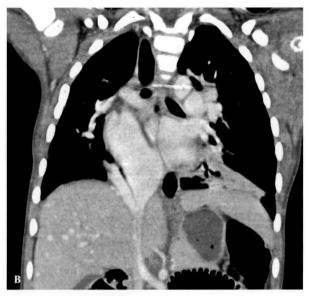
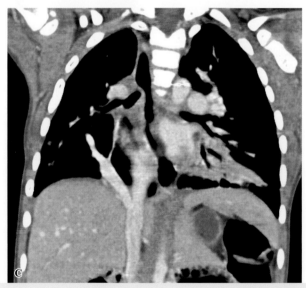

▲ 图 113-1　胸部正位 X 线检查（A）显示右肺轻度发育不良，右下胸腔内可见一条大而弯曲的斜行静脉（箭）。胸部增强 CT 冠状位图像（B 和 C）证实胸部 X 线检查中的异常静脉是一条变异的肺静脉，该肺静脉回流至下腔静脉而非左心房

## 病例概要

重要的胸腔静脉解剖变异。

## TOP 3 胸腔静脉解剖变异

• **上腔静脉变异**：上腔静脉的典型变异包括双上腔静脉（2 条上腔静脉之间有或无经头臂静脉部分连通）、永存左上腔静脉［通过冠状窦引流（心脏正常）或引流至左心房（先天性心脏病）］或右上腔静脉（引流至左心房，或由右心房底部引流至右心房，或伴有瘤样扩张）。永存左上腔静脉是最常见的胸腔静脉解剖变异（常伴有右上腔静脉），在普通人群中的发生率为 0.3%，而在先天性心脏病（最常见的是房间隔缺损、三房心和二尖瓣闭锁）患者中的发生率为 4.3%。典型的永存左上腔静脉患者血液通过冠状窦引流至右心房，患者其他方面通常都是健康的，这在先天性心脏病患者中十分罕见。

• **奇静脉系统**：奇静脉和半奇静脉系统值得临床注意，但目前相关研究较少。了解此结构有助于在外科手术及介入治疗中避免不必要的麻烦。这种异常在普通人群中的发生率为 1%。然而，下腔静脉延续至奇静脉和半奇静脉更具临床意义，因为其中约 1% 的患者伴有先天性心脏病。

• **肺静脉**：肺静脉回流异常可分为部分肺静脉回流异常（PAPVR）或全肺静脉回流异常（TAPVR）。PAPVR 的发生在约为 0.5%，异常的肺静脉与全身中心静脉（如上腔静脉）连通，实质上血液回流至右心房而非左心房。通常只在伴有先天性心脏病或弯刀综合征时才会产生血流动力学改变。在弯刀综合征患者中，由于存在肺发育不全和 PAPVR，血液通常回流至下腔静脉，导致无发绀症状的左向右分流。发生 TAPVR 时，血液从肺部至中心静脉完全分流。血液可经心上静脉、心下静脉、心脏或混合方式回流。这种"混合方式"依赖心房交通或卵圆孔未闭，以使氧化的血液进入体循环。

## 诊断 / 治疗

重要的胸腔静脉变异之一：Scimitar 综合征（弯刀综合征）。

## 注意事项

※ 当左上腔静脉直接汇入冠状窦时，应避免将中心静脉导管置入过深而使其进入冠状窦内，以免引起心律不齐或心脏停搏。此外，当左上腔静脉汇入左心房时，则存在体循环空气栓塞或血栓栓塞的风险。

※ 下腔静脉延续至奇静脉多见于多脾综合征（左异构型）。多脾综合征的其他特征包括双侧双叶肺、双侧支气管低于肺动脉、双侧左心房和中线肝等。

※ 弯刀综合征是 PAPVR 的一种类型，主要发生在右侧。

※ 心上型 TAPVR 胸部正位 X 线检查可见"雪人"征象。左侧扩张的纵向静脉和右侧扩张的上腔静脉形成雪人头部，扩大的心脏形成雪人的体部。

推荐阅读

[1] Demos TC, Posniak HV, Pierce KL, Olson MC, Muscato M. Venous anomalies of the thorax. AJR Am J Roentgenol 2004;182(5):1139–1150.

## 病史信息

患者男，24 岁，右肱骨螺旋形骨折（图 114-1）。

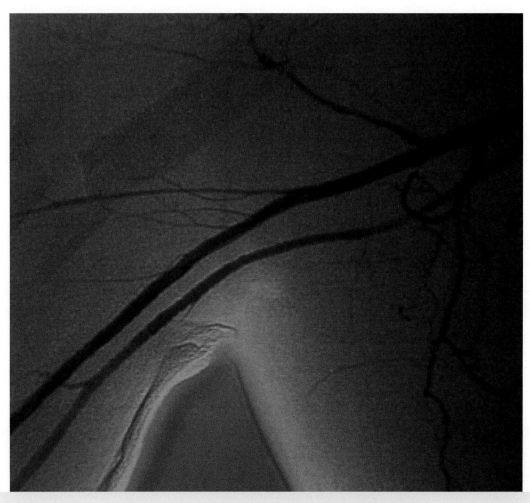

▲ 图 114-1　右上肢动脉造影显示右侧桡动脉由腋窝水平发出

## 病例概要

上肢动脉解剖变异。

## Top 3 鉴别诊断

• **高位桡动脉**：桡动脉通常起源于肘关节或肘关节以下。在普通人群中，桡动脉由肱动脉中上段或腋动脉发出占14%。进行上肢重建及整形手术前应评估高位桡动脉情况，且在桡动脉用于冠状动脉旁路移植术及经桡动脉行冠状动脉介入治疗前，也应对高位桡动脉进行评估。此外，在建立静脉内通路时，可能会不经意地影响桡动脉的浅表分支，从而导致出血或动脉内注射空气或药物。

• **高位起源尺动脉**：该解剖变异与高位桡动脉相似，但临床并不常见。

• **各种掌弓**：桡动脉与尺动脉形成掌深弓和掌浅弓。完整的掌浅弓通常由尺动脉及桡动脉的表浅分支形成。掌浅弓走行于掌侧，通过掌指动脉向手指供血。桡动脉通常形成掌深弓。

## 诊断 / 治疗

高位右桡动脉。

## 注意事项

※ 完整的掌浅弓通常由尺动脉和桡动脉的浅表分支组成。在普通人群中，约80%有完整的掌浅弓。

※ 在尺动脉和（或）桡动脉闭塞的情况下，骨间穿动脉则是手的重要侧支循环。

推荐阅读

[1] Joshi SB, Vatsalaswamy P, Bahetee BH. Variation in formation of superficial palmar arches with clinical implications. J Clin Diagn Res 2014;8(4):AC06–AC09.

## 病史信息

接受腹股沟区血管造影检查的不同患者（图 115-1）。

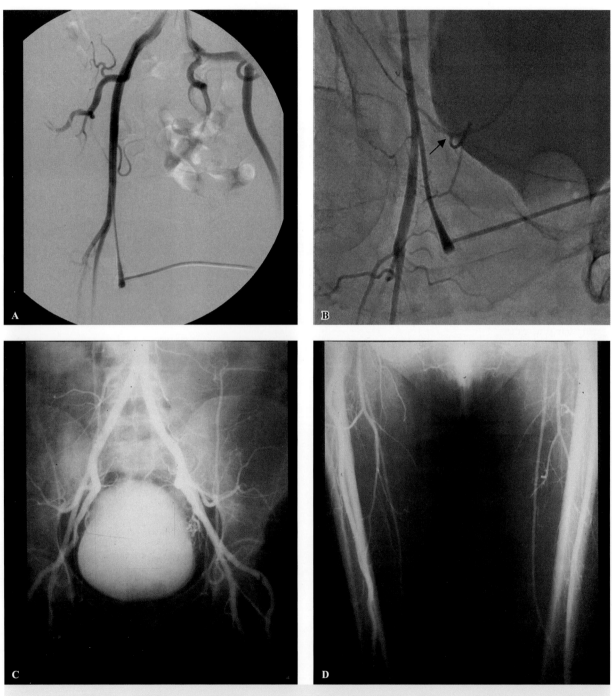

▲ 图 115-1 病例 1，右侧腹股沟区血管造影（A）显示正常的动脉解剖结构。病例 2，血管造影（B）显示闭孔动脉起源于腹壁下动脉，形成"死亡冠"。需注意，尽管放置了导尿管，但膀胱仍充盈大量对比剂。病例 3，血管造影（C 和 D）显示腘动脉和膝下动脉的血流来自髂内动脉，这种变异称为永存坐骨动脉干

## 病例概要

腹股沟区动脉解剖。

## TOP 3 解剖分析重点

• **标准解剖**：股总动脉位于腹股沟内。该股动脉将含氧的血液输送至下肢，并可作为经皮腔内手术的重要部位。股总动脉是髂外动脉向远端的延续，并分出腹壁下动脉和回旋动脉。其远端终止于股深动脉和股浅动脉的起点。正常的股总动脉较粗，直径通常为 6～10mm，且男性的股总动脉比女性更粗大，随年龄增长其直径也会稍有增宽。股总动脉位置相对表浅，就在股骨头内侧前方，易于穿刺，也便于直接压迫止血。然而，大多数经动脉穿刺的并发症与穿刺点位置相关。严格筛选适合的病例并努力提升介入治疗技术可有效降低并发症的发生率。穿刺前还需考虑以下因素：股总动脉粥样硬化情况、先前的干预措施、近期是否使用过血管闭合装置、先前的并发症、腹股沟区是否感染、先前是否进行局部放射治疗及是否存在动脉瘤。应当在股骨头附近穿刺股总动脉，且可通过超声引导来避免穿刺损伤动脉分叉处及避免股静脉重叠导致的穿刺困难或相关并发症。在无超声引导的情况下，可选择在股骨头下缘水平穿刺，成 30°～45° 角进针，于股骨头中下部的交界处穿刺进入搏动血管。在股总动脉水平以下进行低位穿刺置管会出现更高的并发症发生率，主要并发症包括血管较细引起的局部缺血，出血、假性动脉瘤，以及由于股动静脉重叠而形成动静脉瘘。在腹股沟韧带上方穿刺进入髂外动脉进行高位穿刺置管则会增加出血风险，尤其需要注意腹膜后出血。

• **死亡冠**：死亡冠是常见的闭孔动脉起源（通常是髂内动脉的一个分支）的解剖变异之一。在这种血管变异中，闭孔动脉起源于髂外动脉或腹壁下动脉。该血管在骨盆创伤时易受损，从而导致出血或血肿。在检查中，如仅进行髂内动脉造影，则会漏诊该血管损伤所致的活动性出血。通过多排螺旋 CT（MDCT）可观察到这种变异，并及时报告给临床医师，以指导随后的治疗。

• **永存坐骨动脉干**：这种罕见的解剖学变异实质上是髂内动脉的延伸，通过坐骨切迹，延续至腘动脉，为同侧小腿供血。此时，股浅表动脉通常逐渐变细并闭塞。临床表现为股动脉搏动减弱，腘动脉搏动正常。永存坐骨动脉干在坐骨切迹处易受损，从而导致动脉瘤形成和相关的栓塞性疾病。

## 诊断 / 治疗

腹股沟区动脉解剖分析。

## 注意事项

※ 下肢动脉造影时，如发现股浅动脉远端逐渐变细闭塞，髂内动脉扩张，应考虑到永存坐骨动脉干的可能。此时，应进行选择性髂内动脉造影。

※ 据报道，在接受薄层 MDCT 检查的病例中，发现死亡冠的比例高达 33%。

### 推荐阅读

[1] Mandell VS, Jaques PF, Delany DJ, Oberheu V. Persistent sciatic artery: clinical, embryologic, and angiographic features. AJR Am J Roentgenol 1985;144(2):245–249.

[2] Sandgren T, Sonesson B, Ahlgren R, Länne T. The diameter of the common femoral artery in healthy human: influence of sex, age, and body size. J Vasc Surg 1999;29(3):503–510.

[3] Smith JC, Gregorius JC, Breazeale BH, Watkins GE. The corona mortis, a frequent vascular variant susceptible to blunt pelvic trauma: identification at routine multidetector CT. J Vasc Interv Radiol 2009;20(4):455–460.

# 病例 116

## 病史信息

患者男，53 岁，右肾细胞肾癌术前无水乙醇消融治疗（图 116-1）。

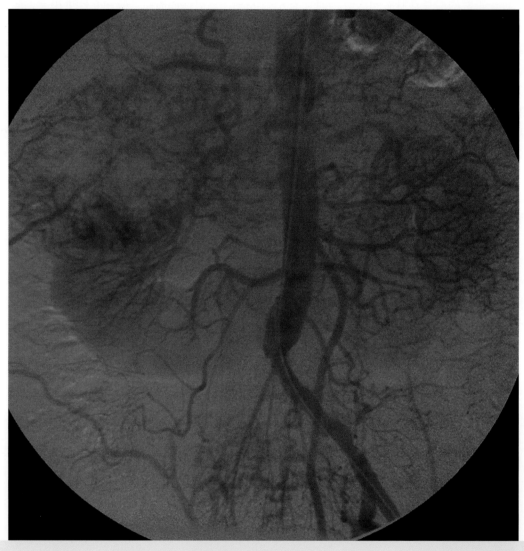

▲ 图 116-1　主动脉 DSA 发现多处异常，最重要的是右肾上极的肿块，此表现与已确诊的肾细胞癌相符。此外，由于右髂动脉慢性闭塞，因此需要穿刺左侧腹股沟区。马蹄肾有多支双侧肾动脉。由于髂动脉闭塞形成大量侧支循环血管，主动脉高位注射造影剂后，可见肠系膜动脉及多条肾动脉

## 病例概要

肾动脉解剖异常。

## Top 3 解剖注意事项

• **副肾动脉**：副肾动脉是最常见的肾动脉解剖变异，在正常人群中，单侧副肾动脉发生率约为 30%，双侧副肾动脉发生率约为 10%。副肾动脉常见于第 11 胸椎至第 4 腰椎之间的主动脉或髂动脉的任何位置。在马蹄肾患者中，肾动脉常有多支副肾动脉。在进行血管腔内和开放式手术之前，了解副肾动脉的数量和位置极为重要。

• **肾动脉过早分支**：典型的肾动脉于第 2 腰椎水平起源于腹主动脉。肾动脉主干随后在肾门附近或肾门内分为两大分支，肾前段动脉和肾后段动脉。肾前段动脉分出上段、上前段、下前段和下段。各段分支逐渐分为叶间、弓形和小叶间动脉。在 10%～15% 的个体中，于肾门前有节段性分支，由于缺乏吻合所需的足够长度的肾动脉主干，因此对此类患者不适合进行肾脏移植。

• **非肾动脉分支**：每条肾动脉近端都有一些细小的分支，可为其他周围组织或器官供血。在这些血管包括肾上腺下动脉、输尿管动脉和肾包膜动脉等。掌握这些血管的解剖结构，对于栓塞治疗（如治疗包膜动脉引起的肾出血等）十分重要。

## 诊断 / 治疗

副肾动脉。

## 注意事项

※ 高达 50% 的肾供体有肾动脉解剖变异，约 40% 有副肾动脉，约 10% 可见肾过早分支。

※ 约 20% 的心输出量通过肾动脉进入肾脏进行过滤。

**推荐阅读**

[1] Munnusamy K, Kasirajan SP, Gurusamy K, et al. Variations in branching pattern of renal artery in kidney donors using CT angiography. J Clin Diagn Res 2016;10(3):AC01–AC03.

[2] Urban BA, Ratner LE, Fishman EK. Three–dimensional volume–rendered CT angiography of the renal arteries and veins: normal anatomy, variants, and clinical applications. Radiographics 2001;21(2):373–386, 549–555.

# 病例 117

## 病史信息

患者男，53 岁，血管病变伴左下肢疼痛。患者既往有主动脉腔内治疗史，并伴有右髂动脉迂曲成角和闭塞，需行股 – 股动脉旁路移植术。此外，该患者曾因左下肢缺血接受左侧股 – 腘动脉旁路移植术（图 117–1）。

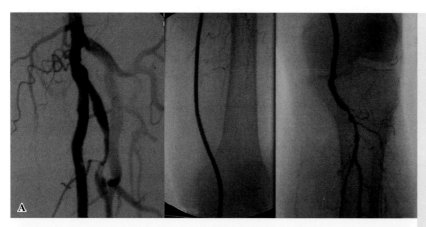

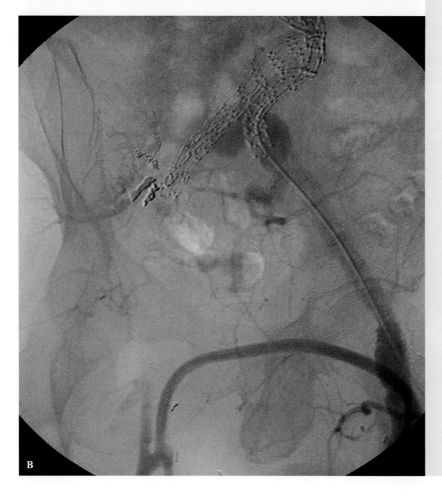

◀ 图 117–1　左下肢远端 DSA 及常规血管造影（A）显示左侧股 - 腘动脉旁路桥血管通畅，远端吻合口轻度狭窄。左侧髂动脉血管造影（B）显示股 - 股动脉旁路桥血管通畅。分析该患者左下肢疼痛为股 - 腘动脉旁路桥血管远端吻合口狭窄，股 - 股动脉转流窃血所致。需注意的是，对比剂充盈在双侧髂总动脉和主动脉瘤之间，考虑 I b 型内瘘

## 病例概要

下肢动脉旁路移植术。

## Top 3 旁路手术

• **主动脉 – 股动脉旁路移植术**：在主动脉或双侧髂动脉闭塞时，对于可接受开腹手术的患者，主动脉 – 双侧股动脉旁路移植术是首选治疗方法。桥血管通常采用聚四氟乙烯（PTFE）材质，通过手术将主动脉的末端正常血管通过人工血管连接到双侧股总动脉。在单侧髂动脉闭塞时，主动脉 – 单侧股动脉旁路移植术同样可行，但随着无症状侧下肢缺血的进展，大多数患者最终还是会接受双侧旁路移植术。对于因动脉瘤或闭塞性疾病导致间歇性跛行、阳痿或下肢溃疡愈合不良的患者，可能需要进行主动脉 – 双侧股动脉旁路移植术。其禁忌证与开腹手术及全身麻醉的风险有关，主要影响因素包括有症状的心脏病、近期有脑卒中或心肌梗死等，较为特殊的禁忌证还包括同时合并腹部感染及其他开腹手术的禁忌证（如腹部放射治疗史或"不良腹部状况"）。手术相关死亡率为 2%～5%，术后 5 年血管通畅率约为 90%，10 年血管通畅率约为 80%（尽管至多 50% 的患者在 10 年内死亡，但主要死亡原因为其他部位血管闭塞性疾病引起的并发症）。当无法进行主动脉 – 双侧股动脉旁路移植术时，通过解剖外旁路移植术或血管腔内治疗进行血运重建也是可行的。

• **解剖外旁路移植术（如股 – 股动脉转流术或腋 – 股动脉转流术）**：当存在严重的主动脉闭塞性疾病，但患者无法耐受全身麻醉或解剖途径的旁路移植术时，则可进行解剖外血管旁路移植术。在发生广泛的单侧髂动脉闭塞病变情况下，股 – 股动脉转流术也是有用的。当开腹手术无法进行时，可行腋 – 股动脉转流术。腋 – 股动脉转流与股 – 股动脉转流联合手术可有效改善下肢供血且无须开腹治疗。一般情况下，解剖外旁路移植术的远期效果不及主动脉 – 股动脉旁路移植术。此外，血管腔内治疗对于类似的病变也具有良好的疗效。腋 – 股动脉转流术后 5 年血管通畅率为 40%～80%，股 – 股动脉转流术后 5 年血管通畅率为 65%～70%。

• **腹股沟韧带以下动脉病变的治疗**：腹股沟韧带以下动脉病变可通过旁路移植术或动脉内膜剥脱术来治疗。旁路可从股动脉至腘动脉（膝上或膝下股腘动脉），股动脉至胫动脉（胫股动脉旁路术），甚至可连接至踝部或足底弓。桥血管可以是自体大隐静脉及生物材料或合成材料的人工血管移植物。通常，静脉移植物具有更好的早期通畅性，但当桥血管出现问题时，生物材料更易于再次血管腔内干预。动脉内膜剥脱术则可用于治疗股总动脉或腘动脉表浅的局限性病变。下肢血管旁路移植术后，每年应通过多普勒超声和踝肱指数（ABI）对桥血管进行检测。当患者临床症状恢复时，也可使用 CTA 或 MRA 对桥血管进行复查。由于血管内膜增生这一常见的问题，血管腔内治疗常在吻合口处失败。在血栓形成时，如肢体无急性重症缺血，经导管溶栓、血管成形术或支架置入治疗是绝佳选择。

## 诊断 / 治疗

下肢动脉旁路移植术示例。

## 注意事项

※ 在桥血管上进行经导管腔内治疗时，可直接穿刺桥血管，进行血管造影或腔内治疗。

※ 流入道和流出道通畅是保持桥血管通畅的关键。为保持其通畅性，可行辅助腔内治疗（如在股 – 腘动脉旁路移植术基础上进行腘动脉血管成形术）。

※ 主动脉 – 股动脉旁路移植术在远期疗效方面是所有外周血管旁路移植术中最优的。

推荐阅读

[1] ACR Appropriateness. Criteria for follow up lower extremity arterial bypass surgery: https://acsearch.acr.org/docs/69412/Narrative. Accessed January 11, 2016.

# 病例 118

## 病史信息

接受胆道造影的不同患者（图 118-1）。

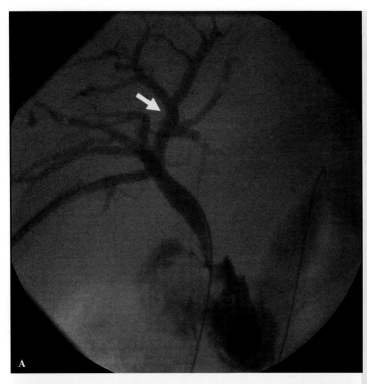

◀ 图 118-1　病例 1，右侧入路经皮肝穿刺胆道造影（A）显示右后叶胆管引流至左肝管（白箭）。病例 2，左侧入路的胆道造影（B）显示右下副胆管与肝总管的低位吻合（黑箭）

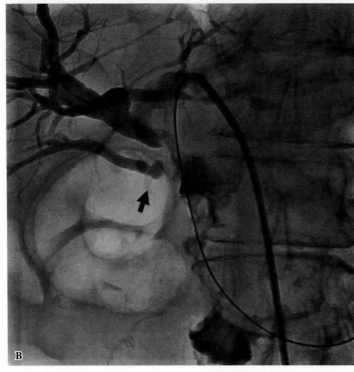

## 病例概要

胆道解剖变异。

胆道解剖、胆管和胆囊管的解剖在肝胆外科手术中极为重要，特别是在肝移植、肝切除和胆囊切除术中。术前识别和掌握这些解剖结构是避免并发症的关键。此原则同样适用于经皮胆道引流和胆道支架置入术。

## Top 3 胆管变异

• **胆管分支变异**：正常胆道解剖结构由左右肝管组成。右肝管由右后肝管、右前肝管汇合而成，其中右后肝管自肝Ⅵ段和肝Ⅶ段引出，右前肝管自肝Ⅴ段和肝Ⅷ段引出，左肝管自肝Ⅱ段至肝Ⅳ段引出。肝尾状叶有不同的引流变异，但通常排入左肝管。左右肝管汇合形成肝总管，在与胆囊管汇合后形成胆总管。右后肝管异常汇入左肝管是最常见的胆管变异之一（发生率约为 15%），这可能会导致手术中胆道意外损伤。例如，在评估潜在的活体肝移植供体时，了解 Cantlie 线，通过相对无血管平面将左、右肝叶分隔开，从下腔静脉（IVC）延伸至胆囊窝，有助于影像科医师和介入医师能够寻找穿过该平面且易受损的变异结构。胆道三分叉或三合流是可使肝移植供体胆道并发症风险增加的解剖变异。在肝肿瘤切除术中，胆道损伤的发生率为 5%～10%（且更常见于左侧），这是由于节段性胆管解剖结构变异率较高所致。当发生这种情况时，患者可出现肝衰竭甚至死亡（35%～40%）。副肝管（非常规引流肝管）的存在会使肝脏手术复杂化，其发生率为 5%。变异的右肝管在胆囊三角附近汇入肝外胆管树时（发生率为 5%～15%），可能会被损伤甚至切断，导致胆漏和败血症。

• **胆囊管异常解剖**：在约 10% 的患者中，胆囊管在纤维鞘内与肝总管伴行。这种变异常会增加临床肝外胆管系统结扎或横切的手术量，从而导致严重的急性或慢性的并发症。此外，行胆囊切除术时，如此长的伴行胆囊管可能导致胆管离断位置过高。如术后胆囊管残端较大，则可能导致胆汁淤积和有症状的结石形成。其他两个重要的胆囊管变异是胆囊管低位汇入肝总管或直接汇入到肝总管内侧或左侧。这两种变异均会增加胆囊切除术中胆道损伤的风险。

• **Luschka 胆管**：Luschka 胆管起源于肝右叶，沿胆囊窝走行，通常排入肝外胆管树。由于体积小且位置隐匿，Luschka 胆管在胆囊切除术中易受损。胆囊切除术后胆汁泄漏的发生率为 1%～2%，Luschka 导管是导致胆汁泄漏第二大常见原因。

## 诊断 / 治疗

胆道解剖结构变异。

## 注意事项

※ 普通人群中，无胆道解剖变异者约占 60%。

※ 约 10% 的肝移植供体会出现胆道并发症（如胆漏和胆道狭窄）。高质量术前 CT 或 MR 胆道造影可将这一比率降低至 2% 以下。

推荐阅读

[1] Catalano OA, Singh AH, Uppot RN, Hahn PF, Ferrone CR, Sahani DV. Vascular and biliary variants in the liver: implications for liver surgery. Radiographics 2008;28(2):359–378.

[2] Mortelé KJ, Ros PR. Anatomic variants of the biliary tree: MR cholangiographic findings and clinical applications. AJR Am J Roentgenol 2001;177(2):389–394.

## 病史信息

患者女，38 岁，右下肢肿胀、疼痛，伴明显静脉曲张（图 119-1）。

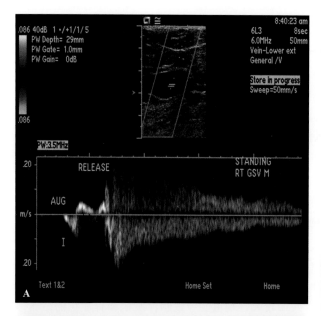

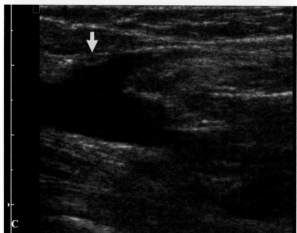

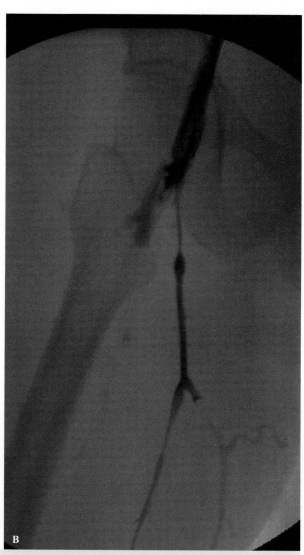

▲ 图 119-1　多普勒超声显示右大隐静脉明显的反流（**A**）。遂行静脉激光消融术。在超声波引导下于膝关节平面进入右大隐静脉，行静脉造影以进一步明晰大隐静脉解剖结构，发现该大隐静脉在隐股静脉交界处汇入股总静脉（**B**）。超声定位隐股交界处，并对异常的回流静脉（箭）进行消融（**C**）

## 病例概要

静脉反流相关下肢浅表静脉解剖。

下肢静脉反流会导致静脉高压，并伴有下肢肿胀、疼痛、静脉曲张和静脉溃疡等典型症状。尽管由于变异使得解剖结构变化较大，但各种变异仍有一定规律。静脉系统分为深静脉、浅静脉和穿通支三个部分。深静脉位于肌肉筋膜内，而浅静脉位于真皮和肌肉筋膜之间的组织内。穿通支穿过肌肉筋膜来连接深、浅静脉。尽管穿通支的名称很常用，但大多数穿通支在临床上都有专门的描述性术语来指定各个位置的穿通支。当浅表或穿通支异常反流时，可进行闭塞治疗（如结扎、消融或硬化疗法），以期减少静脉高压并减轻症状。

## Top 3 浅表静脉解剖结构

• **大隐静脉（及其分支）**：大隐静脉通常被认为是无功能的血管，但其回流异常可导致下肢相关症状。大隐静脉沿下肢内侧上行，从内踝至腹股沟处的腹股沟浅静脉汇合处（隐股交界处），其在皮肤下穿行，且具有典型的外观（"埃及艳后的眼睛"或"西雅图海鹰头盔徽标"）。与其共同汇入深静脉的其他浅静脉包括前副大隐静脉（于大隐静脉前平行上行）、后副大隐静脉（于大隐静脉后平行上行）、阴部外静脉、旋髂浅静脉、腹壁浅静脉、股外侧静脉、股内侧静脉及大腿前后旋支。

• **小隐静脉**：小隐性沿小腿后外侧上行，汇入腘静脉，引流小腿外侧浅表血流。

• **隐间静脉**：隐间静脉连接大隐静脉与小隐静脉，于小腿表面斜行走行。其中 Giacomini 静脉是小隐静脉沿大腿后部继续向上延伸的隐间静脉，其可通过大腿后旋支静脉连接至大隐静脉。

## 诊断 / 治疗

腔内激光消融治疗症状性大隐静脉反流。

## 注意事项

※ 血管多普勒超声已成为下肢静脉疾病的首选影像学检查。

※ 在血管超声检查中，发现持续 > 0.5s 的血液反流则提示为病理性反流。但当瓣膜功能不全时，血液反流通常持续数秒。

### 推荐阅读

[1] Caggiati A, Bergan JJ, Gloviczki P, Jantet G, Wendell–Smith CP, Partsch H; International Interdisciplinary Consensus Committee on Venous Anatomical Terminology. Nomenclature of the veins of the lower limbs: an international interdisciplinary consensus statement. J Vasc Surg 2002;36(2):416–422.

[2] Khilnani NM. Duplex ultrasound evaluation of patients with chronic venous disease of the lower extremities. AJR Am J Roentgenol 2014;202(3):633–642.

# 第五篇
# 术后病例
## Postprocedural Cases

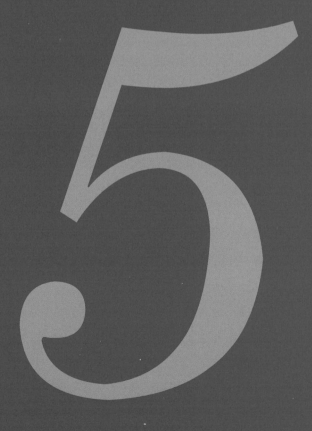

# 病例 120

## 病史信息

患者男，57 岁，心脏介入治疗后发生右下肢和右侧腹股沟区疼痛（图 120-1）。

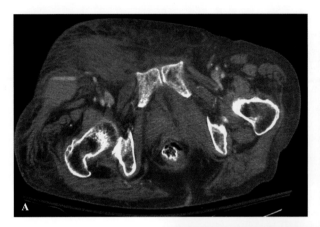

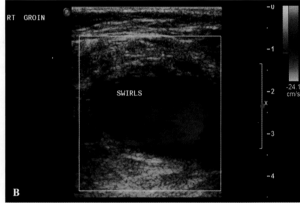

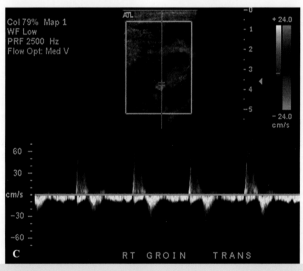

▲ 图 120-1　骨盆增强 CT 轴位图像显示右侧腹股沟内有一"长颈状"炎性包块，包块内可见血肿（A）。多普勒超声（B 和 C）于右腹股沟包块内可探及"红、蓝"血流信号，包块内可见"双向"信号波形（彩图见书末彩插部分）

## 病例概要

穿刺相关诊疗的并发症。

## Top 3 鉴别诊断

• **血肿**：血肿为穿刺相关诊疗（如诊断性血管造影）最常见的并发症。在接受腹股沟区动脉入路介入治疗的患者中，轻微血肿的发生率＞10%，一般为自限性。对于巨大血肿患者，则需视情况进行输血、外科引流或延迟出院等处理。巨大血肿发生率为0.5%。需注意将血肿与假性动脉瘤相鉴别，虽然也可通过查体来实现，但超声检查为首选方法。

• **假性动脉瘤**：之所以称为假性动脉瘤，是由于瘤壁缺少动脉的完整3层结构，瘤腔通过破口与血管相连，并由血管周围组织包裹（假包膜）而形成假性动脉瘤。超声检查表现为典型的"红、蓝"血流信号或"双向"信号波形。发病原因包括感染、创伤（锐器伤及钝器伤）及医源性损伤。医源性损伤所致假性动脉瘤在接受诊断性血管造影的患者中发生率为0.1%～0.2%，在接受介入治疗的患者中发生率＞2%。高危因素包括股动脉穿刺部位"过高"或"过低"、应用抗凝或抗血小板药物、血小板减少症、发生溶血和应用较大的穿刺装置等。体检发现搏动性包块为假性动脉瘤的主要体征。听诊发现杂音有助于诊断，但特异性不高，需与动脉夹层、狭窄及动静脉瘘相鉴别。假性动脉瘤可导致疼痛、破裂及远端栓塞出现缺血症状。治疗方案可选择超声引导下压迫或凝血酶及凝血胶注射、血管腔内治疗（弹簧圈栓塞或覆膜支架置入）及外科手术治疗。经皮介入治疗一般为首选方法，如出现假性动脉瘤迅速增大、远端肢体缺血、神经功能损害、介入治疗失败、感染或组织坏死等情况，则需外科手术治疗。

• **动静脉瘘**：动静脉瘘是发生在动脉与静脉之间的异常沟通。如穿刺时同时穿刺到动脉和静脉，在动脉与静脉之间形成通道，即导致动静脉瘘。在诊断性血管造影病例中，动静脉瘘的发生率约为0.2%。患者大多主诉为局部肿胀和疼痛，听诊可闻及杂音。超声检查可探及由动脉流向静脉的血流信号。治疗方案包括覆膜支架置入或外科瘘口修补。

## 诊断 / 治疗

假性动脉瘤。

## 注意事项

※ 血肿是穿刺相关诊疗最常见的并发症，且大多为自限性。

※ 假性动脉瘤一般表现为搏动性包块，超声可探及"红、蓝"血流信号或"双向"信号波形。

※ 如在进行动脉穿刺时误穿刺到静脉内，则可导致动静脉瘘。

※ 对于动静脉瘘患者，可选择血管腔内治疗或外科手术治疗来处理。

### 推荐阅读

[1] Lenartova M, Tak T. Iatrogenic pseudoaneurysm of femoral artery: case report and literature review. Clin Med Res 2003;1(3):243–247.

[2] Singh H, Cardella JF, Cole PE, et al; Society of Interventional Radiology Standards of Practice Committee. Quality improvement guidelines for diagnostic arteriography. J Vasc Interv Radiol. 2003;14(9 Pt 2):S283–S288.

## 病史信息

患者男，55 岁，左侧股动脉入路介入治疗当天出现进行性左下肢体苍白、疼痛（图 121–1）。

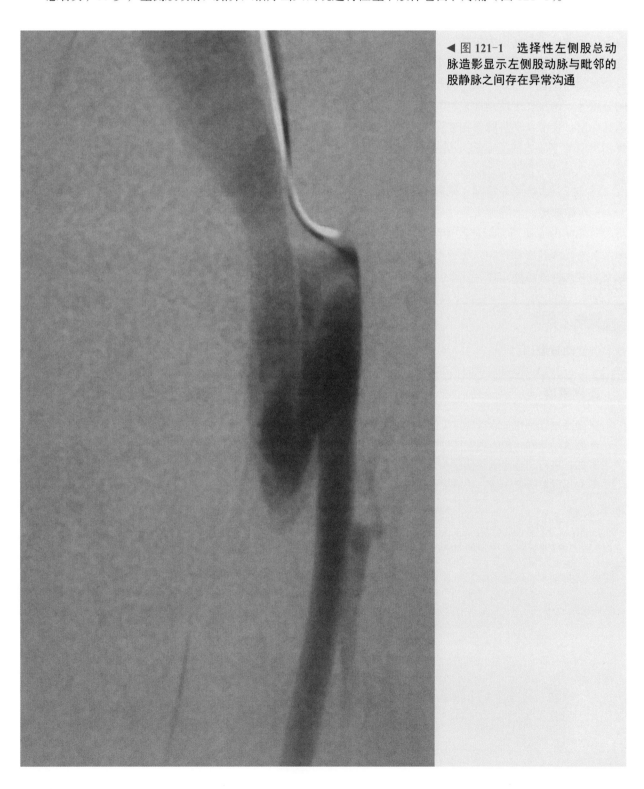

◀ 图 121–1 选择性左侧股总动脉造影显示左侧股动脉与毗邻的股静脉之间存在异常沟通

## 病例概要

腹股沟动脉入路损伤导致下肢缺血。

## Top 3 鉴别诊断

• **动脉闭塞（血栓/栓子）**：在介入穿刺中或穿刺后可能形成血栓，血栓可位于导管或穿刺鞘管内，血栓脱落形成的栓子还可引起下肢栓塞。肝素盐水冲洗可避免此类血栓形成。动脉损伤形成夹层虽然少见，但可造成夹层部位的闭塞，从而形成血栓，血栓脱落后也可造成远端栓塞。急性血栓形成或栓子导致肢体缺血的高危因素包括动脉直径偏小、女性、外周血管疾病、糖尿病，以及使用大口径穿刺鞘管/导管、介入装置长时间存留体内、误穿到较细的股浅动脉分支或股深动脉而非股总动脉等。对于出现腹股沟区疼痛或同侧下肢缺血症状的患者，应当尽早进行多普勒超声检查。应根据缺血的严重程度进行有效的血管腔内治疗或外科手术治疗。

• **窃血（动静脉瘘）**：腹股沟区动脉穿刺后，可发生动静脉瘘。由于大量血流分流至静脉回流，从而造成远端肢体缺血。这种窃血症状临床并不常见，但可造成患者间歇性跛行，严重时可造成心功能不全或远端肢体缺血。多普勒超声检查因其简便易行，常作为首选检查手段。对由动静脉瘘导致的"窃血"，应积极予以临床干预。

• **血管闭合装置相关并发症**：应用血管闭合装置导致术后发生下肢缺血的原因多为闭合装置应用不当。此类并发症的发生率不高，但仍应高度警惕。Angio-Seal 是临床经常使用的血管闭合装置，该装置使用过程中，会在切开的动脉内外相应的位置放置胶原垫板和塞子。多种并发症（如将该装置的塞子释放到血管腔内，闭合较细的股浅动脉时导致底座脱落阻塞血管，闭合装置的组件栓塞到动脉，动脉血管壁形成夹层或出血）均可造成不同程度的缺血症状。通过多普勒超声检查可证实是否存在血管栓塞及相应的闭合装置是否位于合适的位置。临床中，应高度重视这些并发症，尤其是经血管闭合装置治疗后患者即刻出现症状时。尽管一些医师试图通过腔内治疗来处理闭塞的血管，但对于组件脱落或装置故障引起的栓塞，通常仍选择外科手术方式取出异物和修补动脉血管。

## 诊断/治疗

左侧股动静脉瘘。

## 注意事项

※ 多普勒超声通常可作为术后出现下肢动脉缺血患者的首选检查方式，以确定血管是否发生闭塞、狭窄、窃血。对于有相关症状的患者，尽管超声结果阴性，也应高度重视，如症状持续存在或加重，应积极实施血管造影检查或外科探查。

※ 在毗邻静脉解剖异常和动脉位置过高或过低情况下，使用超声引导股动脉穿刺可有效避免并发症的发生。

## 病史信息

患者男，73 岁，因肾下型腹主动脉瘤（病灶直径 6cm）接受腔内修复治疗（图 122-1）。

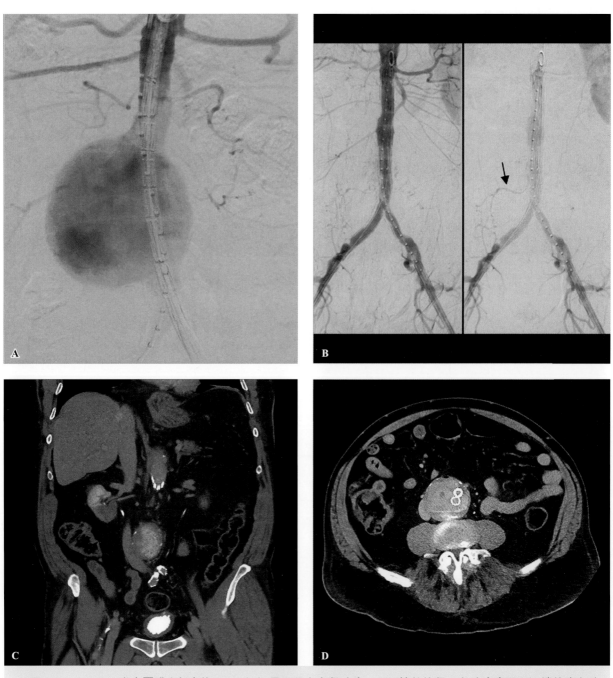

▲ 图 122-1　EVAR 术中覆膜支架定位 DSA（A）显示双支右肾动脉，可见较长的肾下主动脉瘤颈和远端的腹主动脉瘤。覆膜支架释放后再次造影（B）显示覆膜支架覆盖右侧副肾动脉，动脉瘤通过右侧腰动脉（箭）血供延迟显影。1 个月后增强 CT 冠状位（C）和轴位图像（D）可见右肾下极梗死及覆膜支架异位造成的右侧副肾动脉闭塞，动脉瘤腔由于Ⅱ型内瘘而形成持续的对比剂增强影像

## 病例概要

主动脉腔内修复术（EVAR）相关并发症。

可根据美国外科学会（ASA）和美国血管外科学会（ASVS）发布的指南，对 EVAR 相关并发症进行分类。

## Top 3 并发症类型

● **手术操作相关并发症**：发生在覆膜支架释放过程中的并发症包括主动脉夹层、动脉穿孔、外周动脉栓塞，以及入路相关并发症（如血肿、假性动脉瘤和感染）。覆膜支架移位覆盖肾动脉与支架的释放操作相关，发生率为 2%～4%，多发生在短瘤颈腹主动脉瘤患者中。当发生这种情况时，需紧急处理，以避免肾缺血造成肾功能损害。

● **系统性并发症**：系统性并发症主要包括心、肺、肾、脑组织损伤，以及失血和胃肠道并发症等，这些可能与麻醉、术中操作、支架因素使机体产生的生理变化有关。系统性并发症还包括"支架置入后综合征"，主要表现为发热、白细胞增多、炎性因子（如 C 反应蛋白）增高及腹痛等。此外，腔内修复术系统性并发症的风险低于开放手术。

● **移植物相关并发症**：移植物相关并发症包括未来的动脉瘤破裂、移植物移位、内瘘、主动脉肠瘘、感染和外周缺血等。

➤ 移植物移位：随时间的推移，体内移植物可能从近端固定处沿血流方向移动或从髂支向头侧发生移位。任何 5～10mm 的移位都被认为是重要的发现，发生率为 5%～15%，随着时间延长，移位的发生率逐渐增高。治疗通常采用内置主动脉 CUFF 延长支来完成，使用或不使用 Palmaz 型支架或内锚固定。

➤ 内瘘：内瘘是在 EVAR 手术后动脉瘤囊内仍有血流时诊断的，可在血管造影术中被发现或经 CTA 检出。内瘘分型：Ⅰ型，移植物末端发生内瘘（Ⅰa型，近端；Ⅰb型，远端）；Ⅱ型，分支血管血流流入囊腔；Ⅲ型，通过相连支架的缝隙发生内瘘；Ⅳ型，覆膜支架膜瘘；Ⅴ型，内张力型内瘘。对于这些内瘘，可通过延长覆膜支架、瘤腔或分支血管栓塞或使用其他移植物来撤换支架进行治疗。

➤ 主动脉支架置入患者下肢并发症：此类并发症少见，主要由于髂支迂曲、扭转、狭窄或血栓形成所致，发生率为 2%～3%。患者通常会出现下肢缺血症状。在治疗方面，血管内治疗结合血管成形术和（或）支架置入，或在需要时溶栓，通常就足够了。

## 诊断

腹主动脉瘤 EVAR 术中覆膜支架覆盖右副肾动脉导致肾梗死，伴Ⅱ型内瘘。

## 注意事项

※ 欧洲相关学术组织研究发现，EVAR 术后动脉瘤破裂的发生率仍以每年约 1% 递增。

※ 在移植物相关并发症中，最常见的内瘘为Ⅱ型内瘘。大部分Ⅱ型内瘘可自行消失，否则需要栓塞治疗。

推荐阅读

[1] Grande W, Stavropoulos SW. Treatment of complications following endovascular repair of abdominal aortic aneurysms. Semin Intervent Radiol. 2006;23(2):156–164.

## 病史信息

患者男，59岁，头颈部恶性肿瘤，放射治疗前置入胃造瘘管（图 123-1）。

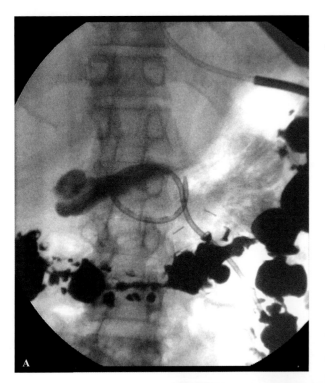
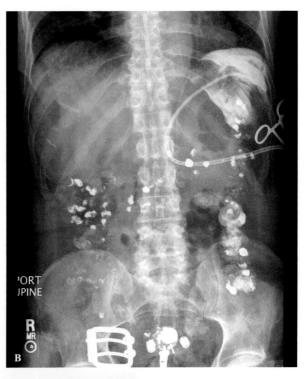
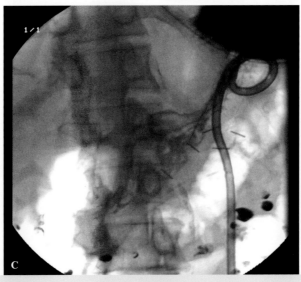

▲ 图 123-1　经皮胃造口导管置入术后造影（A）显示导管置入于胃内相应位置，并可见胃固定术用到的多个 T 形钉。3 天后，拔除胃造瘘管，医师将弗氏导管置入造口内，注射对比剂以确认导管置入胃内。导管置换后腹部 X 线检查（B）显示对比剂渗出至腹膜腔内。紧急将患者送入介入手术室，在透视引导下行胃造口导管置入术（C）

## 病例概要

胃造口导管置入术早期并发症。

## Top 3 鉴别诊断

• 腹膜炎：重症腹膜炎患者（临床表现包括发热、白细胞增多、腹膜刺激征、腹痛等）死亡率高。早期给予支持治疗及有针对性地使用抗生素尤为重要。对脓肿可进行切开引流。影像学检查发现腹部游离气体并不一定意味着发生腹膜炎，但对于位置固定的游离气体，应给予足够重视。当患者出现腹膜炎（合并游离气体）及精神状态改变或患者不能配合检查时，应及时进行进一步影像学检查和外科探查。不同于普通的感染，胃造口导管置入术后发生腹膜炎的原因如下。

➤ 引流导管移位导致胃肠道感染：胃肠道感染一般发生在术后的第1周或第2周。在此期间，对引流导管移位需特别注意。在24～48h内置换引流导管的成功率达80%～90%，尤其是实施T式快速胃造口导管固定术时。如导管不能被置换，推荐在旷置胃肠道和经鼻胃管负压引流48h后尝试置换新的导管。如腹膜炎病情进展，营养支持和抗生素的使用是最基本的治疗手段，还需进行外科会诊以评估是否需要手术干预。导管移位至远端胃肠道可导致球囊阻塞胃流出道或进食困难。透视引导下进行导管重新定位可有效解决这一问题。

➤ 导管周围腹液外渗：在胃过度扩张或需要扩大胃造口使导管更易于置入时（例如，应用22F剥离鞘管将18F锚定球囊送入胃内），原有的胃造口可能会变得松弛，使得胃内容物外渗至胃造口导管周围的腹膜处。治疗方法包括胃负压引流、收紧T形扣加固胃造口、调整胃内球囊位置使朝向胃造口处及换用更大尺寸的导管等。此外，对腹膜炎的治疗也非常关键。

➤ 结肠穿孔：置入胃造口导管导致结肠穿孔，从而造成腹膜炎的情况较少见。相对而言，横结肠更易发生穿孔。T形扣可造成结肠堵塞。即使症状较为轻微，也应谨慎处理（如置入结肠造瘘口导管）。如在结肠穿孔的同时出现腹膜炎，必要时应进行外科手术治疗。

• 出血：出血是各类手术的常见并发症，根据其严重程度、位置等，可选择不同的治疗方式，包括复苏、使用血液制品、介入栓塞、内镜治疗或开放手术等。

• 误吸：误吸是胃造瘘口导管置入术后常见的并发症，可导致肺局部感染或肺炎。一旦发生，则患者死亡率较高。预防是关键，最好的预防措施是避免胃内液体过多，术后保持胃腔很快处于负压状态。如出现胃内容物过多或肠梗阻，应尽早限制患者进食，保持头高位。对于发生误吸的患者，应在48h内进行肺部灌洗并密切监测病情变化。如在观察期间患者症状无明显改善，应及时进行抗生素治疗。

## 诊断 / 治疗

经皮穿刺，更换早期胃造口导管。

## 注意事项

※ 腹部游离气体在接受经皮胃造口导管置入术的患者中发生率为5%～10%。与腹膜炎无关的游离气体一般可在2～3周自行消失。

※ 透视引导下胃造口导管置入术主要并发症发生率为1%～5%，远低于内镜下置入导管及开放手术。

推荐阅读

[1] Covarrubias DA, O'Connor OJ, McDermott S, Arellano RS. Radiologic percutaneous gastrostomy: review of potential complications and approach to managing the unexpected outcome. AJR Am J Roentgenol 2013;200(4):921–931.

[2] Perona F, Castellazzi G, De Iuliis A, Rizzo L. Percutaneous radiologic gastrostomy: a 12–year series. Gut Liver 2010;4 Suppl 1 :S44–S49.

# 病例 124

## 病史信息

患者男，71 岁，长期依赖胃造口导管进食。对破损的胃造瘘管进行评估和处理（图 124-1）。

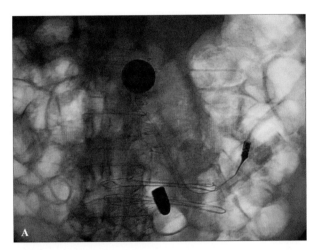
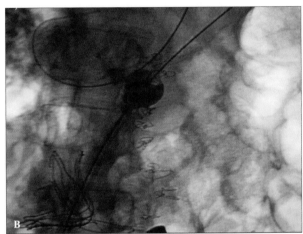
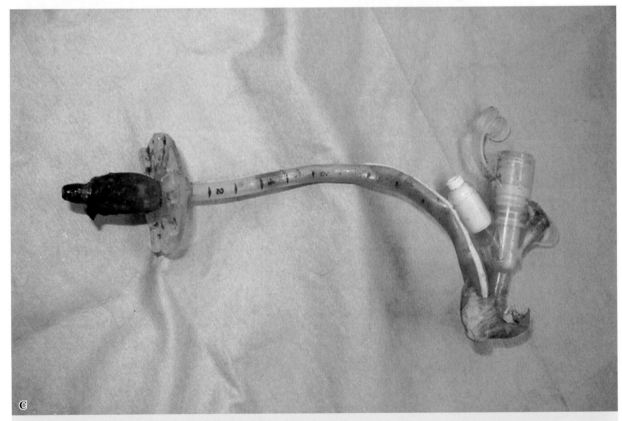

▲ 图 124-1 腹部 X 线检查（**A**）显示胃造口导管位于腹部，锚定球囊内可见对比剂。通过导丝进行置换（**B**）。然而，球囊无法通过尾端阀门回抽缩小，经前腹壁穿刺并压迫胃内的球囊使其缩小。胃造口导管最终被成功取出（**C**），随后置入新的胃造口导管

## 病例概要

长期置留胃造口导管的并发症。

## Top 3 鉴别诊断

• **移动 / 移位**：胃造口导管长期放置，可能出现移位并造成胃流出道的梗阻。如发生这种情况，可在透视引导下重新调整造瘘管，该方法简便且效果显著。胃造口导管移位 24～48h 内进行置换的成功率几乎可达 100%。床旁应用小型造口导管（如弗氏导管）在透视引导下进行置换非常实用。置换后，注射对比剂并行腹部 X 线检查也有助于确认导管的位置。

• **造瘘管出口问题 / 渗漏**：胃造瘘管周围有少量渗漏是正常的，每天需要更换几次敷料。如出现大量渗漏或导管周围皮肤有破损，则需特别关注。正常少量渗漏通常发生在早期，直至形成一个紧密的"通道"后渗漏才会缓解。其他的渗漏可能是由于消化道的机械性扩张、胃内压增加（如胃轻瘫）或在胃和消化道之间形成了瘘管所致。渗漏往往会导致皮肤破损。处理方法包括局部措施［如使用吸收药（如果胶粉）和皮肤保护药（如氧化锌）］或通过质子泵抑制药来降低渗漏液体的酸度。使用加固球囊或保险固定装置可暂时起到作用，但过度的张力会导致胃肠道缺血并损害肠道创口愈合。这可能导致"固定器置入综合征"并造成大的组织损伤。增加导管的尺寸有一定的帮助，但如果渗漏的原因持续存在（胃内压增高等），将会形成一个巨大的瘘管。需高度警惕瘘管的发生，进行多次细菌培养，以明确诊断。对瘘管进行清创并重新置入胃造瘘管是有效的治疗方法。如造口边缘发生感染，应用抗生素十分非常必要。

• **导管堵塞**：对于长期依赖胃造口导管进食的患者，预防导管堵塞对保证充分的营养和水分摄入非常重要。导管堵塞常发生在药物滴注不当（或压碎不当）或与导管冲洗不充分有关。推荐在通过为造口导管进食后应用 30～60ml 生理盐水进行导管冲洗或在持续导管进食期间每 3～4h 冲洗一次。当阻塞发生时，应用注射器对导管进行盐水冲洗是第 1 步。需注意避免经导管进行注射时压力过高导致导管破裂。在阻塞的导管内注入碳酸饮料或胰酶后也应清洗导管。如这些方法失败，则可通过导丝引导更换导管。加硬亲水涂层导丝是通过堵塞端最有效的器材。如导丝无法顺利穿过管腔，在阻塞的导管内沿管壁置入导丝和导管或许有助于保护消化道。对于发生消化道感染的患者，可移除阻塞的胃造口导管并置换新的导管。

## 诊断 / 治疗

胃造口导管破裂（留置球囊失功）。

## 注意事项

※ 固定器置入综合征是由于导管在胃内固定太紧造成胃壁软组织嵌入到固定装置内并出现组织破损，通常发生时间较晚（中位时间 35 个月）。据报道，在胃造口导管长期使用过程中，固定器置入综合征的发生率＞ 20%。

※ 感染常发生于胃造口管周围，发生率为 5%～25%。

推荐阅读

[1] Huang SY, Engstrom BI, Lungren MP, Kim CY. Management of dysfunctional catheters and tubes inserted by interventional radiology. Semin Intervent Radiol. 2015;32(2):67–77.

# 病例 125

## 病史信息

患者男，78 岁，因前列腺癌出现双侧输尿管远端堵塞，导致肾衰竭（图 125-1）。

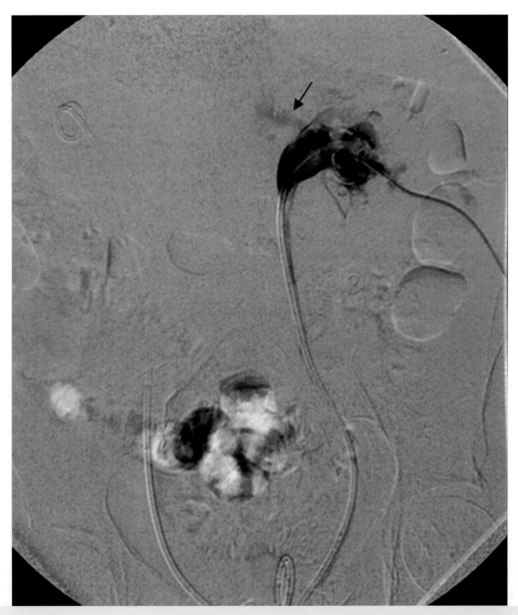

▲ 图 125-1　肾造瘘导管置入术后（患者为俯卧位），患者大量血尿（右侧输尿管），造影后即刻置入肾输尿管支架。近端肾盂系统内有血块填充。对比剂（箭）进入右侧肾静脉后，进入下腔静脉。对于肾造瘘导管置入术后出血（和血凝块），应密切观察，可通过经常冲洗导管进行治疗（以避免导管堵塞）。在出血第二天时，该患者出血自行停止（未经特殊处理）

## 病例概要

经皮肾造瘘导管置入术后早期并发症。

## Top 3 并发症

• **出血**：肾造瘘导管置入术后出血通常是自限性的，大多数患者会出现轻度血尿，并在接下来的 1～3 天内会自行消失。据报道，有 10%～15% 的患者会出现小的、症状轻微的血肿，通常无须手术治疗。当患者出现明显血尿（有血凝块，而不仅是单纯的血尿）、血红蛋白 / 红细胞比容水平下降、血流动力学不稳定或出血持续 3～5 天，则提示存在严重的血管损伤，应高度警惕。这种严重并发症的发生率为 1%～3%。在严重的血管损伤中，最常见的损伤部位是肾叶动脉，介入栓塞治疗通常有助于止血。其他潜在的出血血管包括肾包膜动脉和肋间 / 肌壁动脉。

• **感染 / 败血症**：脓毒血症伴发热、白细胞增多、低血压和心动过速在肾造瘘导管置入术后发生率为 1%～2%。患者需要在监护室进行观察和治疗，支持治疗和抗生素应用是治疗的主要手段。

• **梗阻解除术后多尿**：完全性尿路梗阻（如膀胱出口梗阻或双侧尿路梗阻）解除后，患者可能会出现致命的多尿反应。在这种状态下，大量的盐和水通过肾脏排出。虽然在梗阻解除后排除容量和盐分是正常的，但高达 50% 的患者即使在体内平衡后仍会继续多尿症状。这会使患者面临脱水、电解质紊乱、低血容量休克和死亡的风险。一旦发现患者尿量过多（连续 2h 尿量 > 200ml/h 或 24h 内尿量 > 3000ml），即可做出诊断。这可能是自限性的（在 24h 内自行恢复）也可能是病理性的（持续时间 > 48h）。仔细监测尿量、每日体重和血清电解质（每日 2 次）有助于调整和控制这种紊乱。大多数人主张用半张生理盐水进行输液复苏，用量以前 1 天液体损失的 75% 为准，过度复苏会加重病情。请肾脏病学专家会诊有助于对患者进行更好的治疗。

## 其他考虑因素

• **早期肾造瘘导管移位**：早期肾造瘘管移位是非常棘手的问题。肾造瘘导管置换术相关研究显示，经同一尿路置换导管失败的高危因素主要为尿路未成熟（≤ 100 天）和移位后进行处理时间的延长（> 24h）。如原来的肾造瘘导管复位不成功，通常需要放置新的肾造瘘管。

• **邻近器官损伤**：在特殊情况下，肾造瘘导管置入术需直接切开肾上极，这也有助于未来进行取石手术。肋间入路需切开第 10 肋间隙或第 11 肋间隙。这种方式可能会造成胸膜或肺损伤，导致气胸。更常见的是，因胸膜腔积液而使治疗变得复杂（高达 10%），可通过药物或置入小口径胸膜引流导管来进行治疗。当发生血胸时，需要留置大口径胸腔引流导管并进行栓塞治疗。

## 诊断 / 治疗

肾造瘘导管置入术后血尿。

## 注意事项

※ 肾造瘘导管置入术的主要并发症发生率为 4%～5%，其中以出血和败血症最为常见。这主要是由于尿道扩张到 30F（1F≈0.33mm）、介入操作不当或由于肋间入路造成的。

※ 据报道，肾造瘘导管置入术后死亡率为 0.05%～0.3%。

推荐阅读

[1] Hart CYT, Ryu JH. Complications of percutaneous nephrostomy tube placement to treat nephrolithiasis. Hosp Physician 2002:43–46.

# 病例 126

## 病史信息

患者女，55 岁，盆腔恶性肿瘤导致右侧输尿管梗阻，长期经右肾造瘘导管引流，2 天前导管脱落（图 126-1）。

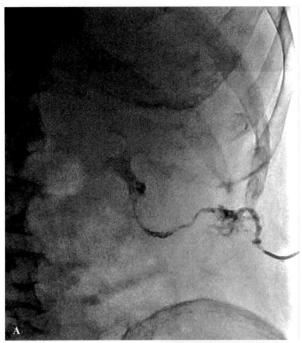 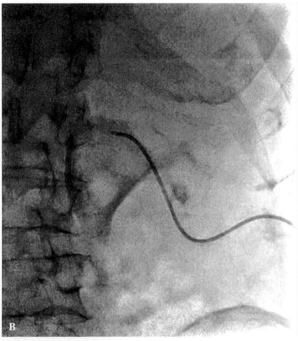

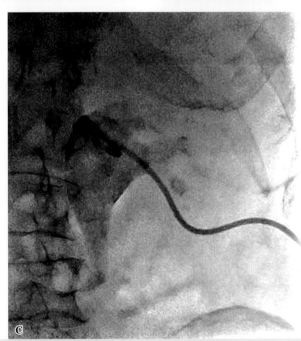

▲ 图 126-1 经原右侧肾造瘘口造影，正位图像（**A**）可见一条迂回的通路进入肾盂。将导丝和导管送入肾盂（**B**）后，重新置入肾造瘘导管（**C**）。造影确认新造瘘导管位置良好

## 病例概要

经皮肾造瘘导管置入术后晚期并发症。

## Top 3 并发症

- **尿漏**：尿漏通常暗示肾造瘘导管阻塞、导管损坏或导管进入瘘管。尿漏严重影响患者生存质量，应该紧急进行处理。体格检查和床旁置管冲洗时通常会发现问题，有时也能缓解病情（如导管扭结、管内有碎屑堵塞）。在透视引导下置换导管通常能够治愈尿漏，但还应注意尿漏导致的皮肤破损和感染。如病情加重，还需关注局部皮肤缺失问题，对破损皮肤的保护也是必需的。

- **导管移位**：肾造瘘导管移位较为常见，发病率达 35%。导管可能出现部分移位（导致尿漏或导管阻塞）或完全移位。当导管完全脱出时，需注意保护穿刺部位，并避免出现败血症等并发症。重新置入造瘘管的成功率 > 90%，特别是对瘘管形成良好的患者在最初的 24~48h 内完成重新置管时。

- **结垢 / 阻塞**：管道堵塞可能是由于矿物质沉积或碎屑造成的。为防止这种情况发生，一些人提倡每日应用生理盐水冲洗导管。充足的水化作用有助于保持造瘘管的通畅性，尿量充足，并可稀释微量元素。感染和梗阻具有相关性，这也是需要保持肾造瘘管清洁和通畅的另一个原因。为避免梗阻和结垢，大多数人建议每隔 1~4 个月常规进行一次肾造瘘管更换。肾造瘘导管有可能因结痂形成外鞘而无法取出，导致慢性感染和阻塞问题。

## 其他考虑因素

- **细菌定植 / 感染**：长期留置肾造瘘导管几乎总是会并发无症状细菌尿。因此，保持造瘘管通畅对预防菌血症和败血症具有重要意义。此外，在操作过程中，可能会发生菌血症。大多数人主张在进行导管置换或尿路操作的围术期使用抗生素，这对瓣膜性心脏病患者尤为重要。

## 诊断 / 治疗

经皮肾造瘘导管移位。

## 注意事项

※ 因伴随感染和潜在的丧失造瘘管的可能，当患者出现肾造瘘导管渗漏相关症状及可能出现皮肤破损等情况时，往往需要紧急处理。

※ 对于置留肾造瘘导管的患者应该定期随访，以确保每隔足够的时间更换导管，以防止结痂形成外鞘。通常每隔 1~4 个月随访 1 次。

推荐阅读

[1] Collares FB, Faintuch S, Kim SK, Rabkin DJ. Reinsertion of accidentally dislodged catheters through the original track: what is the likelihood of success? J Vasc Interv Radiol. 2010;21(6):861–864.

# 病例 127

## 病史信息

患者女，64 岁，慢性胰腺炎，腹痛、高热（图 127-1）。

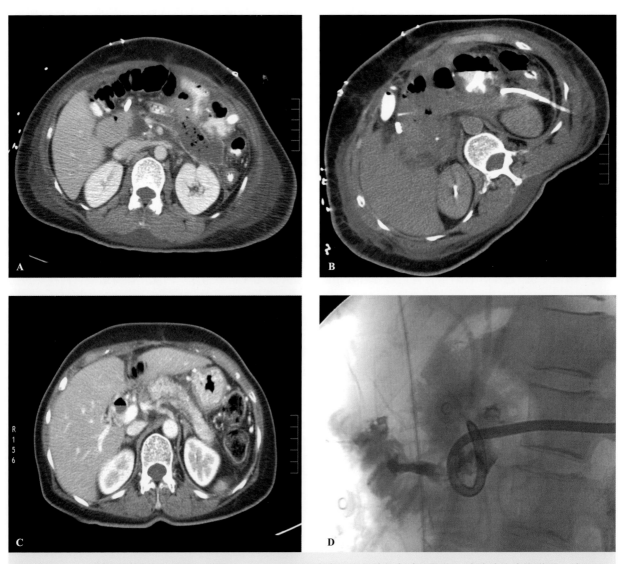

▲ 图 127-1　腹部（胰腺水平周围）增强 CT（A）可见沿胰腺腺体的多种复杂液体聚集，胰腺腺体边缘增强，并可见局部气体存在，提示胰腺感染性假性囊肿。在 CT 引导下经左侧入路置入大口径引流导管（B）。数周后，尽管 CT 显示假性囊肿通过治疗临床症状有所改善，但每天仍有 40～50ml 液体从引流导管排出（C）。导管造影（D）提示发生胰瘘，对比剂通过胰管后排空至十二指肠

## 病例概要

脓肿引流。

无论是否存在败血症，影像引导下对感染病灶进行引流均有利于保持局部的相对清洁环境，技术成功率 > 90%。患者发热症状和血流动力学异常一般在引流后 1～2 天内趋于稳定。置入引流导管后，对引流导管的护理同样重要，护理不当会导致死亡率增加。介入医师应密切关注这些患者，以确保严格的护理和解决任何存在的问题。

## Top 3 脓肿引流情况

• 引流完全：正常情况下，引流导管引流量会逐渐减少。如出现引流量突然下降或导管周围有液体渗漏的情况，则需应用 3～5ml 生理盐水冲洗疏通引流导管。如经引流后患者病情好转，则可拔除引流导管。拔除引流导管指征：①引流量缓慢下降至每日 10ml 以下；②体温恢复正常；③白细胞增多情况缓解；④耐受肠内喂养。拔除引流导管前，一般无须进行 CT 检查，除非引流导管位置较为特殊或引流导管置入实体器官内。此外，如引流导管是经薄壁组织置入，应考虑在拔除引流导管时置入导丝，以防发生出血并发症。这也是经皮穿刺引流的临床注意要点。

• 引流不完全：随访期间，尽管引流量缓慢下降至每日 10ml 以下，某些患者仍会持续发热或出现白细胞增多。这种情况常意味着引流不完全。这可能与引流液过稠而无法从引流导管排出、引流液分隔或引流导管并不位于引流部位有关。如遇这种情况，可对腔内注射纤溶酶，操作方法：将 2mg 组织型纤溶酶原激活药溶解于 10ml 生理盐水后，注射至囊腔，以解决引流不畅的问题。夹闭引流导管，使纤溶酶保留在导管内 1h，然后打开引流导管，使引流液进入引流袋或容器中，目的是解决囊腔内因黏稠液体引流不畅的问题。必要时，还可切开引流部位的分隔组织，以便能顺畅引流。另一种方法是早期通过影像学检查进行判断。一般行 CT 检查发现引流不畅部位。根据 CT 检查结果选择腔内注射纤溶酶或增加引流导管尺寸及置换新的引流导管。经过积极处理，大多能够达到引流完全的效果。

• 瘘管形成：如出现患者病情好转、体温恢复正常、白细胞处于正常水平，但引流量仍然较多的情况，一般是空腔脏器和引流部位之间形成了瘘管。有时可通过在引流液中发现食物、排泄物等来确认瘘管形成，或通过在引流管中发现乳糜液、胰液、胆汁或尿液来认定瘘管的形成。有时需对引流液的化学成分进行分析，以确定液体的性质和来源。每日引流量 < 200ml 为少量，> 500ml 则为大量。这种分类也有助于分析液体损失的原因、能否自行恢复及相关死亡率。对有些瘘管形成者，需要在脓肿腔中注射对比剂，联合 / 使用一些肠道或静脉对比剂进行 CT 增强扫描有助于全面诊断和评估（有时是分阶段进行）。

## 诊断 / 治疗

胰腺感染性假性囊肿合并胰漏。

## 注意事项

※ 低输出量瘘管（每日引流量 < 200ml）可能形成在结肠，而高输出量瘘管（> 500ml/d）可能形成在小肠。

推荐阅读

[1] Lorenz J, Thomas JL. Complications of percutaneous fluid drainage. Semin Intervent Radiol. 2006;23(2):194–204.

# 病例 128

## 病史信息

患者女，50 岁，右下肢疼痛（图 128-1）。

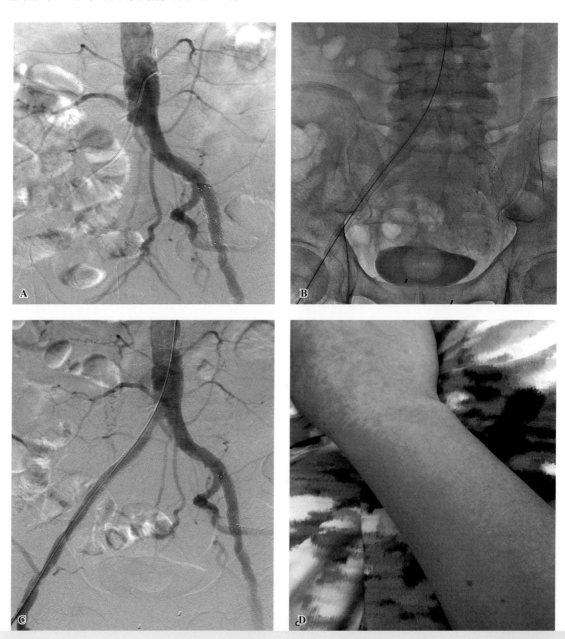

▲ 图 128-1　髂动脉 DSA（A）显示右侧髂动脉和髂外动脉闭塞。经右侧入路开通闭塞段并置入支架（B）后，复查造影（C）显示血流通畅、治疗效果良好。术后恢复期间患者出现荨麻疹（D）

## 病例概要

对比剂不良反应。

大多数接受碘对比剂增强影像学检查的患者无不良反应，即使有不良反应发生，大多也是症状轻微和可自愈的。使用等渗对比剂辅助成像时，不良反应总体发生率为 0.2%～0.7%。发生中度不良反应的患者有明显症状，需药物治疗；严重不良反应虽然少见（发生率为 0.01%～0.02%），但可能危及患者生命，通常需要更高级别的治疗。对比剂不良反应的治疗基于反应类型和症状的严重程度而定。

## Top 3 对比剂不良反应类型

- 荨麻疹：因使用对比剂而引起的荨麻疹通常较为轻微。如患者有明显症状，可考虑使用苯海拉明；如症状严重，可静脉注射肾上腺素（浓度 1∶10 000，剂量 1～3ml）或肌内注射肾上腺素（浓度 1∶1000，剂量 1～3ml）。对中重度患者而言，生命体征监护和维持静脉通路非常重要。
- 迷走神经反射（低血压伴随心动过缓）：对于迷走神经反射患者，需维持静脉通路，输注 1000ml 生理盐水，抬高下肢，吸氧并进行心电监护。如仍不能缓解，可经静脉给予 1mg 阿托品。必要时，可重复给予阿托品，最大剂量为 3mg。
- 支气管痉挛：对于支气管痉挛患者，需建立静脉通路，吸氧并进行心电监护。可根据情况给予 180μg 沙丁胺醇（吸入），如仍不能缓解，可再次给予沙丁胺醇。对中度反应的患者可肌内注射肾上腺素；如患者症状严重，可静脉注射肾上腺素。

## 其他对比剂不良反应

- 弥漫性红斑：治疗方面，需维持静脉通路，吸氧并监测患者的生命体征。如出现低血压，可输注 1000ml 生理盐水；如低血压非常严重或出现喉头水肿，可考虑静脉注射肾上腺素。如持续性低血压或喉头水肿不缓解，可重复应用肾上腺素（浓度 1∶10 000，最大剂量 10ml）。
- 过敏反应（低血压伴心动过速）：对于出现过敏反应的患者，需维持静脉通路，输注 1000ml 生理盐水，抬高双腿，吸氧并进行心电监护。如过敏反应严重或难以控制，则需应用肾上腺素进行治疗（肌内注射或静脉注射）。
- 高血压危象：治疗策略包括维持静脉通路、吸氧和心电监护等。可缓慢静脉滴注拉贝洛尔 20mg（必要时，每 10min 加倍剂量使用）。视情况静脉注射呋塞米 20～40mg，注意给药时间应＞2min。如无拉贝洛尔（静脉注射），可使用硝酸甘油（舌下含服）来治疗。
- 肺水肿：治疗方面，需维持静脉通路，抬高头部，吸氧并进行心电监护。可静脉注射呋塞米 20～40mg，注意给药时间应＞2min。必要时，可考虑静脉注射吗啡 1～3mg，以缓解呼吸困难症状。
- 癫痫发作：在患者癫痫发作时，应注意观察并保护患者，使患者体位保持侧卧位以避免误吸，并及时清理气道。此外，需维持静脉通道，吸氧并进行心电监护。如癫痫持续发作或症状加重，可静脉注射劳拉西泮 2～4mg 进行治疗。
- 无脉 / 无生命体征：对无脉 / 无生命体征的患者应紧急实施抢救，根据美国心脏学会（AHA）发布的指南进行心肺复苏（CPR），包括使用除颤器和静脉注射肾上腺素进行抢救。

## 诊断 / 治疗

对比剂不良反应（荨麻疹）。

## 注意事项

※ 在严重对比剂不良反应患者中，对于那些危及生命的患者，必须及时进行救治。

推荐阅读

[1] The American Board of Radiology. Noninterpretive Skills Domain Specification & Resource Guide, 34–38. Accessed June 25th, 2018.

## 病史信息

患者男，62 岁，肝癌，接受局部组织消融治疗（图 129-1）。

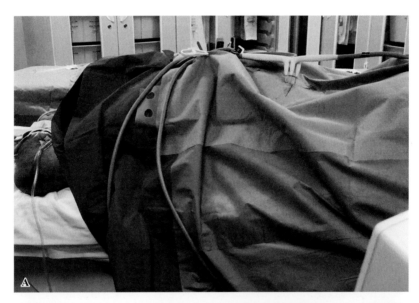

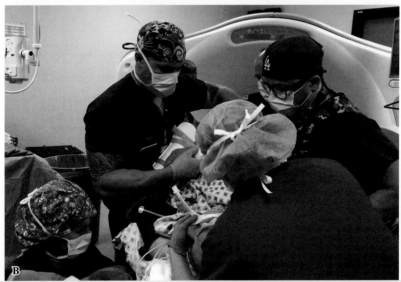

▲ 图 129-1 在患者轻度镇静状态下，行 CT 引导下冷冻消融探针穿刺定位（A）。术中患者出现失语和呼吸停止，紧急给予气管插管（B）

## 病例概要

镇静反应。

介入治疗是否需要在镇静状态下进行，应由医师进行专业的评估。对每一例患者均应该制订个体化的治疗方案。例如，对一例患者在局部麻醉下置入中心静脉导管（PICC），而对另一例患者（如幼儿）的治疗可能需要在镇静条件下进行。在评估过程中，可根据美国麻醉学会（ASA）制订的分类标准来进行分类，以便更好地进行治疗。

Ⅰ级：正常人。

Ⅱ级：轻度系统性疾病患者。

Ⅲ级：严重系统性疾病患者。

Ⅳ级：危及生命的严重系统性疾病患者。

Ⅴ级：不及时手术则即将死亡的患者。

Ⅵ级：宣布脑死亡的患者。

对于Ⅲ级或Ⅳ级患者的治疗，在进行适度镇静前，应请麻醉医师会诊。对于Ⅴ级患者实施镇静必须由专业麻醉医师进行。术前，应将 ASA 分类和 Mallampati 气道分级结果记录在术前同意书中。

镇静的程度可从抗焦虑、中度镇静，到深度镇静，再到全身麻醉。抗焦虑一般可通过口服药物来完成，使患者在镇静药物诱导下提高对口头命令的依从性，此时患者虽然认知功能和协调能力受到一定影响，但通气和心血管功能正常。中度镇静是指患者在保持一定的低意识水平下能够维持保护性反射和气道反应，并可通过身体或语言刺激所激发。深度镇静是将意识抑制，患者不易被唤醒，除非反复进行呼唤和疼痛刺激。在这种状态下，反射、气道和通气动力功能下降。全身麻醉时，保护性气道反射完全丧失，甚至对疼痛刺激完全没有反应。

## Top 3 过度镇静相关问题

- **呼吸抑制**：呼吸抑制可导致通气不足。在中度镇静状态下，由于中枢高碳酸血症或外周低氧血症的抑制，患者有呼吸深度或呼吸速率降低的风险。直接观察呼吸频率和呼吸质量是发现呼吸抑制的最佳方法。还可通过呼气末二氧化碳和脉搏血氧饱和度检测来进行评估。当出现呼吸抑制时，手术医师应给予患者一定的刺激，引导他们深呼吸，并加大氧气流量。如有必要，可进行面罩通气吸氧或使用逆转药来进行治疗。

- **气道功能障碍**：在患者发生气道功能障碍时，麻醉医师应积极抢救，通过气道操作（下巴抬起 – 下颌推压）或使用气道辅助装置（如鼻或口腔气道装置）来进行治疗。对于可能需要进行气管插管的患者，应做好插管的准备。

- **逆转药的使用**：在给予镇静的患者出现严重的呼吸抑制、气道功能障碍或呼吸暂停时，强烈推荐应用逆转药，以防止病情进一步加重。例如，一些发生误吸或长期低氧血症患者。纳洛酮是一种阿片类拮抗药，每 3～5min 应用一次，剂量 0.1～0.4mg；在应用过程中，应注意有无高血压和肺水肿的发生。氟马西尼可逆转苯二氮䓬类药物的药效，剂量为 0.2mg，可重复给药（最大剂量 1mg），其主要用于有癫痫病史患者预防癫痫发作。由于镇静效果可能超过逆转剂的作用时间，在使用逆转药后应常规对患者生命体征持续监测40～80min。

## 诊断 / 治疗

镇静期间患者出现气道功能障碍。

推荐阅读

[1] ACR–SIR Practice Guidelines for Sedation/Analgesia. Revised 2015. https://www.acr.org/~/media/F194CBB800AB43048B997A75938AB482.pdf.

## 病史信息

患者男，58 岁，胰腺肿瘤切除术前接受右肺下叶 1cm 结节活检（图 130-1）。

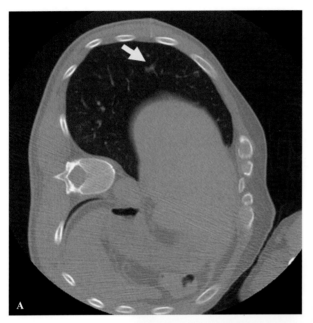
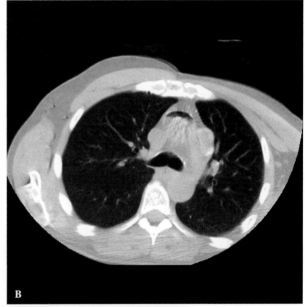
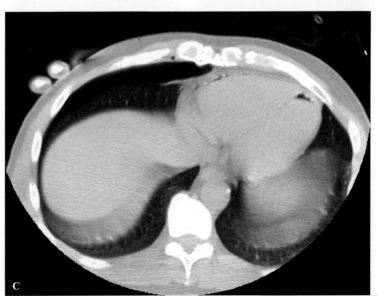

▲ 图 130-1　患者取左侧卧位，CT 检查（A）发现右肺下叶小结节（箭）。在结节活检过程中，患者剧烈咳嗽，并出现持续的无脉性室性心动过速，随后趋于稳定。胸部 CT 显示主动脉（B）、冠状动脉、心腔、右胸膜腔和右胸壁动脉（C）内出现气体影，提示全身性空气栓塞。在之后的 90min 内迅速给予吸氧、气管插管、右侧胸腔置管和高压氧治疗。治疗成功挽救了患者的生命

## 病例概要

经胸肺穿刺活检的并发症。

## Top 3 并发症

• 气胸：气胸是经胸肺穿刺活检最常见的并发症。肺塌陷的发生率在肺深部病变、高龄、阻塞性肺部疾病患者中呈上升趋势，这主要取决于胸膜层穿刺部位，有时还与穿刺技术有关。气胸可发生在手术过程中或术后，发生率约为 20%。密切的临床观察和影像学检查十分重要。穿刺活检后，可立即进行胸部正位 X 线检查。此外，在门诊手术室观察患者期间，可在术后 2h 和（或）4h 时重复进行胸部成像。当发现气胸时，需要对患者给予吸氧治疗，约 20% 的气胸患者需要放置胸腔引流导管。胸腔置管的适应证包括气体量大或正在进展及出现严重症状的气胸。当气体量较小（< 20% 肺体积），患者无症状，且随访影像显示气胸保持稳定时，一般无须特殊治疗。

• 出血：肺穿刺活检术后出血可能是胸壁或纵隔内的组织出血，出血积聚在胸膜腔。实质性组织出血发生率在 10% 左右，且最常表现为咯血。进行气道吸引有助于清除气道积血和分泌物，但咯血一般表现为自限性，通常药物治疗即可。当出现严重咯血时，应使患者保持向活检一侧侧卧，并给予其支持性护理。纵隔或胸壁动脉快速出血较为少见，通常需手术或血管内栓塞治疗。

• 血管内气体栓塞：尽管气体栓塞在经皮穿刺活检中极为罕见，发病率仅为 0.07%，但其可迅速导致致命性神经或心脏事件。气体进入人体的脉管系统将出现 2 种可能的发病机制致病：①气体通过开放的穿刺装置进入肺静脉；②气体通过活检穿刺道形成支气管 - 静脉瘘。据报道，只要有 2ml 气体进入大脑动脉循环就可能致命，有 1ml 气体进入冠状动脉就会导致心脏骤停。因此，只有快速识别和评估才有可能挽救患者的生命。如果怀疑动脉内气体栓塞，应尽快拔除穿刺针，并将患者置于右侧卧位（使气体留存在左心室内），随后采取积极支持措施（如补充氧气）。有时，进行气管插管可最大限度地提升血氧含量。在条件允许的情况下，患者应接受高压氧治疗。这种治疗措施已被证实可有效消除动脉内的气体。

## 诊断 / 治疗

CT 引导下肺结节穿刺活检术后动脉内气体栓塞。

## 注意事项

※ 约 20% 的患者在肺部病变的穿刺活检术后会出现气胸，其中 20% 的气胸患者需要置入胸腔引流导管。
※ 应将肺穿刺活检术后出血的患者的体位调整为朝向活检侧，以限制出血经支气管向其他肺叶扩散。

推荐阅读

[1] Birchard KR. Transthoracic needle biopsy. Semin Intervent Radiol. 2011;28(1):87–97.

[2] Ramaswamy R, Narsinh KH, Tuan A, Kinney TB. Systemic air embolism following percutaneous lung biopsy. Semin Intervent Radiol. 2014;31(4):375–377.

# 病例 131

## 病史信息

患者女，75 岁，在重症监护室（ICU）接受中心静脉置管后出现脓毒血症（图 131-1）

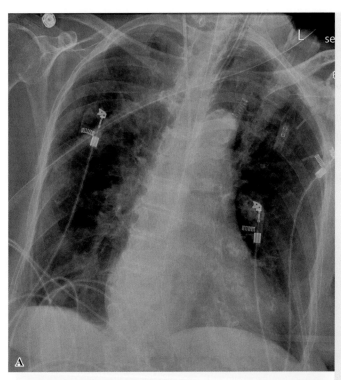

◀ 图 131-1　床旁正位胸部 X 线检查（A）可见沿正中走行的右颈内静脉导管。数天后增强 CT 复查（B）证实导管位于动脉内

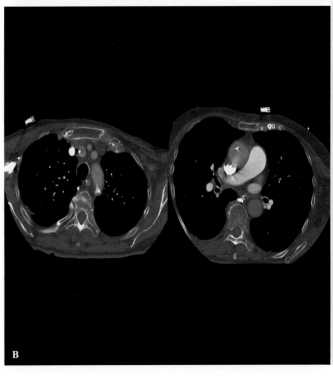

## 病例概要

中心静脉置管并发症。

## Top 3 鉴别诊断

• **动脉损伤**：动脉损伤是静脉导管置入术后常见的急性并发症。在一些医学中心，动脉损伤的发生率接近 10%。幸运的是，患者对小针头穿刺的耐受性相对较好。而不幸的是，大口径（≥ 7F）中心静脉导管置入导致动脉损伤的发生率＞ 1%，且可导致出血、假性动脉瘤形成等，甚至导致患者死亡。预防的第 1 步是准确进行静脉穿刺。降低动脉损伤风险的策略包括使用超声引导穿刺和通过针头测量压力，在透视引导下穿刺也可起到一定作用。需要注意的是，确认穿刺进入静脉系统后再进行通道扩张，否则仍可能出现动脉损伤或误将导管置入动脉内的情况。对于意外穿刺至动脉的导管，可采用以下处理方法：①简单拔除导管后，直接给予局部压迫，即所谓的"拔除和祈祷（Pull and Pray）"；②外科手术修复；③血管腔内治疗；④使用血管闭合装置。

• **心律失常**：导丝和导管对心房和心室的刺激通常是一过性的。研究表明，放置导管期间，房性心律失常的发生率为 40%，室性心律失常的发生率为 25%。在患者出现心律失常的情况下，重新放置导丝和导管大多可消除心脏刺激，恢复窦性心律。在极少数情况下，这种心脏刺激可导致更持久或更严重的心律失常，需使用抗心律失常药物（如钙通道阻断药）。

• **栓塞（导管或空气）**：空气进入静脉系统可导致较高的死亡率。少量的气体可在肺的毛细血管床上被分解，几乎没有症状。有研究报道，静脉注射的气体量达 5ml/kg 体重是引起严重伤害的必要条件，可能出现休克或心脏骤停。据报道，中心静脉置管相关气体栓塞的发生率为 1∶3000～1∶50。当发生气体栓塞时，必须首先阻止静脉内气体的持续进入，随后将患者置于高流量吸氧状态，并使其保持左侧卧位，以便空气存留在右心系统。有些人曾尝试通过留置导管对气体栓塞进行抽吸。静脉系统大量输液有助于气泡破裂并维持液体负荷。其他类型的栓子多来自于手术器械或组件。对于脱落的导丝或导管，可在透视引导下用圈套器抓捕取出。

## 其他并发症

• 腔静脉破裂（由于鞘管在推进过程中打折造成）。
• 气胸。

## 诊断 / 治疗

中心静脉导管误入动脉系统。

## 注意事项

※ 尽管超声引导下中心静脉置管不能完全消除动脉损伤的风险，但可将穿刺误伤动脉的概率从 10% 降至 1%。

※ 有 3 种常见的方法可在尝试静脉穿刺时通过穿刺针测压：①将一段无菌透明塑料管连接到针头接口上，垂直放置塑料管，通过垂直塑料管内的充盈血流进行压力测定；②通过无菌导管连接传统的压力传感器，与动脉测压相同；③使用数字压力传感器连接导丝进行测压。

推荐阅读

[1] Bowdle A. Vascular complications of central venous catheter placement: evidence-based methods for prevention and treatment. J Cardiothorac Vasc Anesth 2014;28(2):358-368.

# 病例 132

## 病史信息

中心静脉导管失功的不同患者（图 132-1）。

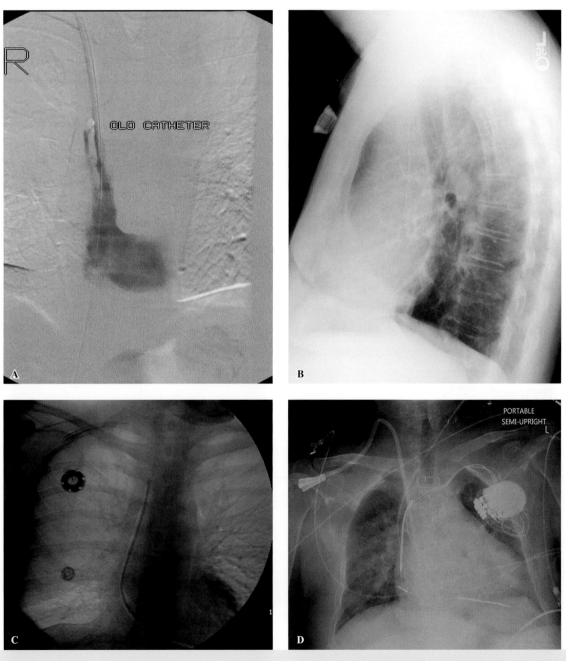

▲ 图 132-1　病例 1，经右胸部静脉港注射对比剂进行 DSA（A）可见上腔静脉出现长条形充盈缺损，对比剂在导管尖端周围聚集后，填充至中心静脉，回抽时静脉港无回血，提示导管周围纤维蛋白鞘形成。病例 2，未从静脉港抽出血液，侧位胸部 X 线检查（B）显示静脉港的背面正对前方，提示 Twiddler 综合征。病例 3，出现心动过速，动态 X 线检查（C）显示导管远端与静脉港分离，栓塞右心系统。病例 4，血液透析时流量低，胸部 X 线检查（D）显示右侧颈内静脉透析管顶部打折

## 病例概要

长期留置中心静脉导管相关并发症。

## Top 3 鉴别诊断

- **感染**：感染是建立中心静脉通路最常见且最危险的并发症。在长期中心静脉置管的患者中，约 20% 会出现临床相关的局部感染或菌血症。有研究显示，使用半置入式导管的感染率为 43%，完全置入式导管的感染率为 8%。另有研究报道，使用完全置入式导管的感染率为 3%～5%，且大多表现为菌血症。虽然各医学中心的诊疗经验有所不同，但目前普遍认为金黄色葡萄球菌是最常见的致病菌，其次是革兰阴性杆菌和凝固酶阴性葡萄球菌。治疗取决于致病菌类型和感染症状 / 部位状况。良好的局部伤口护理及适合的抗菌药物应用对孤立性感染具有较好的疗效。导管隧道或输注装置引发感染时，需将导管或输注装置拔除。导管相关菌血症的治疗方法多样，但也具有争议，主要包括联合应用闭合导管、静脉抗生素治疗和（或）拔管等。有时虽然也可保留导管，但必须基于患者的生命和健康方面考虑，避免不必要的风险。

- **血栓形成**：上肢导管相关静脉血栓形成的发生率为 5%～25%，其危险因素包括易栓状态、锁骨下静脉穿刺、左侧放置导管、导管尖端位置不当、导管尺寸过大、既往曾留置导管或有血栓形成 / 狭窄病史。值得注意的是，经右侧颈内静脉置入完全置入式导管装置的并发症发生率较低，通常为首选的长期通路方案。在血栓形成初期，治疗方法主要是急性期应用抗凝治疗，对于低出血风险、器官功能状态良好的患者，在症状严重时可进行溶栓治疗。不建议立即拔除导管，除非存在相关导管失功或感染、抗凝禁忌证、患者经治疗后仍有持续症状或不再需要导管等情况。大多数医师会在抗凝状态下考虑保留静脉导管或置留导管 3 个月左右再拔除，中心性血栓可导致慢性闭塞和失去重要的静脉通路。

- **静脉港失功**：对失功的静脉港进行全面分析有助于确定其失功原因，并及时进行处理。首先，应从静配中心 / 血液透析中心的详细报告开始，具体了解静脉港失功状况（如低流速、无法通过静脉港治疗等）。其次，对患者进行病史分析和体格检查，并进行胸部 X 线检查和（或）造影检查。静脉港失功的主要原因包括纤维鞘形成、导管打折、导管夹伤、导管移位、组件故障和静脉港扭转。在纤维鞘的处理方案中，与使用血管内圈套器剥离相比，使用溶栓药填充导管可能更有利于导管功能恢复。对扭转的静脉港可通过静脉港翻转使其回到正确的位置。尽管有许多创造性的方案及操作，失功的静脉港大多还是需要拆除和更换。

## 诊断 / 治疗

中心静脉导管失功。

## 注意事项

※ 对长期中心静脉置管患者的治疗，应在习惯性移除所有发生并发症的导管和尽可能恢复导管功能之间进行选择。

※ 保留有价值的中心静脉通路，对于长期中心静脉置管的患者十分重要。

### 推荐阅读

[1] Engelberger RP, Kucher N. Management of deep vein thrombosis of the upper extremity. Circulation 2012;126(6):768–773.

[2] Neves M, Melo RC, Oliveira A, et al. Infection f long–term central venous catheter: literature review. J Vasc Bras 2010;9(1):46–50.

# 病例 133

## 病史信息

患者男，55岁，下肢进行性疼痛（图133-1）。

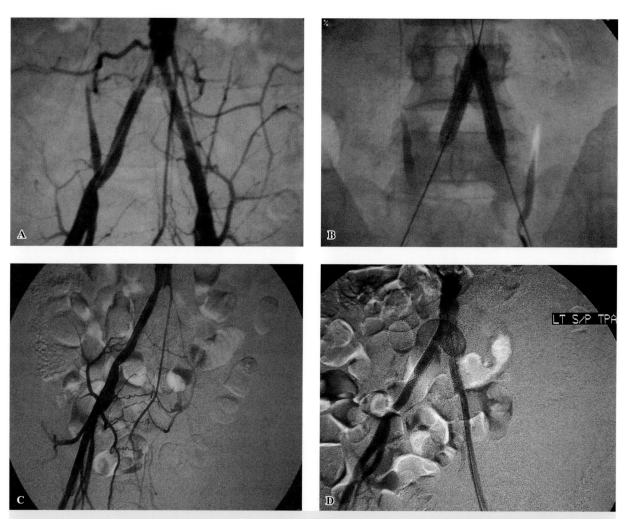

▲ 图 133-1　主动脉造影及双侧髂动脉造影（**A**）显示双侧髂动脉局部中度狭窄，右侧狭窄程度重于左侧。应用对吻球囊对髂动脉狭窄处行球囊扩张成形术（**B**）。术后血管造影术（**C**）显示左侧髂动脉完全闭塞，导丝未显影。重新经左侧入路通过闭塞段，放置对吻支架后，造影（**D**）显示血流恢复

## 病例概要

血管成形术后造影发现血管闭塞。

## Top 3 鉴别诊断

• **限流性夹层**：限流性动脉夹层是经皮腔内血管成形术（PTA）术后血管闭塞的常见原因之一。术后造影可见病变一般呈偏心性、鸟嘴样腔隙。保持导丝始终穿过闭塞病变是血管介入治疗的基本原则。当出现血管闭塞时，可尝试使用球囊低压持续扩张病变来恢复血流。这也可使剥离的内膜片重新贴附回位，以保证血流恢复。如使用球囊治疗不成功，且确定是夹层造成的闭塞（血管造影可见剥离的内膜片），则可通过放置支架来修复动脉夹层。

• **血管痉挛**：痉挛可发生在任何类型的血管腔内操作中，无论是导丝、导管或其他器械的操作都有可能引起血管痉挛。球囊血管成形术后，痉挛的血管可能表现出对称性的喙状管腔，并导致血管闭塞。血管痉挛发生后，可尝试重新送入球囊轻柔地扩张。此外，在血管内应用硝酸甘油或维拉帕米可使血管松弛。如出现长时间的血管痉挛（如肾动脉痉挛），则可能损伤终末器官，术前应给予抗痉挛药物，以避免此类并发症的发生。

• **血栓形成**：血栓形成是血管成形术后血管闭塞的原因之一。血栓形成情况下，血管腔呈半月形狭窄或可见血管完全闭塞。治疗方法包括机械取栓或药物溶栓，尤其对于动脉系统的血栓要采取积极措施。避免此类并发症的要点是术中按照操作程序给予肝素化。在对复杂病例进行介入治疗时，应考虑全身全量肝素化，有些人主张在建立动脉通路后即刻给药，而另一些人则认为应在穿过病变后再给予肝素。

### 其他鉴别诊断

• **血管破裂**：在极少数情况下，血管闭塞与破裂有关。治疗方法类似于痉挛和夹层形成，可根据患者的血流动力学情况重新置入球囊。长时间输液可限制血管进一步损伤和失血。如出现持续的对比剂外溢和失血，应及时进行覆膜支架置入或开放手术治疗。

### 诊断 / 治疗

支架置入治疗血管成形术后血流受限。

### 注意事项

※ "抗凝血药、抗血小板药、抗痉挛药（肝素、阿司匹林 / 氯吡格雷和硝酸甘油）"的应用是治疗严重动脉闭塞性疾病的关键措施，尤其是病变发生在重要脏器供血血管（如肾动脉）时。

※ 在外周血管介入治疗中，肝素剂量 ≥ 60U/kg 体重、激活凝血时间（ACT）≥ 250s，会增加术后出血并发症的风险。临床中应注意避免过度抗凝！

推荐阅读

[1] Kasapis C, Gurm HS, Chetcuti SJ, et al. Defining the optimal degree of heparin anticoagulation for peripheral vascular interventions: insight from a large, regional, multicenter registry. Circ Cardiovasc Interv 2010;3(6):593–601.

# 病例 134

## 病史信息

患者男，53 岁，下肢疼痛，右侧症状较重（图 134-1）。

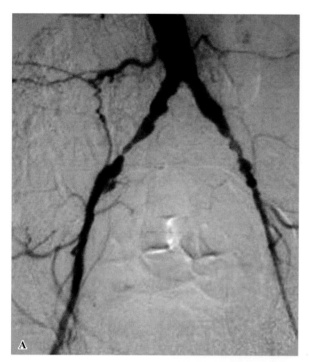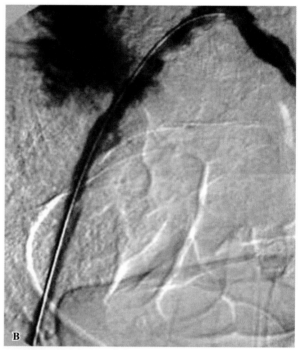

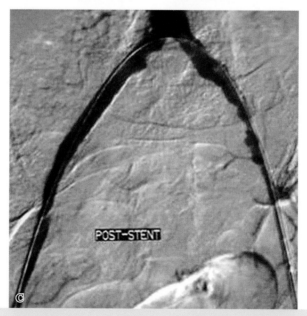

▲ 图 134-1　腹主动脉远端和髂总动脉造影（**A**）显示双侧髂总动脉中段至远段狭窄。选择左侧腹股沟入路，从一个通路置入导丝，应用"翻山"技术同期穿越两侧的病灶。右侧髂动脉血管成形术后，当球囊回缩后患者出现疼痛症状。复查血管造影（**B**）可见血管破裂和对比剂外溢。在破裂部位球囊再次充气扩张压迫，并在破裂处置入覆膜支架。支架置入后复查造影（**C**）显示血管通畅，无残余狭窄，对比剂外溢消失

## 病例概要

血管成形术后血管破裂的处理。

血管成形术球囊应用不当可能导致血管破裂或撕裂。这种并发症一般是偶发的，尚无公认的最佳治疗方法。

## Top 3 考虑因素

• 临床表现：血管成形术后血管破裂较为罕见，患者可表现出疼痛症状，且疼痛会在球囊回缩时出现或加重。血管破裂的其他症状包括血肿扩大（尤其是局部或四肢）、低血压和心动过速。血管成形术后血管造影显示治疗段有对比剂外溢、血管痉挛或闭塞征象。

• 药物治疗 / 球囊压迫：血管成形术后血管破裂的基本治疗策略是重新置入球囊并轻柔地扩张压迫。后续应将注意力转向患者评估。多数患者血流动力学稳定，特别是血管破裂被及时发现的患者。需注意进行密切的血流动力学监测。低血压和心动过速的基本治疗策略是应用生理盐水静脉滴注补充血容量。实验室检查需重点关注是否需要输血（包括可能的输血方案）。血管外科会诊十分重要，会诊的重点应围绕是否需要外科开放手术修复来展开。然而，在许多情况下，通过药物治疗措施就足以止血并保证血管长期通畅。关于血液透析患者血管成形术相关血管破裂的研究表明，在破裂部位长时间球囊填塞（以达到止血和保持血管通畅的目的）的有效率可达 67%。

• 外科治疗 / 介入栓塞：尽管采用球囊压迫止血，但出血仍有可能会继续，尤其是出血发生在球囊扩张的周围或球囊回抽后破裂的血管处时。在这种情况下，应考虑血管腔内治疗或开放性手术，并密切监测患者的生命体征。血管腔内治疗血管破裂的方法包括在损伤处置入覆膜支架或用弹簧圈栓塞血管段。以弹簧圈进行栓塞后，仍有可能需进一步进行后续的旁路移植术。开放性外科手术治疗主要是血管结扎，以及结扎后进一步行旁路移植术或直接修复受损的血管。

## 诊断 / 治疗

血管成形术后血管破裂置入覆膜支架治疗。

## 注意事项

※ 建立血管腔内诊疗中心，需要配套大量、型号齐全现成的覆膜支架。

※ 对确诊血管破裂患者的治疗，第 1 步是重新置入球囊进行扩张压迫止血。这一步通常可立即控制出血并保证血管通畅。

*推荐阅读*

[1] Broadbent LP, Moran CJ, Cross DT III, Derdeyn CP. Management of ruptures complicating angioplasty and stenting of supraaortic arteries: report of two cases and a review of the literature. AJNR Am J Neuroradiol 2003;24(10):2057–2061.

[2] Liu X, Teo T, Tan BS, et al. Management of vessel rupture during angioplasty of malfunctioning hemodialysis access. J Vasc Interv Radiol. 2013;24(4):S133–S134.

# 病例 135

## 病史信息

患者男，53 岁，肝细胞癌（HCC）（图 135-1）。

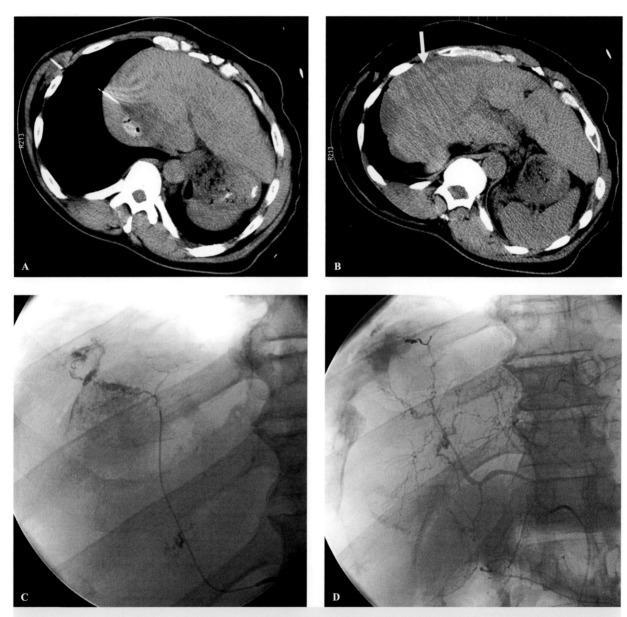

▲ 图 135-1　CT 轴位图像（A）显示肝Ⅶ段肝细胞癌（HCC）射频消融术中处理消融针道。术后随访复查 CT（B）可见一较大的、异质性的肝包膜下血肿（箭）。紧急行选择性肝脏动脉血管造影（C）发现少量动脉出血，对比剂外溢进入肝包膜下血肿，应用线圈和吸收性明胶海绵栓塞止血后，血管造影显示（D）对比剂外溢停止，肝包膜下血肿的对比剂未再继续增多

## 病例概要

术后出血的处理。

## Top 3 考虑因素

- **患者初步评估**：当怀疑出血时，医师必须迅速评估病情的严重程度，以便制订抢救计划。最初的评估应从体格检查开始，重点注意手术部位的解剖特点。早期生命体征评估和后期病情发展趋势评估尤为重要。血流动力学不稳定是严重出血的标志，应迅速给予500ml等渗生理盐水进行体液复苏，并进行输血治疗。如对是否存在出血或出血严重程度有疑问，应密切监测患者生命体征，并对血红蛋白／血细胞比容水平进行趋势分析（每4～6h一次）。

- **影像学评估**：在条件允许的情况下，应进行相关区域的CT增强扫描（取决于手术情况）来指导临床治疗。虽然超声检查操作简便，避免了辐射和应用对比剂，但超声检查主观性较强，且敏感性不及CT检查。当无法使用对比剂或限制对比剂用量时，出血可通过导管超选血管造影（对比剂为$CO_2$或碘对比剂）进行诊断。在极少数情况下，患者可能因循环不稳定而无法接受超声、CT等检查，这时需立即进行血管造影和栓塞，而不是进行开放性手术探查。

- **不同类型术后出血的处理（示例）**：

  ➤ 胆道引流相关出血：胆道引流相关出血的发生率约为2.5%，出血是胆道引流术后患者死亡的最常见原因。出血严重程度从自限性出血至大量出血不等。治疗方法主要包括增加胆道引流装置的尺寸或经导管行破裂动脉或假性动脉瘤栓塞。出血严重时，需拔除引流装置并保留导丝。严重出血也可由门静脉损伤引起，尤其是对门静脉高压患者而言。

- **肾脏介入治疗后血尿**：大多数患者在肾脏介入治疗后均有血尿症状，其中大多为自限性血尿。然而，对于出现肉眼血尿、血细胞计数减少、血流动力学不稳定和持续性血尿的患者，应注意是否存在血管损伤。典型的治疗方法是血管内栓塞。

- **胃造口术后出血**：胃具有丰富的动脉供血，这也是胃造口术后患者经常出血（发生率约为2.5%）的重要原因。出血可能发生在腹壁或导管穿过的实体器官（如肝脏）。经导管栓塞出血责任血管是有效的治疗方法。

- **活检相关出血**：在穿刺活检过程中，经常会发生出血的情况。通过同轴穿刺系统注射凝胶泡沫大多可达到立即止血的效果。当同轴穿刺针无法注射凝胶泡沫时，其穿刺路径和位置可引导手术医师找到出血责任血管，并在血管造影的同时进行介入治疗。

## 诊断／治疗

以弹簧圈栓塞治疗HCC射频消融术后出血。

## 注意事项

※ 尽管影像引导下介入治疗的安全性与开放手术相比有所提高，但仍存在一定的出血风险。这种出血往往是隐匿且难以控制的，通常需制订好预防和处置方案。

推荐阅读

[1] Kennedy SA, Milovanovic L, Midia M. Major bleeding after percutaneous imageguided biopsies: frequency, predictors, and periprocedural management. Semin Intervent Radiol. 2015;32(1): 26–33.

[2] Lessne ML, Holly B, Huang SY, Kim CY. Diagnosis and management of hemorrhagic complications of interventional radiology procedures. Semin Intervent Radiol. 2015;32(2):89–97.

# 病例 136

## 病史信息

　　患者女，71 岁，终末期酒精性肝病合并顽固性肝性腹腔及胸腔积液，接受经颈静脉肝内门体分流术（TIPS）（图 136-1）。

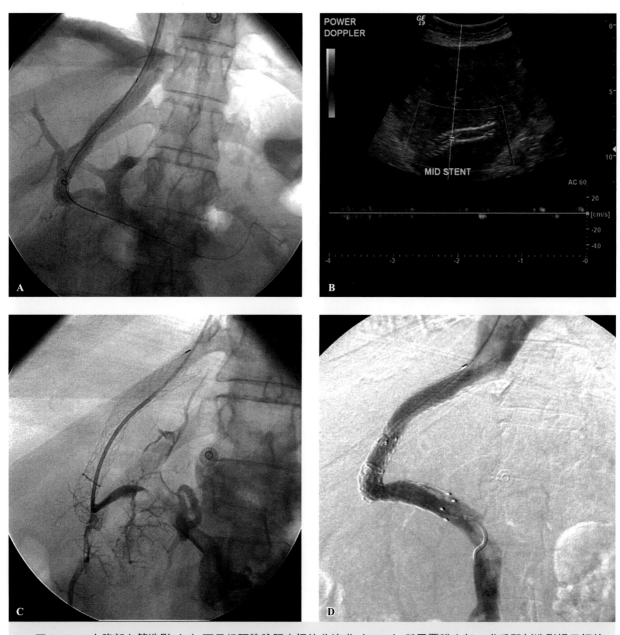

▲ 图 136-1　上腹部血管造影（**A**）可见经颈静脉肝内门体分流术（TIPS）所用覆膜支架。术后即刻造影提示门静脉分叉后右下静脉不规则狭窄。术后第 5 天进行首次随访超声（**B**）发现 TIPS 分流道内无血流。血管造影（**C**）证实了超声所见。该患者影像学表现符合 TIPS 术后门静脉内急性血栓形成。门静脉内溶栓和再次置入支架后，DSA（**D**）显示门静脉主干血流恢复，狭窄和闭塞消失（彩图见书末彩插部分）

## 病例概要

TIPS 早期并发症。

## Top 3 早期并发症

• **出血 / 放射性皮肤烧伤 / 支架移位**：出血可能发生于 TIPS 术前、术中或术后。及早发现问题有助于避免错失挽救生命的最佳时机。在 TIPS 术前，对难以控制的静脉曲张必须及时处理，常用的措施包括容量复苏、输血和内镜诊疗，必要时还可留置气囊止血装置和（或）请麻醉科医师会诊，可根据患者情况行气管插管。术中出血原因可能包括颈部动脉穿刺损伤、大口径硬鞘和导丝损伤右心房、间接门静脉造影时 $CO_2$ 爆炸性释放导致肝包膜破裂、穿刺过程中意外损伤肝动脉或门静脉，以及穿刺针通过门静脉时穿出肝包膜外（分支附近）。术中出血的情况可根据患者生命体征的急性变化或新发腹痛症状进行判断。造影检查可见对比剂外溢，床旁超声可探及血肿。必要时，可应用新型血管成像设备（如锥束 CT）进行检查。治疗出血的方法多样。右心房损伤可能需要心包穿刺或开放手术来治疗。门静脉出血需在快速完成 TIPS 手术后进行门静脉止血。动脉损伤需通过建立动脉入路并进行出血动脉栓塞或覆膜支架置入来治疗。术后早期也可能发生出血，增强 CT 是判断是否存在出血和辅助制订干预措施的最佳影像学检查方法。TIPS 相关腹膜出血的发生率为 0.5%，胆道出血的发生率为 2%，穿刺部位血肿的发生率为 2%，肝动脉损伤的发生率为 1%。其他手术技术性并发症主要为放射性皮肤烧伤和支架移位。放射性皮肤烧伤是由于 TIPS 手术时间过长所致，发生率为 0.1%。造成支架移位的原因包括支架末端位于肝脏手术通道内发生早期闭塞等，发生率为 1%。

• **急性肝衰竭 / 肝性脑病**：TIPS 术后加速性肝衰竭的发生率为 3%。约 25% 的患者在 TIPS 术后出现肝性脑病，通常经药物治疗［如乳果糖、低蛋白饮食和（或）支链氨基酸］可有效控制病情。当发生严重的急性肝衰竭或肝性脑病时，减小 TIPS 通道或闭塞通道可逆转临床进程，但 TIPS 通道闭塞也存在一定的风险。肝移植可能是最终唯一的治疗选择。

• **胆道刺激 / 血栓形成**：血栓栓塞可发生在 TIPS 术后早期或晚期。早期血栓形成很可能是由胆汁泄漏引起的。胆漏也可导致腹膜炎、高胆红素血症、贫血或脓毒血症。此类并发症在 TIPS 应用覆膜支架后已明显减少。覆膜支架置入可引起胆道梗阻，有时需进行胆道引流。早期 TIPS 通道闭塞也可能是由于覆膜支架移位或静脉损伤所致。TIPS 术后通道闭塞可通过导管抽吸或机械溶栓及应用裸支架或覆膜支架来治疗。

## 诊断 / 治疗

门静脉损伤导致早期 TIPS 通道闭塞。

## 注意事项

※ TIPS 术中，穿刺针穿出肝包膜外的发生率为 33%。腹腔积血的情况很少见，发生率为 0.1%，但患者临床症状明显。

※ 精湛的技术和丰富的经验对于成功实施 TIPS 手术非常重要。由已完成 150 例以上 TIPS 手术的介入医师进行治疗，与实践经验不足的医师相比，致命并发症的发生率明显减低（1.4% vs. 3%）。

### 推荐阅读

[1] Dariushnia SR, Haskal ZJ, Midia M, et al; Society of Interventional Radiology Standards of Practice Committee. Quality improvement guidelines for transjugular intrahepatic portosystemic shunts. J Vasc Interv Radiol. 2016;27(1):1–7.

[2] Suhocki PV, Lungren MP, Kapoor B, Kim CY. Transjugular intrahepatic portosystemic shunt complications: prevention and management. Semin Intervent Radiol. 2015;32(2):123–132.

## 病史信息

患者男，57 岁，经颈静脉肝内门体分流术（TIPS）术后 1 年腹水复发（图 137-1）。

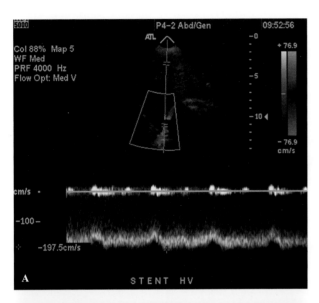
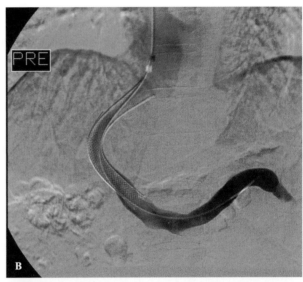
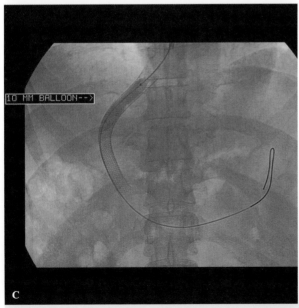
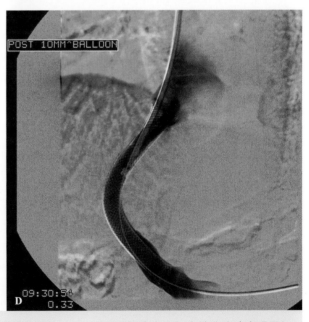

▲ 图 137-1　经颈静脉肝内门体分流术（TIPS）术后多普勒超声检查（A）发现肝静脉内支架末端分流速度明显加快。鉴于超声检查结果和患者的临床表现，进一步行血管造影检查。静脉造影（B）证实 TIPS 肝静脉内支架末端严重狭窄。在狭窄处以 10mm 球囊进行球囊血管成形术（C），术后静脉造影（D）显示 TIPS 原狭窄段血流明显改善（彩图见书末彩插部分）

## 病例概要

TIPS 晚期并发症。

## Top 3 晚期并发症

• TIPS 功能障碍（复发性门静脉高压）：内膜增生是由于血液流速改变和支架刺激所致，可造成门静脉压力梯度（PSG）升高。当应用覆膜支架替代裸金属支架后，情况有所缓解。随访发现患者症状复发（如静脉曲张扩大或腹水复发）则提示存在 TIPS 功能障碍。超声检查为 TIPS 术后监测的常规方法，但敏感性有限。多数医学中心应用超声检查分别在 TIPS 术后 1、3、6、12 个月进行随访，此后每年检查 1 次。通过多普勒超声，可根据血流速度和波形分析评估支架的通畅性和可能的狭窄（视具体情况而定）。提示 TIPS 功能障碍的超声表现包括支架内异常回声、分流处流速梯度（伴有相关的湍流）、分流速度显著增加或降低（相对于基线水平）及门静脉血流方向改变（相对于基线水平）。多普勒超声血流速度变化包括门静脉主干血流速度＜ 50cm/s，分流流速＜ 50cm/s 或＞ 150cm/s，流速变化（增加或减少）＞ 50cm/s。体格检查时，应注意是否存在新发静脉曲张或腹水，这通常需要进一步行静脉造影。在治疗食管静脉曲张出血时，通过血管成形术或支架置入可将 PSG 降至 12mmHg，甚至更低。治疗难治性腹水的目标 PSG 尚不确定。有些人建议，根据肝性脑病的程度，将 PSG 降至 8mmHg，甚至更低。在目前的覆膜支架治疗中，TIPS 术后 2 年通畅率可达 75%。

• 嵌顿疝：腹部或腹股沟疝合并难治性腹水的患者，在 TIPS 术后出现嵌顿疝的发生率高达 25%。约 90% 并发嵌顿疝的患者需接受手术探查，其中约 30% 有肠坏死。TIPS 术后嵌顿疝患者出现明显临床症状的中位时间约为 60 天。

• 感染：TIPS 裸支架或覆膜支架相关感染即为支架内感染，较为少见，发生率约为 1%。当反复出现不明原因的菌血症时，应考虑有无支架内感染。在无法移除覆膜支架的情况下（仅在肝移植时），患者需要终生使用抗生素。

## 诊断 / 治疗

球囊血管成形术治疗 TIPS 术后支架内狭窄。

## 注意事项

※ 内膜增生是 TIPS 功能障碍的常见原因之一。超声检查发现异常后，需进一步行静脉造影。

※ TIPS 患者的超声检查应包括通过血流速度和波形分析对支架通畅性进行评估。

※ 分流道阻塞可出现在早期或晚期，患者会出现反复发作的临床症状。

推荐阅读

[1] Carr CE, Tuite CM, Soulen MC, et al. Role of ultrasound surveillance of transjugular intrahepatic portosystemic shunts in the covered stent era. J Vasc Interv Radiol. 2006;17(8):1297–1305.

[2] Suhocki PV, Lungren MP, Kapoor B, Kim CY. Transjugular intrahepatic portosystemic shunt complications: prevention and management. Semin Intervent Radiol. 2015;32(2):123–132.

## 病史信息

下腔静脉滤器出现相关问题的不同患者（图 138-1）。

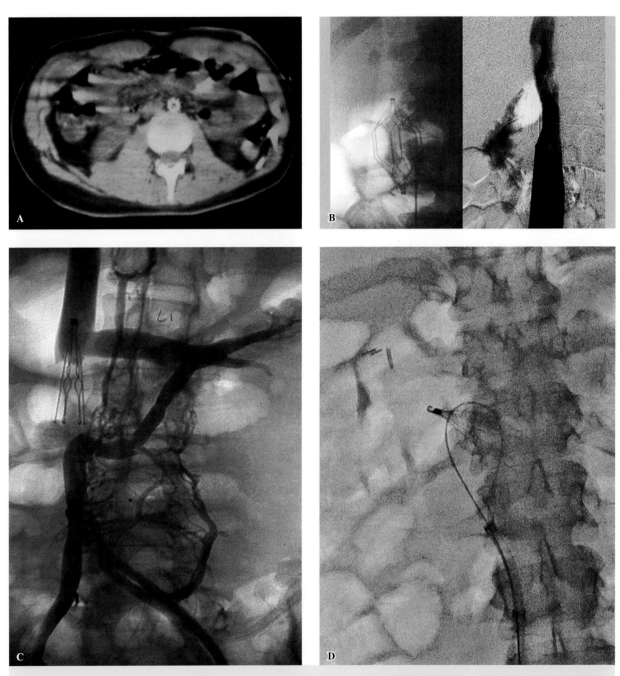

▲ 图 138-1　病例 1，滤器置入后轴位 CT 平扫（A）显示滤器误入主动脉而非下腔静脉。病例 2，滤器置入后患者立即出现低血压，造影（B）显示右侧腹膜后活动性对比剂外溢。病例 3，滤器置入后仍有肺栓塞复发，静脉造影（C）显示滤器阻塞。在进行主动脉周围肾静脉水平置入滤器时，滤器顶端平左肾静脉上缘。因此，下肢栓子可绕过阻塞的滤器通过交通支形成肺栓塞。遂行滤器取出术，滤器整体倾斜并垂直于下腔静脉壁（D）

## 病例概要

下腔静脉滤器相关并发症。

下腔静脉滤器置入术后并发症包括静脉穿刺部位出血、动脉意外损伤、对比剂不良反应和镇静相关问题等。以下列举一些特殊病例。

## Top 3 鉴别诊断

- **下腔静脉阻塞**：尽管下腔静脉滤器的应用可使症状性肺栓塞减少，但却增加了整体血栓形成的风险。其中一种并发症是由于滤器抓捕到血栓，髂股静脉血栓头端延伸或滤器内原位血栓形成导致的腔静脉阻塞。滤器相关腔静脉阻塞的发生率为 2%～50%。发生率因患者自身因素、滤器类型及随访的时间和方法不同而变化。滤器相关下腔静脉阻塞患者通常无症状。当出现症状时，患者可表现为腰部或坐骨疼痛、双侧下肢水肿加重、静脉性溃疡或股青肿。下腔静脉阻塞的治疗较为困难，因为患者通常有抗凝或溶栓的禁忌证。在条件允许的情况下，机械或药物溶栓可重新开通阻塞的血管，减轻症状。

- **复发性肺栓塞**：一项长达 26 年的单中心经验研究（马萨诸塞州总医院，发表于 2000 年）显示，下腔静脉滤器置入术后复发性肺栓塞的发生率为 5.6%，致命性肺栓塞发生率为 3.7%。置入下腔静脉滤器并不意味着可以排除由肺栓塞造成的胸痛、呼吸困难、心动过速或猝死。事实上，患者可能具有易栓体质。对于此类患者，即使置入下腔静脉滤器仍需高度警惕肺栓塞的发生。

- **腔静脉穿孔**：下腔静脉穿孔是指在 CT、静脉造影或尸检中发现滤器的一个滤柱或其他锚定物穿透血管壁 > 3mm。虽然有研究报道在滤器置入后 90 天内穿孔的发生率为 40%，但穿透率在各研究中不尽相同，有时可高达 80%。虽然一些研究报道的穿透率很高，但腔静脉穿孔的症状却很少出现。

## 其他考虑因素

- **滤器移位 / 断裂**：滤器移位或断裂可发生在滤器置入回收的任何时期：在放置期间、腔内存留或回收期间均可发生。滤器移位是一个宽泛的术语，包括过度倾斜、不完全开放、栓塞或放置在未预想的血管中（如主动脉）。滤器置入的理想位置是滤器顶端位于肾静脉最下端或略低于肾静脉底部。滤器释放在目标位置之外的发生率为 1%～9%。随着时间的推移，滤器顶端会轻微移位。滤器顶端明显移位或栓塞到心脏发生率为 0.1%～1%。滤器回收失败也可导致滤器移位。滤器断裂是指滤器主体的组件断裂，可造成严重或致命的后果！关于滤器造成心脏穿孔和心脏压塞的病例在现有文献中报道较多，但大多数患者无明显症状。对于滤器断裂的碎片，可尝试用圈套器或支气管钳进行抓捕回收。

## 诊断 / 治疗

下腔静脉滤器相关并发症示例。

## 注意事项

※ 下腔静脉滤器并发症患者可能无明显症状或具有高度特异性的症状，医师必须保持高度的警惕。影像学检查是及时确诊并发症和制订治疗计划的必要条件。

推荐阅读

[1] Milovanovic L, Kennedy SA, Midia M. Procedural and indwelling complications with inferior vena cava filters: frequency, etiology, and management. Semin Intervent Radiol. 2015;32(1):34–41.

[2] Van Ha TG. Complications of inferior vena caval filters. Semin Intervent Radiol. 2006;23(2):150–155.

# 病例 139

## 病史信息

患者女，48 岁，神经外科手术后置入下腔静脉滤器，拟接受滤器回收（图 139-1）。

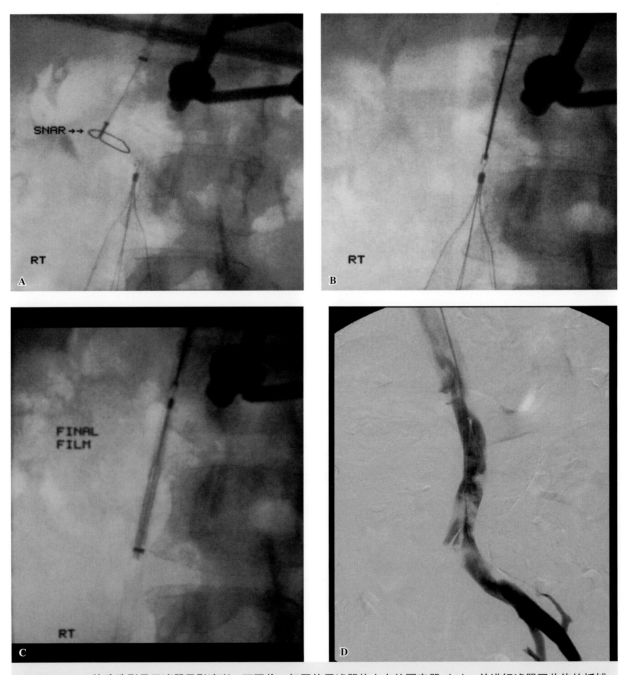

▲ 图 139-1　静脉造影显示滤器显影清晰，可回收。打开位于滤器钩上方的圈套器（**A**），并进行滤器回收钩的抓捕（**B**）。一旦圈套器抓捕到滤器回收钩，通过推进鞘将滤器回收至鞘内（**C**），并从静脉中移除。而另一例接受下腔静脉滤器回收的患者，静脉造影可见滤器内及下方由于大量血栓形成所致的充盈缺损（**D**），将滤器继续留在原位

## 病例概要

下腔静脉滤器置入术后处理。

对下腔静脉滤器置入病例的处理，应从滤器置入的指征开始。目前普遍认同的适应证是有绝对抗凝禁忌证的下肢深静脉血栓（DVT）和（或）肺栓塞（PE），或在完全抗凝的情况下 PE 复发。国际介入放射学会（SIR）发布了完整的下腔静脉滤器置入适应证列表（见病例 4）。

## Top 3 考虑因素

• **永久性滤器置入**：下腔静脉滤器置入术适用于有绝对抗凝禁忌证的下肢 DVT 和（或）PE 患者的治疗。当抗凝禁忌证为永久性时，可放置永久性下腔静脉滤器（或不打算回收的可回收式滤器）。永久性滤器的相关研究表明，此类滤器有助于预防 PE，但却增加了整体血栓事件的风险。

• **滤器回收 / 下腔静脉滤器随访门诊就诊**：在美国，对多数接受下腔静脉滤器置入的患者（如在神经外科手术后出现深静脉血栓的患者）在未来需要进行滤器回收。一旦不再需要滤器保护（如开始系统抗凝），应将滤器及时回收。放置下腔静脉滤器的人员需负责滤器的回收。鉴于对滤器回收的重视，多数医学中心设立有专人负责的滤器随访门诊（并详细记录就诊日志），每隔 2～4 周与患者或该患者的接诊医师进行沟通，讨论下腔静脉滤器回收的必要性。此类沟通和讨论应反复进行，直至决定回收滤器、患者死亡或将滤器永久化。据报道，临床随访有助于提高滤器回收率（由建立随访门诊前的 35% 上升至建立随访门诊后的 70%）并降低回收失败率（由建立随访门诊前的 6% 降至建立随访门诊后的 3%）。另有研究表明，如未建立门诊，不可回收率将＞ 80%。

• **失访**：尽管尝试对置入下腔静脉滤器患者进行随访，但仍有一些患者失访。即便是最好的随访系统，仍有 1%～2% 的病例无法联系到患者或接诊医师。幸运的是，其中一些患者虽然会延迟，但仍会主动再次就诊。延迟滤器回收较为困难，但可使用多种腔内技术对延迟或嵌入下腔静脉壁的滤器进行回收，包括使用圈套器、镊子钳夹或准分子激光系统。这通常需要由经验丰富的医师进行操作，且需要建立多个血管入路及长时间在透视下进行操作。

## 诊断 / 治疗

下腔静脉滤器回收。

## 注意事项

※ 负责下腔静脉滤器置入的医师还应负责滤器回收。建立滤器随访门诊可有效提升滤器回收率并降低回收失败率。

推荐阅读

[1] Goei AD, Josephs SC, Kinney TB, Ray CE Jr, Sacks D. Improving the tracking and removal of retrievable inferior vena cava filters. Semin Intervent Radiol. 2011;28(1):118–127.

[2] Minocha J, Ryu RK, Karp J, et al. A dedicated IVC filter clinic. Endovascular Today. 2010;July:51–54.

# 病例 140

## 病史信息

患者女，40岁，肾血管性高血压（图140-1）。

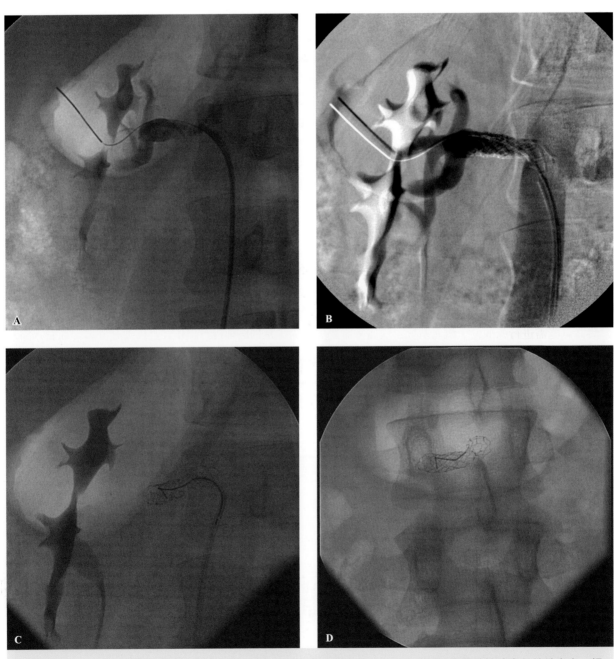

▲ 图 140-1　右肾动脉经皮腔内血管成形术（PTA）后右肾血管造影（A）显示严重的局灶性狭窄仍持续存在，提示 PTA 治疗失败。拟行支架成形术，支架置入后血管造影（B）显示狭窄完全解除，无并发症发生。在试图从肾动脉远端移除导丝时，铂金端与支架缠绕（C），经数分钟操作后，大部分导丝被移除，但仍有小部分导丝残留在支架内（D）。幸运的是，该患者多年随访均显示动脉和支架情况良好

288

## 病例概要

支架成形术相关并发症。

内膜增生引起的支架内再狭窄是支架成形术后最主要的并发症。支架内血栓形成也是一种常见的并发症。在裸金属支架置入术后 3～6 个月应用抗血小板药物进行治疗可有效预防支架内血栓形成。然而，支架成形术后的并发症并不只是单纯的病变段血管再次闭塞，以下列举一例特殊病例。

## Top 3 支架成形术相关并发症

• 支架移位：血管内支架移位可发生支架置入过程中，也可在随访中被发现。早期自膨式血管内支架在使用过程中有支架缩短和"跳跃"等缺点。这往往需要放置另一支架（与第 1 个支架重叠的支架）或用圈套器将移位的支架取出（或抓捕后在血管内重新定位释放）。良好的操作技术（如限制释放系统的松弛度）和改进支架的设计使得这种并发症很少发生。确保导丝顺利通过病变段血管非常重要，尤其是静脉系统。静脉血流顺行流向大静脉。因此，将导丝穿过右心系统可防止支架移位至不易取出的区域。随访研究显示，支架移位通常出现在动脉瘤性疾病的支架置入过程中［如腹主动脉瘤腔内修复术（EVAR）］。当发生这种情况时，用较短的裸金属支架、覆膜支架（CUFF）或腔内锚定物进行治疗，有助于限制支架进一步移位并保持其稳定性。

• 支架断裂：支架断裂患者通常表现为血管闭塞和支架成形术前症状复发。支架断裂的发生率与支架类型和支架在血管内位置有关。腹股沟下动脉支架断裂的发生率可达 20%，而髂动脉支架断裂相对少见。支架的设计和应用的材料也很重要，有些股浅动脉支架发生断裂概率为 1%，而另外一些支架发生断裂的概率则可能高达 25%。此外，并不是所有的支架断裂都会导致血管再闭塞或症状复发。因此，需要更多的研究来确定各类支架的最佳设计。支架断裂的治疗应基于患者的症状来决定。治疗方法包括球囊血管成形术、药物洗脱球囊成形术、再放置支架或覆膜支架置入术。对于有相关症状的患者，如支架断裂不能通过腔内治疗进行处理，可能需进行开放性手术。

• 导丝残留：在支架通过导丝固定释放后，导丝可能会被卡在释放后的金属内。避免这种并发症的发生比处理这个问题更为容易。将支架置入合适位置后，在透视引导下小心地移除导丝或通过沿导丝推入导管的方式移除导丝，可减少金属支架划伤和卡住导丝的风险。如导丝卡在支架内，可进行尝试通过药物治疗（将导丝残留段留在原位，给予患者抗凝 / 抗血小板药物）、腔内治疗（尝试应用圈套器进行抓捕、在导丝残留段血管内置入另一支架或用覆膜支架覆盖导丝残留段血管）或行开放性手术（取出术或旁路搭桥术）。

## 诊断 / 治疗

药物治疗肾内支架置入术导丝残留。

## 注意事项

※"推荐阅读"中详细介绍了多种血管内技术及回收残余导丝残留段的技术。

推荐阅读

[1] Al-Moghairi AM, Al-Amri HS. Management of retained intervention guide-wire: a literature review. Curr Cardiol Rev. 2013;9(3):260-266.

## 病史信息

患者男，57 岁，肝移植术后超声发现肝动脉流速增快（图 141-1）。

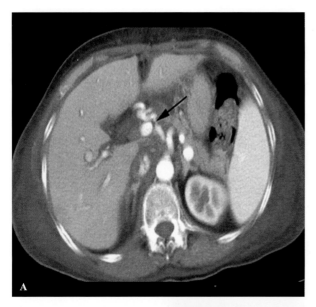
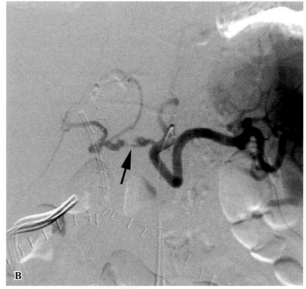

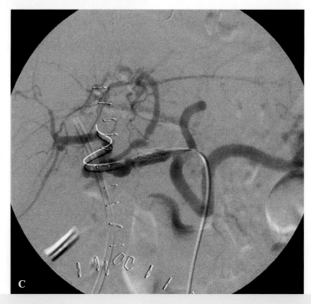

▲ 图 141-1　CTA（A）显示肝动脉吻合口严重狭窄（细箭），狭窄后血栓形成导致充盈缺损。DSA 检查（B）同样显示肝动脉吻合口狭窄（粗箭），证实了 CTA 所见。经导管溶栓并在狭窄处放置支架后，随访血管造影（C）显示血栓消失，无残余狭窄

## 病例概要

肝移植术后并发症的介入治疗。

在多数移植中心，通常采用多普勒超声进行肝移植术后早期评估。早期评估期间，每天对肝移植术后是否出现血管并发症进行评估；此后每 3 个月评估一次。通过超声检查可发现早期血管问题，以便及时进行干预（手术或影像引导下介入治疗）。

## Top 3 并发症

• **动脉并发症**：肝移植术后动脉并发症（包括狭窄、闭塞、血栓形成、出血、动脉瘤和窃血）的发生率为 15%，其中以早期血栓形成或狭窄等吻合口问题较为常见。通过血管成形术或支架置入术可治疗早期和晚期动脉狭窄。肝动脉血管成形术的技术成功率约为 95%，并发症发生率为 5%，术后再狭窄率为 33%。肝动脉血栓形成是一个较为严重的并发症，需紧急干预，以避免胆道坏死。

• **静脉并发症**：肝移植术后静脉并发症可发生在门静脉或肝静脉系统。早期门静脉并发症常出现在术中再灌注后，术中超声检查发现门静脉血流不足。手术修正和直接门静脉造影 + 支架置入对于静脉并发症的治疗同样有效。慢性门静脉疾病发生率高达 13%，患者大多有门静脉高压症状（如腹水、脾肿大）。经肝或经脾门静脉成形术或支架置入术是主要的治疗选择，技术成功率为 75%～100%。肝静脉并发症通常可造成肝输出量减少，致使 1%～5% 的活体肝移植失败。肝静脉压力梯度 > 3mmHg 提示存在显著异常，应考虑血管成形术。肝静脉内支架置入术相关并发症的发生率较高，只有在重复血管成形术失败后才应用。肝静脉支架置入术后，患者至少应接受 6 个月抗凝治疗。

• **胆道并发症**：胆道狭窄是肝移植术后常见的并发症，其发生率在原位肝移植患者中约为 15%，而在全部活体肝移植患者中约为 30%。同时，患者可能出现败血症、高胆红素血症和（或）肝衰竭。胆道狭窄的早期治疗主要是内镜下球囊扩张和放置多个塑料支架，以便狭窄的胆道重新塑形。当内镜治疗失败时，可尝试经皮肝穿刺介入治疗。其他胆道并发症包括胆瘘、胆结石和与肝动脉血栓形成相关的坏死。必要时，应进行胆道引流（包括相关的胆汁瘤引流）。

## 诊断 / 治疗

经导管溶栓 + 支架置入治疗肝动脉狭窄及血栓形成。

## 注意事项

※ 活体肝移植术后并发症发生率略高于原位肝移植。

※ 对于疑似胆道并发症的患者，MRI 和 MRCP 在诊断和辅助制订治疗方案方面优于超声检查。

推荐阅读

[1] Cheng YF, Ou HY, Yu CY, et al. Interventional radiology in living donor liver transplant. World J Gastroenterol 2014;20(20):6221–6225.

## 病史信息

患者女，48岁，子宫肌瘤栓塞术后下腹部疼痛加剧伴发热（图142-1）。

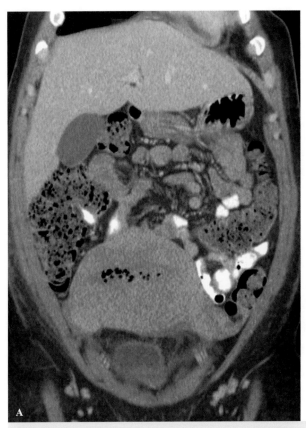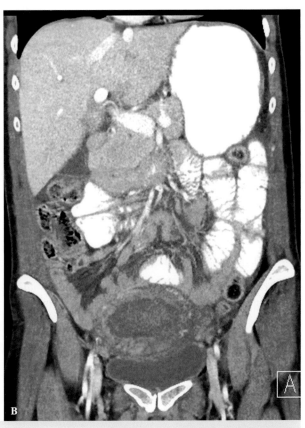

▲ 图142-1 腹部CT平扫冠状位图像（A）显示子宫增大，子宫内膜可见气体栓塞病灶，这种术后气体栓塞较为常见，但需与术后血栓栓塞、子宫内膜炎或子宫坏死（特别是在CT平扫的检查中）相鉴别，1周后增强CT（B）显示子宫左侧灌注不足，子宫壁轮廓模糊，符合子宫缺血/坏死的影像学表现。经MRI证实子宫左侧壁坏死

## 病例概要

子宫肌瘤栓塞术后早期并发症。

子宫肌瘤栓塞术并发症大多与动脉造影术的通路问题、导管引起的动脉损伤、对比剂不良反应及镇静相关问题有关。以下列举一例子宫肌瘤栓塞术早期并发症病例。

## Top 3 早期并发症

• **栓塞后综合征**：栓塞后综合征是包括疼痛、发热、恶心、呕吐、白细胞增多和精神不振等一系列症状。这些症状可在栓塞后数小时即开始出现，且在栓塞后 24h 内达到高峰，通常持续 72h。栓塞后综合征可通过口服药物进行治疗［包括非甾体类抗炎药（如布洛芬）、止吐药（如昂丹司琼或异丙嗪）和阿片类药物］。严重或症状持续时间长的栓塞后综合征患者可能需留院观察或延长住院时间，以便进行必要的静脉注射和肌内注射药物治疗。子宫肌瘤栓塞术后，出现栓塞后综合征的患者＞ 50%。栓塞后综合征与感染鉴别诊断困难，症状发生的时间为主要的鉴别因素，术后发生感染的时间通常较晚。

• **血栓栓塞事件**：肺栓塞（PE）是子宫肌瘤栓塞术后的常见并发症，发病原因尚不明确，可能与子宫增大引起的静脉系统问题或栓塞后短暂的高凝状态有关。症状性 PE 的发生率为 1/400～1/200。PE 的治疗方法仍然是系统的抗凝治疗，皮下注射低分子肝素可能有效。

• **感染**：子宫肌瘤栓塞术后子宫内膜炎和败血症较为罕见，发生率约为 1%。当栓塞后综合征/感染症状延长时，静脉注射抗生素是必要的。发病初期影像学检查作用有限，但如症状持续 1 周至 1 个月，则需要进行影像学检查评估病情。早期应用广谱抗生素可降低子宫内膜炎发生风险及子宫切除术的可能性，不必等待细菌培养或影像学检查结果，以免延误病情。

## 其他早期并发症

• **子宫缺血/坏死**：疼痛加重或程度超出典型疼痛症状时，密切临床观察和 MRI 检查有助于发现缺血是否进展为坏死。子宫的强化程度是影像学检查的关键。增强 MRI 显示子宫整体明显低增强，则提示子宫坏死。进展为子宫坏死的病例十分罕见，对此类患者应及时进行治疗，避免发生败血症，甚至导致患者死亡。及时子宫切除术是治疗子宫坏死的主要方法。

• **死亡**：子宫肌瘤栓塞术相关死亡率＜ 1%。危及生命的并发症主要为 PE 和子宫坏死引起的败血症。其他可能导致患者死亡的因素包括多器官栓塞、大量栓塞材料注入和未发现的子宫内动静脉分流，以及合并卵圆孔未闭而发生异位栓塞导致死亡。

## 诊断/治疗

子宫肌瘤栓塞术后子宫坏死。

## 注意事项

※ 子宫肌瘤栓塞术后早期并发症主要包括肺栓塞、子宫缺血、子宫坏死、败血症和死亡，发生率＜ 4%。

推荐阅读

[1] Schirf BE, Vogelzang RL, Chrisman HB. Complications of uterine fibroid embolization. Semin Intervent Radiol. 2006; 23(2):143–149.

# 病例 143

## 病史信息

患者女，46 岁，子宫肌瘤栓塞术后数月症状复发（图 143-1）。

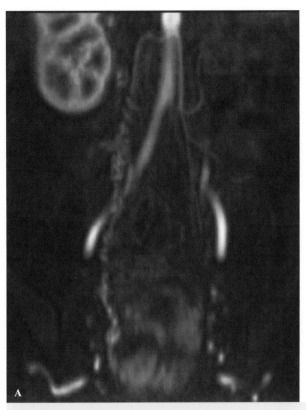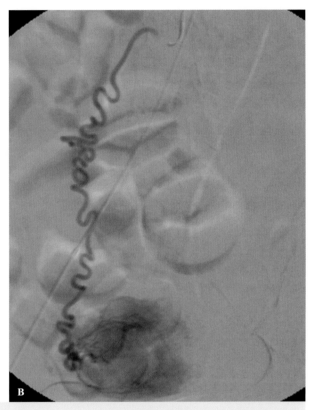

▲ 图 143-1　腹部及盆腔 MRA 冠状位图像（A）显示右侧卵巢动脉供血使子宫肌瘤显影增强。通过微导管进行远端动脉栓塞前 DSA（B）证实了 MRA 所见

## 病例概要

子宫肌瘤栓塞术后晚期并发症。

## Top 3 晚期并发症

• **治疗失败**：大多数患者在子宫肌瘤栓塞术后症状得到缓解。然而，仍有高达 25% 的患者栓塞治疗失败（症状未缓解或症状缓解后复发）。当症状持续存在或复发时，MRI 检查有助于揭示病因（包括不完全栓塞、子宫动脉再通或通过卵巢动脉持续供血至肌瘤等）。对于栓塞治疗失败的患者，可采用子宫肌瘤切除术或子宫切除术进行治疗。

• **卵巢和性功能低下**：子宫肌瘤栓塞术后可出现短暂性或永久性闭经。这通常是由于卵巢的非靶向栓塞所致。在接受子宫肌瘤栓塞术的患者中，约 7% 会出现闭经（其中约 90% 是围绝经期），多数患者年龄 > 45 岁。高龄是子宫肌瘤栓塞术后功能改变的危险因素之一。有研究报道了 1 例子宫肌瘤栓塞术后非常罕见的并发症，患者术后失去了达到性高潮的能力，最终该患者疼痛得到改善并恢复了达到阴蒂高潮的能力，但却无法从深层的内部刺激中达到高潮。

• **肌瘤组织排出**：子宫分泌物或软组织排出是子宫肌瘤栓塞术后相对常见的次要并发症，发生率为 2%~3%。肌瘤组织脱落最常发生在术后 1 年内，但可能会延迟。当脱落的组织阻塞宫颈口，感染可能会随之发生，进而形成子宫内膜炎，导致患者疼痛加剧和发热。支持治疗和抗生素的应用是最基本的治疗手段，后续可在宫腔镜下进行肌瘤组织清除。必要时，还可选择子宫切除术。

## 诊断 / 治疗

子宫肌瘤栓塞术后，由于右侧卵巢动脉为肿瘤供血，导致患者再次出现相应的临床症状。

## 注意事项

※ 其他需要考虑的并发症主要是子宫肌瘤栓塞术后潜在的妊娠相关问题。通常，症状性子宫肌瘤患者在妊娠前应接受肌瘤切除术。但也有许多患者在子宫肌瘤栓塞术后妊娠，因此不应将子宫肌瘤栓塞术视为一种避孕方法。

推荐阅读

[1] Schirf BE, Vogelzang RL, Chrisman HB. Complications of uterine fibroid embolization. Semin Intervent Radiol. 2006;23(2):143–149.

# 病例 144

## 病史信息

患者男，57 岁，因肝转移癌接受经动脉化疗栓塞（TACE）（图 144-1）。

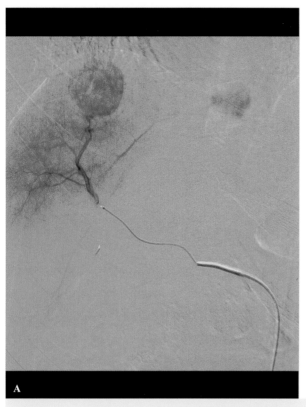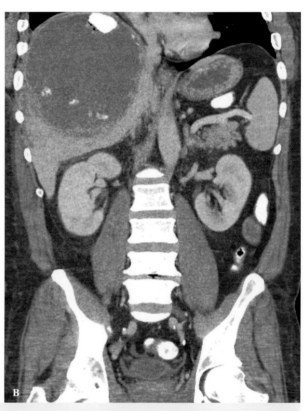

▲ 图 144-1　在肝Ⅶ段首次行肝动脉栓塞时，肝动脉 DSA 显示（A）肝穹窿部有 1 处直径 3cm 的血管团块影。常规 TACE 术后 1 周，患者出现发热、右上腹疼痛、白细胞增多及精神不振。急诊增强 CT 冠状位图像（B）显示肝穹窿部病灶碘油沉积良好，还发现 1 个巨大肝脓肿

## 病例概要

肝肿瘤 TACE 术后并发症。

肝肿瘤 TACE 术后的常见并发症包括穿刺损伤（如出血、动静脉瘘等）、肝动脉损伤（如夹层）、对比剂不良反应及镇静相关问题。

## Top 3 并发症

- **栓塞后综合征**：TACE 术后栓塞综合征的发病率为 50%～90%，临床症状主要为疼痛、恶心、呕吐、白细胞增多、发热和精神不振。这些症状可在栓塞后数小时内出现，并在 24h 左右达到高峰，72h 左右消退。口服或静脉用药可缓解症状。大面积栓塞或胆囊栓塞的患者更易发生严重的栓塞后综合征。

- **感染**：感染可有多种来源，且表现形式多样。菌血症和败血症的发生率＜ 3%。TACE 术后感染的主要机制是肝动脉周围向胆道供血的毛细血管出现缺血性损伤，且由于胆道血供单一，造成胆道损伤。病情将进一步进展可形成胆汁瘤。感染发生后，进而可发生肝脓肿。感染和脓肿形成的另一机制是坏死肝肿瘤组织的感染。细菌感染最有可能发生在既往有胆道内镜操作 / 外科手术（如内镜逆行胰胆管造影及胆肠吻合术）的患者中。TACE 术后感染还可发生在非肝硬化性肝脏肿瘤（如良性肿瘤）患者中。考虑到脓肿形成的风险，大多数介入医师主张在 TACE 术后进行 1 个疗程的广谱抗生素治疗（如应用左氧氟沙星加用或不加用甲硝唑治疗 10 天）。对接受胆肠吻合术的患者应在术前一天进行术前肠道准备。无论是否存在细菌感染，TACE 术后影像学检查均可见肿瘤内有碘油沉积。鉴于 TACE 术后坏死与脓肿的影像学表现存在重叠，可能需对疑似感染的患者进行抽吸治疗。对于大多数确诊肝脓肿的患者，可通过经皮穿刺引流和对侵犯组织长期应用抗生素进行治疗。

- **非靶点栓塞**：非靶向栓塞治疗的常见部位是胃和小肠。有时，非靶向栓塞会导致溃疡及后续治疗方面的困难。脾脏感染也会受到影响，从而导致局部脓肿形成。在栓塞为肿瘤供血的膈下动脉时，右上腹部皮肤可能出现皮疹、溃疡或坏死。胆囊动脉可能会在对体积较大或位置邻近的右肝肿瘤进行非靶点栓塞时中被栓塞。胆囊栓塞通常会导致护理时间延长或出现胆囊炎，大部分患者的预期治疗效果较好，很少需要经皮胆囊引流术或胆囊切除术。

## 其他并发症

- **肝衰竭**：接受大剂量 TACE 治疗、门静脉血栓形成 / 闭塞、既往有肝衰竭病史（如总胆红素＞ 3mg/dl）的患者 TACE 术后肝衰竭的风险。Childs-Pugh 分级 C 级的患者发生肝衰竭的风险也相应增加。TACE 术后急性肝衰竭的发生率约为 15%，但仅有 5% 的患者出现肝功能的永久性损害。

- **血细胞计数降低**：TACE 术后可能发生骨髓抑制，这可能是由于抗肿瘤药物（如阿霉素）的作用所致。贫血的发生率为 2%～3%，完全骨髓抑制的发生率为 4%～5%。这些反应大多是一过性的。

## 诊断 / 治疗

肝肿瘤 TACE 术后肝脓肿形成。

推荐阅读

[1] Clark TWI. Complications of hepatic chemoembolization. Semin Intervent Radiol. 2006; 23(2):119–125.

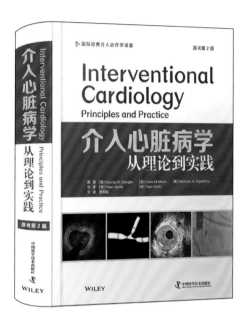

书　名：介入心脏病学：从理论到实践（原书第 2 版）

引进地：Wiley

主　译：曾和松

开　本：大 16 开（精装）

定　价：498.00 元

本书引进自美国 WILEY 出版社，是一部全面、独特的介入心脏病学参考书。本书为全新第 2 版，由美国冠状动脉造影和介入协会主席 George D. Dangas 组织全球近百名介入权威、知名教授在第 1 版基础上全面修订而成。

全书共 84 章，涉及原理与技术、介入药理学、高血压和结构性心脏病、血管疾病的介入治疗四个部分。每个部分对从基本概念到各领域的当代热点和新进展都有介绍，不仅详细介绍了介入技术的具体步骤及相关适应证、并发症与禁忌证，还采用了近几年来的重要临床研究来佐证不同介入治疗方法及不同器械的临床效果，让读者在了解具体规范化操作流程的同时，又不失"整体观"，提示了临床研究的重要性与必要性。

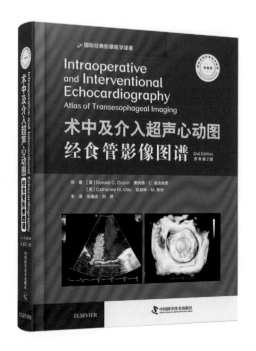

书　名：术中及介入超声心动图：术中及介入超声心动图（原书第 2 版）

引进地：Elsevier

主　译：宋海波　刘　进

开　本：大 16 开（精装）

定　价：398.00 元

本书引进自国际知名的 ELSEVIER 出版集团，是一部新颖、独特、全面的经食管超声心动图谱，由麻醉专家 Donald C. Oxorn 教授与超声心动图专家 Catherine M. Otto 教授联袂编写。全书共分 14 章，涵盖冠心病、二尖瓣疾病、主动脉瓣疾病、心内膜炎、外科人工瓣膜、右心瓣膜疾病、成人先天性心脏病、肥厚型心肌病、心包疾病、大血管疾病及心脏肿物等多种心血管疾病，每章均以病例为单元，以简明扼要的病例介绍开篇，然后对术前 TEE 的诊断思路、术中手术方式及外科视角的图像、术后 TEE 手术效果及时评价进行了具体介绍，还对 TEE 应用和评估方式、要点、技巧等进行了特别点评。

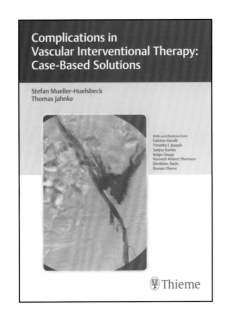

书　名：血管介入治疗并发症：基于病例的解决方案
引进地：Thieme
主　审：滕皋军
主　译：王忠敏
开　本：大 16 开（精装）
定　价：198.00 元

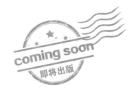

本书引进自世界知名的 Thieme 出版社，书中系统介绍了临床血管介入治疗过程中可能发生的潜在并发症及其解决方案。基于各具特点的 106 例典型病例，进行了有针对性的讨论与分析，给出处理及预防相关并发症的建议。本书图文并茂，内附 540 余幅高清图片，易于理解、掌握知识点，适合介入放射学相关专业医师、医学生、规培生及在临床实践中需学习扩宽相关知识的医学专业人员参考阅读。

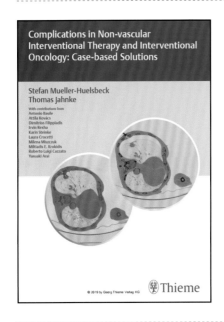

书　名：非血管介入治疗与介入肿瘤学并发症：
　　　　基于病例的解决方案
引进地：Thieme
主　审：滕皋军
主　译：丁晓毅
开　本：大 16 开（精装）
定　价：108.00 元

本书引进自世界知名的 Thieme 出版社，书中系统介绍了非血管介入治疗与介入肿瘤学相关并发症及其处理与预防要点。不仅包括肝肿瘤经皮穿刺活检后出血、肺微波消融后支气管瘘、球囊扩张椎体后凸成形术骨水泥渗漏等内容，还涉及 CT 引导下近距离放射治疗的特征性并发症。以具体病例为主线进行内容呈现，有助于读者理解和掌握相关知识并从中获益，适合介入放射学相关专业医师、医学生、规培生及在临床实践中需学习扩宽相关知识的医学专业人员参考阅读。

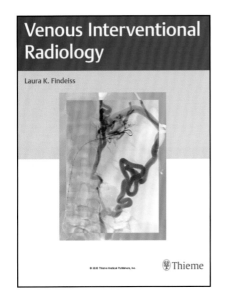

书　名：静脉介入放射学
引进地：Thieme
主　译：王忠敏
开　本：大 16 开（精装）
定　价：118.00 元

本书引进自世界知名的 Thieme 出版社，由著名介入放射学专家 Laura K. Findeiss 教授倾力打造，内容专注于静脉血管的介入诊疗，涵盖该领域的最新进展和临床经验。全书分 12 章，对静脉解剖、生理学及流行病学知识、静脉栓塞的处理、门静脉及肠系膜静脉疾病的介入治疗等方面的内容进行了详细介绍。本书适合介入科、血管外科医师、医学生及相关人员参考阅读。

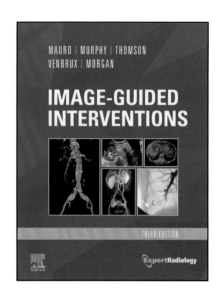

书　名：影像引导介入治疗学（原书第 3 版）
引进地：Elsevier
主　审：肖越勇
主　译：张　肖
开　本：大 16 开（精装）
定　价：598.00 元

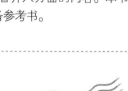

本书引进自世界知名的 Elsevier 出版社，第 3 版图书在既往版本的基础上，进一步吸纳了来自世界各地优秀介入医师的丰富经验和最新成果。书中详细介绍了各种介入诊疗技术的原理、适应证、操作方法、并发症等，全书共 112 章，内容不仅涉及脑血管疾病、消化道出血、上肢 / 下肢血管闭塞性病变的介入诊疗等血管介入方面的内容，还包括肝脏肿瘤消融、胃及十二指肠梗阻的介入治疗及介入椎体成形术等非血管介入方面的内容。本书可作为介入医学从业者、研究人员及医学生的必备参考书。

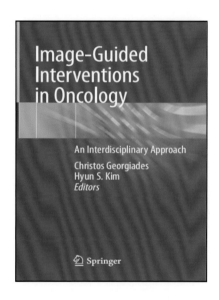

书　名：影像引导肿瘤介入治疗
引进地：Springer
主　译：朱　旭
开　本：大 16 开（精装）
定　价：248.00 元

本书引进自世界知名的 Springer 出版社，以多学科视角全面介绍肿瘤微创介入治疗技术的新进展。共 21 章，内容不仅涵盖肺癌、乳腺癌、肝癌、结肠癌、胰腺癌、肾癌、骨转移癌、甲状腺癌、神经内分泌肿瘤、软组织肉瘤等疾病的微创介入治疗，还涉及肿瘤热消融、放射性粒子栓塞、经动脉化疗栓塞等介入治疗技术的物理及生理学知识，以及影像引导下活组织检查及肿瘤介入治疗相关免疫调节等方面的内容。本书内容丰富，实用性强，适合介入科、肿瘤科医师、医学生等相关医学专业人士参考阅读。

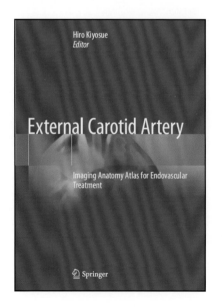

书　名：颈外动脉血管内治疗影像学解剖图谱
引进地：Springer
主　译：张鸿祺
开　本：大 16 开（精装）
定　价：158.00 元

本书引进自世界知名的 Springer 出版社，书中全面展示了血管内治疗相关颈外动脉及其分支的影像解剖。不仅包括二维血管造影图像，还包括三维血管造影、CT、MRI 图像及融合显像，有助于读者进一步了解颈外动脉小分支的复杂解剖。书中还详细介绍了颈外动脉分支血管在介入治疗中的临床意义。本书适合从事神经介入放射学、神经外科学及耳鼻咽喉学工作的介入医师、临床医师、放射技师及医学生参考阅读。

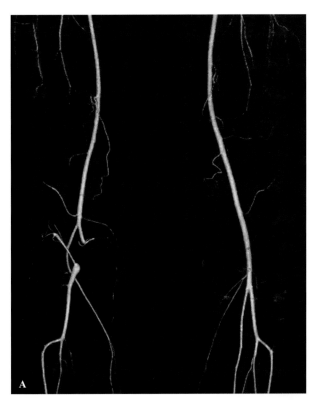

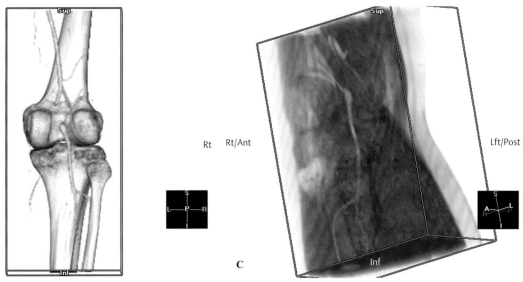

▲ 图 28-1 下肢动脉冠状位磁共振血管成像（MRA）显示在膝关节水平（A）右侧腘动脉闭塞。容积再现图像可见相似表现（B），腓肠肌内侧头滑脱导致动脉受压和闭塞（C）

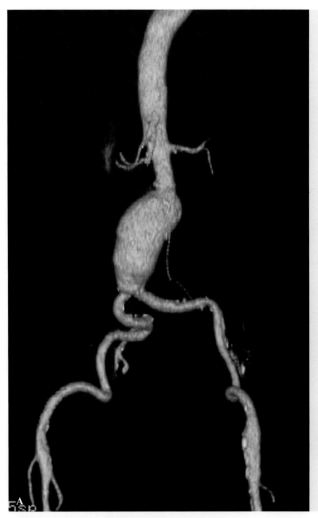

◀ 图 50-1 主动脉 CTA（A）可见肾下腹主动脉瘤，肾下瘤颈较长，血管直径大小适中，适合进行主动脉腔内修复术（EVAR）

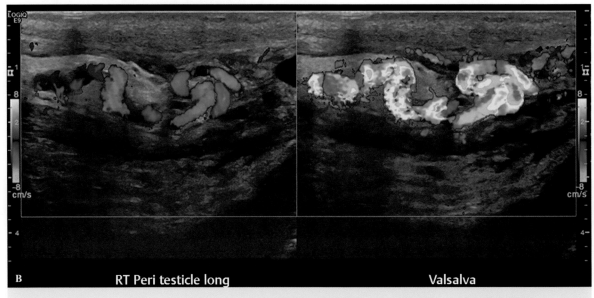

▲ 图 61-1 病例 2，超声检查提示孤立性右侧精索静脉曲张（B），建议进一步评估腹膜后情况

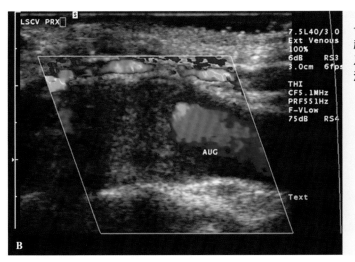

◀ 图 96-1 左侧锁骨下静脉二维灰阶超声（A）及彩色多普勒（B）均可探及血管内异常回声，静脉扩张且内无血流信号

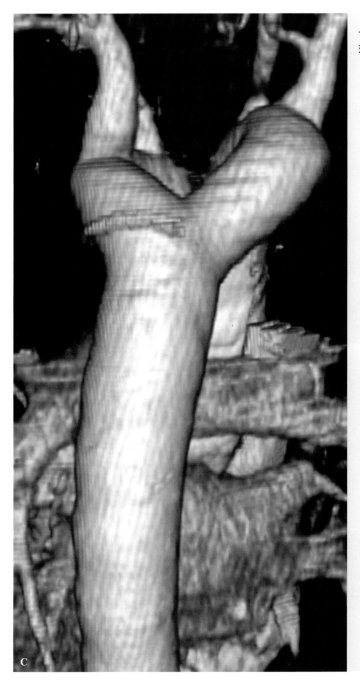

◀ 图 109-1 CTA 3D 成像（C）可更好地显示血管环的形态

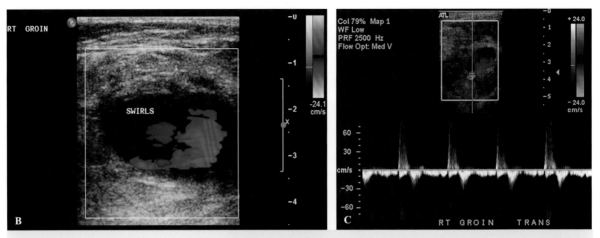

▲ 图 120-1　多普勒超声（B 和 C）于右腹股沟包块内可探及"红、蓝"血流信号，包块内可见"双向"信号波形

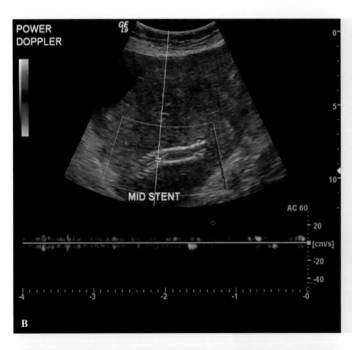

◀ 图 136-1　术后第 5 天进行首次随访超声（B）发现 TIPS 分流道内无血流

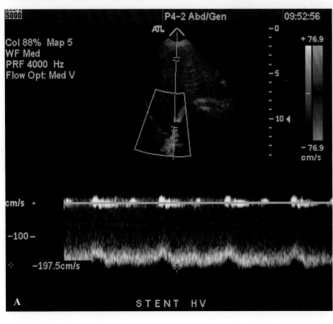

◀ 图 137-1　经颈静脉肝内门体分流术（TIPS）术后多普勒超声检查（A）发现肝静脉内支架末端分流速度明显加快